口腔科
疾病综合治疗

马 菁 赵红艳 李永恒 主编

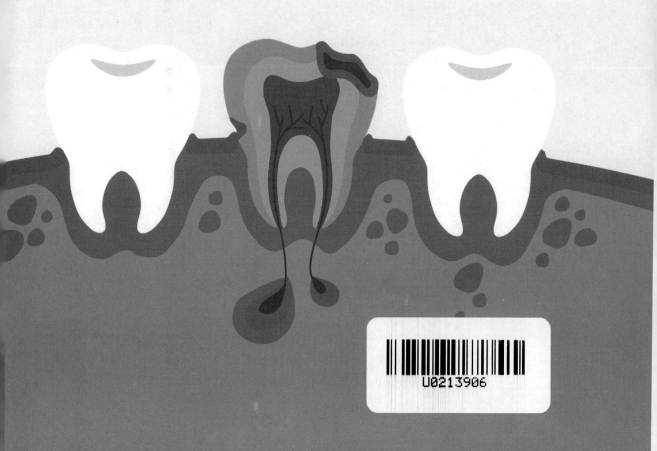

中国纺织出版社有限公司

图书在版编目（CIP）数据

口腔科疾病综合治疗 / 马菁，赵红艳，李永恒主编
. -- 北京：中国纺织出版社有限公司，2023.8
ISBN 978-7-5229-0910-3

Ⅰ.①口…　Ⅱ.①马…②赵…③李…　Ⅲ.①口腔疾
病－治疗　Ⅳ.①R780.5

中国国家版本馆CIP数据核字（2023）第165535号

责任编辑：樊雅莉　　责任校对：高　涵　　责任印制：王艳丽

中国纺织出版社有限公司出版发行
地址：北京市朝阳区百子湾东里A407号楼　邮政编码：100124
销售电话：010—67004422　传真：010—87155801
http://www.c-textilep.com
中国纺织出版社天猫旗舰店
官方微博 http://weibo.com/2119887771
三河市宏盛印务有限公司印刷　各地新华书店经销
2023年8月第1版第1次印刷
开本：787×1092　1/16　印张：12.25
字数：280千字　定价：88.00元

凡购本书，如有缺页、倒页、脱页，由本社图书营销中心调换

编 委 会

前　言

　　近年来，医学紧随生物科学之后，正以前所未有的速度不断取得进展。口腔科学作为医学的一个组成部分，既有医学属性，又与现代科技紧密相连。现代科学研究的发展、技术的进步，新设备和新器材不断涌现，促进了口腔医学事业的发展。临床医务工作者需要不断学习新知识，掌握新技术，才能跟上口腔医学发展的步伐。

　　本书各专科内容齐全，首先讲述口腔科检查及常见症状，然后重点阐述口腔科常见病的诊断与治疗内容，具体包括龋病、牙髓病、根尖周病、牙周疾病、口腔黏膜病、口腔颌面部创伤、感染和肿瘤，内容全面细致，图文并茂。针对每一种疾病从病因学、临床表现及诊断、治疗原则及设计、治疗方法及步骤等方面都有详细介绍。希望本书能为口腔科医师处理相关问题提供参考，也可作为高等医药院校学生学习之用。

　　本书参编人员较多，编写风格不尽一致，再加上当今医学发展迅速，书中难免会有不足之处，诚恳希望广大读者不吝指正。

编　者

2023 年 7 月

目　录

第一章　口腔检查 ……………………………………………………………… 1
　　第一节　检查前准备 ………………………………………………………… 1
　　第二节　检查内容 …………………………………………………………… 2
　　第三节　X线检查 …………………………………………………………… 6
　　第四节　实验室检查 ………………………………………………………… 7
　　第五节　病历记录 …………………………………………………………… 8
第二章　口腔科常见症状 …………………………………………………… 10
　　第一节　概述 ………………………………………………………………… 10
　　第二节　牙痛 ………………………………………………………………… 10
　　第三节　牙龈出血 …………………………………………………………… 12
　　第四节　牙齿松动 …………………………………………………………… 14
　　第五节　口臭 ………………………………………………………………… 15
　　第六节　口干 ………………………………………………………………… 16
　　第七节　开口受限 …………………………………………………………… 17
　　第八节　面部疼痛 …………………………………………………………… 20
　　第九节　腮腺区肿大 ………………………………………………………… 22
第三章　龋病 ………………………………………………………………… 25
　　第一节　龋病病因 …………………………………………………………… 25
　　第二节　龋病病理特点 ……………………………………………………… 36
　　第三节　龋病临床表现与诊断 ……………………………………………… 38
　　第四节　龋病的非手术治疗 ………………………………………………… 41
　　第五节　深龋与根面龋处理 ………………………………………………… 44
第四章　牙髓病 ……………………………………………………………… 47
　　第一节　牙髓病病因及诊断 ………………………………………………… 47
　　第二节　根管治疗 …………………………………………………………… 54
　　第三节　牙髓塑化治疗 ……………………………………………………… 70
　　第四节　牙髓炎相关问题 …………………………………………………… 73
　　第五节　牙髓病常用药物 …………………………………………………… 85
第五章　根尖周病 …………………………………………………………… 91
　　第一节　根尖周病病因 ……………………………………………………… 91
　　第二节　急性根尖周炎 ……………………………………………………… 93

第三节 慢性根尖周炎 ……………………………………………………………… 97

第六章 牙周疾病 …………………………………………………………………… 101

　　第一节 牙周炎的流行情况和趋势 ……………………………………………… 101

　　第二节 牙周炎病因 ……………………………………………………………… 102

　　第三节 牙周炎病理特点 ………………………………………………………… 107

　　第四节 牙周炎的检查 …………………………………………………………… 112

　　第五节 慢性牙周炎 ……………………………………………………………… 116

　　第六节 侵袭性牙周炎 …………………………………………………………… 120

　　第七节 反映全身疾病的牙周炎 ………………………………………………… 125

　　第八节 牙周脓肿 ………………………………………………………………… 128

第七章 口腔黏膜病 ………………………………………………………………… 131

　　第一节 复发性阿弗他溃疡 ……………………………………………………… 131

　　第二节 口腔单纯性疱疹 ………………………………………………………… 133

　　第三节 口腔念珠菌病 …………………………………………………………… 135

　　第四节 口腔白斑 ………………………………………………………………… 137

　　第五节 口腔红斑 ………………………………………………………………… 139

　　第六节 口腔扁平苔藓 …………………………………………………………… 140

　　第七节 盘状红斑狼疮 …………………………………………………………… 143

第八章 口腔颌面部创伤 …………………………………………………………… 145

　　第一节 口腔颌面部创伤早期伤情判断与急救处理 …………………………… 145

　　第二节 口腔颌面部软组织创伤的清创处理 …………………………………… 148

　　第三节 下颌骨骨折 ……………………………………………………………… 149

　　第四节 上颌骨骨折 ……………………………………………………………… 155

第九章 口腔颌面部感染 …………………………………………………………… 160

　　第一节 智齿冠周炎 ……………………………………………………………… 161

　　第二节 口腔颌面部间隙感染 …………………………………………………… 164

第十章 口腔颌面部肿瘤 …………………………………………………………… 170

　　第一节 口腔颌面部囊肿 ………………………………………………………… 170

　　第二节 口腔颌面部良性肿瘤和瘤样病变 ……………………………………… 172

　　第三节 口腔颌面部恶性肿瘤 …………………………………………………… 176

参考文献 ……………………………………………………………………………… 185

第一章

口腔检查

第一节 检查前准备

口腔疾病常与全身疾病关系紧密，因此，在口腔检查中检查者不仅应关注牙体、牙周、口腔黏膜及颌面部情况，还应具有整体观念，对患者的全身状况给予关注，必要时须请相关科室人员会诊。

一、医师的准备

在口腔检查与治疗过程中，需要建立良好的医患关系。在对患者进行检查前，医师需要首先进行手部的消毒：剪短指甲，肥皂洗手，清水冲洗后佩戴一次性医用手套。

二、检查器械的准备

1. 椅位的检查和调节

口腔检查的第一步要进行椅位检查与调节。一般的，患者的头、颈和背应处于一条直线。检查上颌牙时，椅背应稍向后仰，使上颌牙列与地面成45°；检查下颌牙时，椅背应稍直立，使下颌牙平面与地面基本平行。牙椅的灯光要照射在患者口腔的拟检查部位，避免因强光照射引起患者眼不适。在检查过程中，医师要注意坐姿，无法直视的部位应尽量使用口镜，减少身体前屈、弯腰低头等动作，以减轻疲劳，预防颈椎及腰椎病的发生。

2. 口腔检查器械的准备

口腔检查时需要特殊的口腔检查器械，如口镜、镊子、探针等。检查时，医师一般左手持口镜，右手持镊子或探针。根据检查目的的不同也可辅以其他器械，如牙周探针等。所有器械须经严格消毒后方可使用。

（1）口镜：口镜分平面和凹面两种，后者有放大作用，应根据需要选用。口镜可用于牵拉颊部或推压舌体，以便于医师检查内部情况；通过镜像反射，医师可对上颌牙等难以直视的部位进行检查。口镜还可用于聚集光线，增加检查部位的亮度与可视度。

（2）镊子：镊子的主要作用为夹持，如夹持各种敷料、异物及其他小器械；也可用于夹持牙以检查松动度；还可用镊子末端敲击牙以检查其叩痛情况。

（3）探针：探针的两头弯曲形态不同，一端呈半圆形，另一端呈三弯形，医师可通过探诊时的手感检查牙各面的点、隙、裂、沟及龋洞等情况，结合患者的主观感觉，寻找牙的表面敏感区域及敏感程度，也可粗略探测牙周袋。专门的牙周探针不同于普通探针，其具有刻度，且尖端圆钝，能准确测量牙周袋深度，避免刺伤袋底。

（马　菁）

第二节　检查内容

一、一般检查

1. 问诊

问诊是医师与患者通过交谈，以了解疾病的发生、发展和诊疗情况的过程。问诊内容一般包括主诉、现病史、既往史和系统回顾，对怀疑有遗传倾向疾病的患者还应询问家族史。

（1）主诉：主诉是患者感受最明显的症状，也是本次就诊的主要原因。主诉的记录应包含症状、部位和患病时间等要素，如"上颌后牙冷热激发痛1周"。

（2）现病史：现病史是病史的主体部分，是反映疾病发生、发展过程的重要依据。现病史的基本内容包括发病情况、患病时间、主要症状、可能诱因、症状加重或缓解原因、病情发展及演变、诊治经过及效果等。在牙体牙髓病科，患者常见的症状为疼痛。疼痛性质对明确诊断意义重大，故应仔细询问。

（3）既往史：是患者过去的患病情况，包括外伤史、手术史及过敏史等。

（4）系统回顾：有些口腔疾病与全身情况有关，如一些患有血液病、内分泌疾病或维生素缺乏的患者可能因牙龈出血等症状到口腔科就诊，故应询问全身系统性疾病情况。

（5）家族史：当现有疾病可能有遗传倾向时，应对家族史进行询问并记录。

2. 视诊

视诊是指医师用眼对患者全身和局部情况进行观察、以判断病情的方法，具体内容如下。

（1）全身情况：通过视诊可对患者的全身状况进行初步了解，如患者的精神状态、营养和发育状况等，一些疾病具有特殊的面容或表情特征，医师可通过视诊发现。

（2）颌面部：首先观察左、右面部是否对称，有无肿胀、肿物或畸形；患者是否具有急性疼痛面容；面部皮肤的颜色及光滑度如何，有无瘢痕或窦道；检查面神经功能时，观察鼻唇沟是否变浅或消失，做闭眼、吹口哨等动作时面部两侧的运动是否协调，有无口角歪斜等。

（3）牙体：重点检查主诉牙，兼顾其他牙。

1）颜色和透明度：颜色和透明度的改变常能为诊断提供线索，如龋齿呈白垩色或棕褐色，死髓牙呈黯灰色，四环素牙呈黯黄色或灰棕色，氟牙症患牙呈白垩色或具有黄褐色斑纹等。

2）形状：牙体的异常形状包括前磨牙的畸形中央尖、上颌切牙的畸形舌侧窝、畸形舌侧沟、融合牙、双生牙、结合牙和先天性梅毒牙等，这些情况均由于先天缺陷导致牙齿硬组织破坏，常引起牙髓炎等。另外，还须注意过大牙、过小牙和锥形牙等牙形态异常改变。

3）排列和接触关系：如牙列有无错位、倾斜、扭转、深覆盖/𬌗、开𬌗、反𬌗等情况。

4）牙体缺损：可与探诊相结合。对于龋洞、楔状缺损和外伤性缺损等要注意其大小和

— 2 —

深浅，特别要注意是否露髓。牙冠破坏 1/2 以上者称为残冠，牙冠全部或接近全部丧失者称为残根。原则上，有保留价值的残冠、残根应尽量保留。

（4）牙龈和牙周组织：正常牙龈呈现粉红色，表面可有点彩，发生炎症时牙龈局部肿胀、点彩消失，因充血或瘀血可呈现鲜红色或黯红色，还可因血液病出现苍白、渗血、水肿、糜烂等；必要时应行血液检查以排查；注意牙间龈乳头有无肿胀、充血、萎缩、增生或坏死等；有无牙周袋，若有，累及范围及深度如何，袋内分泌情况如何等。

（5）口腔黏膜：指覆盖在唇、舌、腭、咽等部位的表层组织。检查中应注意以下变化。

1）色泽：口腔黏膜有炎症时出现充血、发红，扁平苔藓可有糜烂和白色网状纹，白斑可有各种类型的白色斑片。

2）溃疡：复发性口疮、口腔黏膜结核和癌症等均可表现为溃疡。除对溃疡的外形、分泌情况、有无局部刺激物等进行视诊外，还须结合问诊了解溃疡发生的持续时间和复发情况，结合触诊等了解溃疡质地是否坚硬，有无周围浸润等情况的发生。

3）肿胀或肿物：须结合其他检查，确定有无牙源性损害，有无压痛，活动度如何，有无粘连，边界是否清楚等。

另外，还应注意舌背有无裂纹，以及舌乳头的分布和变化，舌体的运动情况等。

3. 探诊

探诊指利用探测器械（探针）进行检查的方法。

（1）牙体：主要用于对龋洞的检查，明确龋洞部位、范围、深浅、探痛情况等。对于活髓牙，龋洞较深时探诊动作一定要轻柔，以免触及穿髓点引起剧痛。勿遗漏邻面和龈下的探诊检查。探诊还应包括明确牙的敏感区域、敏感程度、充填体边缘的密合情况及有无继发龋等。

（2）牙周：探查牙龈表面质感是松软还是坚实，牙周袋的深浅，牙龈和牙的附着关系，了解牙周袋深度和附着情况。探诊时要注意以下 4 点。

1）支点稳定：应尽可能贴近牙面，以免器械失控而刺伤牙周组织。

2）角度正确：探诊时探针应与牙体长轴方向一致。

3）力量适中：掌握力度大小，在发现病变的同时不引起伤痛。

4）面面俱到：按一定的顺序，如牙体近中、中、远中进行牙周探诊并做记录，避免漏诊。

（3）窦道：窦道口多见于牙龈，偶见于皮肤表面。窦道的存在提示有慢性根尖周炎的患牙存在，但患牙位置不一定与窦道口对应，可将圆头探针插入窦道并缓慢推进以明确来源。

4. 叩诊

叩诊是用口镜或镊子末端叩击牙，通过患者的反应和叩击声音检查患牙的方法。叩诊要注意以下 3 点。

（1）选择对照牙：健康的对侧同名牙或邻牙是最好的阴性对照。叩诊时，应从健康牙开始，逐渐过渡到可疑牙。牙对叩诊的反应一般分为 5 级：（－）、（±）、（＋）、（＋＋）、（＋＋＋），分别代表"无、可疑、轻度、中度、重度"叩痛。

（2）叩击方向：垂直叩诊主要用于检查根尖部的急性炎症情况，水平叩诊主要检查牙体周围组织的炎症情况。

（3）叩击力度：以健康的同名牙或邻牙叩诊无痛的最大力度为上限，对于急性根尖周炎的患牙，叩诊力度要小，以免增加患者的痛苦。

5. 触诊

触诊是用手指或器械在病变部位进行触摸或按压，依靠检查者和被检查者的感觉对病变的硬度、范围、形状、活动度等进行检查的方法。口内检查时应戴手套或指套。

（1）颌面部：医师用手指触压颌面部以明确病变范围、硬度、触压痛情况、波动感和动度等。

（2）淋巴结：与口腔疾病关系密切的有颌下、颏下、颈部淋巴结。检查时可嘱患者放松，头部略低下并偏向检查者，检查者一手固定患者头部，另一手触诊相关部位的淋巴结。触诊有助于检查发生病变的淋巴结，其在大小、数目、硬度、压痛和粘连情况等方面会有所变化。炎症发生时，相关区域淋巴结出现增大、压痛，但质地无变化；肿瘤转移时，相关淋巴结常增大、质硬、无触痛且多与周围组织粘连；结核性淋巴结增大多见于颈部，淋巴结可成串、相互粘连且易破溃。

（3）颞下颌关节：检查者面对患者，以双手示指和中指腹面贴于患者的耳屏前，嘱其做开闭口动作，继而做侧方运动，观察双侧运动是否对称、协调；检查关节运动中有无轨迹异常，有无杂音；张口度的检查是颞下颌关节检查的重要内容，张口度大小以大张口时上、下中切牙切缘间能放入横指（通常是示指、中指和环指）的数目为参考（表1-1）。

表1-1 张口受限程度的检查记录方法和临床意义

能放入的手指数	检查记录	临床意义
3	正常	无张口受限（张口度正常）
2	Ⅰ度受限	轻度张口受限
1	Ⅱ度受限	中度张口受限
1以下	Ⅲ度受限	重度张口受限

（4）牙周组织：检查者将手指尖置于牙颈与牙龈交界处，嘱患者做咬合动作，手感振动较大时提示存在创伤𬌗可能。

（5）根尖周组织：用手指尖或镊子夹一棉球轻压根尖部，根据压痛、波动感或脓性分泌物情况判断根尖周组织的炎症情况。

6. 嗅诊

嗅诊指通过气味的鉴别进行诊断的检查方法，一般在问诊过程中即已完成。凡口腔卫生不佳，或存在暴露的坏死牙髓，坏死性龈口炎等可有明显的口臭甚至腐败性恶臭。

7. 松动度检查

用镊子夹持住牙冠或将镊尖并拢置于𬌗面中央进行摇动可检查牙的松动情况。依据松动幅度或松动方向，可将牙松动程度分为3级（表1-2）。

表1-2 牙松动度检查的依据和分级

分级依据	Ⅰ度	Ⅱ度	Ⅲ度
松动幅度	<1 mm	1~2 mm	>2 mm
松动方向	唇（颊）舌向	唇（颊）舌向近中、远中向	唇（颊）舌向近中、远中向、𬌗龈向

8. 咬诊

咬诊是检查牙有无咬合痛或有无早接触点的检查方法。可通过空咬或咬棉签、棉球等实物时的疼痛情况判断有无根尖周病、牙周病、牙隐裂或牙本质敏感等，也可将咬合纸或蜡片置于牙𬌗面，嘱其做各种咬合动作，根据留在牙面上的色迹深浅或蜡片厚薄确定早接触点，还可通过特殊的咬诊工具对出现咬合痛的部位进行定位。

9. 冷热诊

冷热诊是通过观察牙齿对不同温度的反应对牙髓状态进行判断的方法。正常牙髓对温度有一定的耐受范围（20~50℃）。牙髓发生炎症时，疼痛阈值降低，造成感觉敏感。牙髓变性时，疼痛阈值提高，造成感觉迟钝。牙髓坏死时通常无感觉。

用于冷诊的刺激物须低于10℃，如冷水、无水乙醇、氯乙烷、冰条或冰棒等，用于热诊的刺激物须高于60℃，如加热的牙胶、金属等。

二、特殊检查

当经过一般检查后仍无法确诊时，可借助一些特殊器械、设备进行检查，称为特殊检查，常见的特殊检查如下。

1. 牙髓电活力测试法

牙髓电活力测试法是通过观察牙对不同强度电流的耐受程度对牙髓状态进行判断的方法。电测仪经过不断改进，体积更小，重量更轻，使用时更加便捷。使用电测仪时需要将患牙隔湿，然后将检测头置于待测牙面，调整刻度以变换电流的刺激强度，同时观察患者的反应，当患者示意疼痛时离开牙面。判读牙髓电活力测试结果时需要注意假阳性和假阴性的排除，必要时结合其他感觉测试结果，综合分析，得出牙髓的状况。

有些电测仪在使用时有其他要求，如需佩戴口内挂钩、仪器检查头与牙面间间隔导电介质等，还应注意如安装有心脏起搏器、全冠修复牙等禁忌证，在使用前应仔细阅读说明书。

2. 激光龋齿探测仪检查

德国 KaVo 公司于1998年生产的激光龋齿探测仪，可利用激光激发荧光诊断龋齿，并通过客观数值反映龋损的程度。激光龋齿探测仪是新近出现的一种便携式诊断龋齿仪器，其具有的 A 型探头末端较尖，可对牙面的窝沟进行点探测并将龋损程度数值化，对早期𬌗面龋的探测更为精确，有助于诊断无洞型龋损。

3. 诊断性备洞

临床上有时难以对牙髓状况进行准确判定，这时可通过诊断性备洞进行检查。当患牙牙髓存有活力时，备洞至牙本质会有感觉，反之，则说明患牙牙髓坏死。

4. 局部麻醉法

局部麻醉法是通过麻醉方式确定疼痛部位的方法。如当牙髓炎患者无法分清疼痛牙位置时，可用局部麻醉药（2%普鲁卡因或利多卡因等）将三叉神经中的某一支麻醉后再行检查。需要注意的是，局部麻醉法可较好地区分上、下颌牙的疼痛，但对于下颌同侧牙列效果不佳。

5. 穿刺检查

穿刺检查是用注射器刺入肿胀物抽出其中的液体等内容物进行检查的方法。穿刺检查一般在局部麻醉和常规消毒处理后进行，抽取物通常需要进行肉眼和显微镜检查。

（1）肉眼观察：通过对抽取物颜色与性状的观察，初步确定是脓液、囊液还是血液等。

（2）显微镜检查：在显微镜下，脓液主要为中性粒细胞，慢性炎症多为淋巴细胞，囊液可见胆固醇结晶和少量炎细胞，血液主要为红细胞。

（马　菁）

第三节　X线检查

X线检查的应用越来越广泛，已成为口腔科领域重要的辅助检查手段。正常的牙体组织在X线片上的表现为：牙釉质、牙本质为白色的X线阻射影，牙髓组织为黑色的X线透射影，根尖周膜为X线透射影，根尖周的牙槽骨为密度低于牙釉质、牙本质的X线阻射影。

一、分类

根据检查需要，涉及牙体牙髓病的X线检查通常分为根尖X线片、曲面体层X线片及锥形束CT。

1. 根尖X线片

根尖X线片分为平行投照和分角线投照技术，可用于了解特定牙位的牙体、牙周、牙髓及根尖周组织情况，具有放射剂量小、空间分辨率高、操作简单等优点，是牙体牙髓病诊疗过程中最常用的X线检查技术。但需要指出，X线影像是三维物体的平面投射结果，存在影像重叠、变形失真等问题。另外，根尖周的骨质破坏需要到一定程度才可能在根尖X线片上反映出来，因此必须结合临床检查方能得出准确的诊断。

2. 全口牙位曲面体层X线片

曲面体层摄影是利用体层摄影和狭缝摄影原理，仅需一次曝光即可获得上、下颌的牙列影像，进而了解多个牙位的病变情况，也可用于观察牙槽嵴的吸收状况、龋病及牙根形成等情况。拍摄全口牙位曲面体层X线片的放射剂量较全口根尖X线片显著减少，同时，曲面体层X线片还可了解颌骨内病变。但是，曲面体层X线片的清晰度不及根尖X线片，如需了解特定牙位的牙体或根尖周情况时，需要补充根尖X线片。

3. 锥形束CT

锥形束CT（CBCT）于2000年左右开始应用于口腔临床，其采用锥形X射线束和二维探测器，取代了传统的扇形束和一维探测器。扫描时，锥形X射线只需围绕患者1周，即可完成数据采集进行三维重建。锥形束CT的有效放射剂量与曲面体层摄影类似，远小于常规医用CT。在牙体牙髓病的诊疗中，CBCT可用于检查牙体、根管系统、根尖周等组织结构，由于其解决了常规X线片结构重叠与清晰度的问题，可作为进一步的检查手段。

二、应用

1. 诊断

（1）牙体牙髓病：多用于龋齿，如邻面龋、龈下龋、隐匿性龋、充填物底壁或边缘的继发龋等，还可用于龋病的流行病学调查；牙体发育畸形，如畸形舌侧窝、畸形中央尖等；牙根发育情况，如牙根内吸收和外吸收、根折、牙根发育不全、牙骨质增生等；髓腔情况，如髓腔钙化，髓石大小及位置，根管的数目、弯曲、粗细和走行等。

（2）根尖周病：用于各种根尖周病，如根尖周肉芽肿、脓肿、囊肿及致密性骨炎等。

（3）牙周病：用于牙槽骨吸收，了解破坏的程度和类型。

（4）颌面外科疾病：用于阻生牙、埋伏牙、先天性缺牙、恒牙萌出状态等，以及颌骨炎症、囊肿、肿瘤等。

2. 治疗

治疗前可用于手术难度的预估，如患牙的根管钙化情况、骨粘连情况等；治疗中可用于判断根管充填质量、牙根残留情况等；用于疗效追踪时可检查根尖周破坏区域是否愈合等。

（马　菁）

第四节　实验室检查

一、血常规检查

在牙体牙髓病的诊治过程中，有时需要进行血常规检查了解患者的健康状态，以初步排除血液系统疾病。例如，进行根尖外科手术前常需要进行血常规检查，若血小板计数偏低，则须暂缓手术。在急性根尖周炎并发间隙感染且患者全身症状明显时，有时也需要进行血常规检查以了解感染情况，进而指导全身用药。

二、细菌学检查

细菌学检查包括涂片、细菌培养、药敏试验等。必要时，细菌学检查有助于选择临床用药。例如，在治疗难治性根尖周炎时，可以根据感染根管的细菌学检查结果针对性选择抗菌药物，并可通过药敏试验提高治疗有效率。

三、细胞学检查

细胞学检查即脱落细胞学检查，是根据细胞形态学改变判断机体病理变化的方法。由于肿瘤细胞易脱落，在显微镜下观察脱落细胞的形态有利于肿瘤的早期诊断。与活检相比，细胞学检查操作简单、安全、无痛、经济，能在短时间内初步确定肿块性质，且可多次进行。但是，细胞学检查的取材范围局限，无法准确反映肿瘤类型、恶化程度、与邻近组织关系等，假阴性率较高，所以，细胞学检查不能完全取代活检。

1. 适应证

可用于检查缺乏症状、取材困难的颌面部上皮来源肿瘤，但针对非上皮来源的肿瘤如肉瘤等因细胞不脱落而不能应用。

2. 取材方法

从病变表面刮下少许组织，往复或转圈法涂片，干燥后甲醇（乙醚与甲醇比为1∶1）固定，苏木精—伊红染色，显微镜观察有无形态异常的肿瘤细胞。

3. 活体组织检查

当对口腔颌面部病变无法确诊时，可采用活体组织检查即活检。活检结果常对治疗方案和手术范围产生重要影响。

（1）适应证：①判断口腔肿瘤性质及浸润情况；②判断口腔黏膜病是否为癌前病变，

或有无恶变倾向；③确定是否为特殊感染，如梅毒、结核等；④有些肿块在术中切除后，还需要对其进行活检以明确诊断及制订下一步治疗方案。

（2）取材方法：术前准备、所用器械及术后处理同外科小手术。取材部位要有代表性，术中要减少出血，避免造成新的创伤。行活检时，病变小、有蒂或包膜完整的良性肿瘤应予全部切除；溃疡或疑为恶性肿瘤在切除时应避开中央已坏死组织，切取边缘部；对于病变复杂者可多点取材。当活检结果与临床判断不符时，应综合多种因素，谨慎做出判断。

（马　菁）

第五节　病历记录

病历是关于检查、诊断和治疗过程的客观记录，是分析、研究疾病规律的原始资料，还是重要的法律依据，应予认真、严肃对待。

一、一般资料

病历的一般资料记录于封面或首页上，包含项目与全身性疾病病历要求相同，包括姓名、性别、年龄、民族、药物过敏史等。身份证号码、联系方式等信息是疗效复查、资料保存和查询所需，应认真工整填写，不要漏填。

二、主诉

以患者角度，用一句话描述出本次就诊的主要原因。主诉通常是患者对所患疾病的症状、部位和时间的描述，避免使用专业术语。

三、现病史

现病史是与主诉有关的疾病历史。要客观详细地记录清楚疾病发展过程，疼痛性质、部位、变化、加重或缓解原因等，作为诊断依据。

四、既往史

特别要注意记录药物过敏史、出血和止血等情况。

五、口腔检查

在全面检查的基础上，着重记录与主诉相关的体征。如对于以牙痛为主诉的检查，牙周、黏膜、牙列及颌面部阳性所见均应做简要记录。

六、诊断

以主诉相关疾病为第一诊断，其他诊断依据严重程度由高到低的顺序记录。

七、治疗计划

治疗计划与诊断顺序相对应，治疗计划的制定原则是按轻重缓急分步实施，优先解决主诉问题或疼痛问题，其次解决功能、美观等其他问题。

八、知情同意书

制订治疗计划后，需要对患者详细讲解所患疾病及可行治疗方案，并要求患者根据自身情况加以选择。患者被治疗前应签署知情同意书，以示同意医师对其所患疾病进行的治疗，同时，也是保障患者权益的保证。

九、治疗过程记录

涉及牙体的疾病应写明牙位、龋洞或缺损部位，处理过程中的关键步骤及所见，例如腐质去除后所见，达牙本质深度，有无露髓点，敏感程度如何，所行处理或所用充填材料。

涉及牙髓的疾病应记录开髓时情况，是否在麻醉下进行，有无渗出，出血量及颜色，拔髓时牙髓外观，根管数目及通畅程度。根管治疗时，还应记录各根管的预备情况以及工作长度（以 mm 为单位），所封药物或根充材料，以及充填后 X 线片表现等。

复诊病历应记录上次治疗后至本次复诊期间的症状变化和术后反应，本次治疗前的检查情况，本次治疗内容以及下次就诊计划。

每次的治疗记录都可能成为日后的参考依据，因此，每次治疗完成后都应记录治疗日期、检查情况、治疗项目、治疗效果及医嘱等，并有记录者签名。

如若需要用药，则应详细记录药名、剂量、用法、效果及不良反应等；如若涉及化验，应当记录化验项目以及重要结果。

十、牙位记录

在口腔病历书写中常涉及牙的位置，即牙位。理想的牙位表示方法应简明易学、明确、无歧义、方便计算机输入等。

（马　菁）

第二章

口腔科常见症状

第一节 概述

症状是疾病影响对机体产生的主观异常感觉（如疼痛）或客观的异常改变（如肿块、出血）。症状常常是患者最早或最严重的疾病感受，是就诊的主要原因。同一症状可以是不同疾病的表现，而同一疾病会有不同的症状，这就是鉴别诊断作为临床工作中的必需环节的原因。

临床工作中医师应当从患者主要的症状描述切入；耐心细致地倾听，结合专业知识和经验有目的地了解各症状之间的联系；通过询问把握症状的变化脉络及患者可能忽略或反应不强烈的表现，最终以问诊作为疾病调查的第一步，梳理成为包含疾病发生、发展、变化和治疗过程的全面病史。

全面细致的临床检查是收集诊断与鉴别诊断依据的关键环节。临床检查应当注重重点与全面的结合、局部与全身的结合、病变部位与周边状况的结合、阳性体征与重要阴性体征的结合，并且合理有效地选择必需的辅助检查手段，以获取客观反映机体和疾病状态的依据。

以获取的病史和检查资料为基础，结合医学理论和实践经验，通过逻辑推理，思辨和甄别，作出对疾病的诊断。在作鉴别诊断的过程中，切忌以个别主要症状先入为主地圈定诊断，而后网罗旁证，试图堆积诊断依据的方式。必须是收集全面客观的资料后，研究症状和体征的变化规律，找到合乎逻辑的依据，从而确立诊断。

（赵红艳）

第二节 牙痛

牙痛是口腔科临床上最常见的症状，常是患者就医的主要原因。可由牙齿本身的疾病、牙周组织及颌骨的某些疾病，甚至神经疾病和某些全身疾病所引起。对以牙痛为主诉的患者，必须先仔细询问病史，如疼痛起始时间及可能的原因，病程长短及变化情况，既往治疗史及疗效等。必要时还应询问工作性质、饮食习惯、有无不良习惯（如夜磨牙和咬硬物等）、全身健康状况及家族史等。关于牙痛本身，应询问牙痛的部位、性质、程度和发作时间。疼痛是尖锐剧烈的还是钝痛、酸痛；是自发痛还是激发痛、咬合时痛；自发痛是阵发还是持续不断；有无夜间痛；疼痛部位是局限的还是放散的，能否明确指出痛牙等。根据症状可得出一至数种初步印象，便于做进一步检查。应注意，疼痛是一种主观症状，由于不同个体对疼痛的敏感性和耐受性有所不同，而且有些其他部位的疾病也可表现为牵涉性牙痛，因此，患者的主观症状应与客观检查所见、全身情况及实验室和放射学检查等结果结合起来分析，以作出正确的诊断。

一、病因

1. 牙齿本身的疾病

如深龋、牙髓充血、各型急性牙髓炎、慢性牙髓炎、逆行性牙髓炎，由龋齿、外伤、化学药品等引起的急性根尖周炎、牙槽脓肿、牙隐裂、牙根折裂、牙髓石、牙本质过敏、流电作用等。

2. 牙周组织的疾病

如牙周脓肿、牙龈脓肿、急性龈乳头炎、冠周炎、坏死性溃疡性龈炎、干槽症等。

3. 牙齿附近组织的疾病

急性化脓性上颌窦炎和急性化脓性颌骨骨髓炎时，由于神经末梢受到炎症的侵犯，使该神经所支配的牙齿发生牵涉性痛。颌骨内或上颌窦内的肿物、埋伏牙等可压迫附近的牙根发生吸收，如有继发感染，可出现牙髓炎导致疼痛。急性化脓性中耳炎、咀嚼肌群的痉挛等均可出现牵涉性牙痛。

4. 神经系统疾病

如三叉神经痛患者常以牙痛为主诉。颞下窝肿物在早期可出现三叉神经第三支分布区的疼痛，翼腭窝肿物的早期由于压迫蝶腭神经节，可出现三叉神经第二支分布区的疼痛。

5. 全身疾病

有些全身疾病，如流感、癔症、神经衰弱，月经期和绝经期等可诉有牙痛。高空飞行时，牙髓内压力增高，可引起航空性牙痛。有的心绞痛患者可反射性地表现为牙痛。

二、诊断步骤

（一）问清病史及症状特点

1. 尖锐自发痛

最常见的为急性牙髓炎（浆液性、化脓性、坏疽性）、急性根尖周炎（浆液性、化脓性），其他如急性牙周脓肿、牙龈脓肿、牙髓石、冠周炎、急性龈乳头炎、三叉神经痛、急性上颌窦炎等。

2. 自发钝痛

见于慢性龈乳头炎、创伤性殆等。在机体抵抗力降低，如疲劳、感冒、月经期等，可有轻度自发钝痛、胀痛。坏死性溃疡性牙龈炎时牙齿可有撑离感和咬合痛。

3. 激发痛

见于牙本质敏感和Ⅱ°～Ⅲ°龋齿或楔状缺损等，牙髓尚未受侵犯或仅有牙髓充血时，无自发痛，仅在敏感处或病损处遇到物理、化学刺激时才发生疼痛，刺激除去后疼痛即消失。慢性牙髓炎一般无自发痛而主要表现为激发痛，但当刺激除去后疼痛仍持续一至数分钟。咬合创伤引起牙髓充血时也可有对冷热刺激敏感。

4. 咬合痛

牙隐裂和牙根裂时，常表现为某一牙尖受力时引起尖锐的疼痛。牙外伤、急性根尖周炎、急性牙周脓肿等均有明显的咬合痛和叩痛以及牙齿挺出感。口腔内不同金属修复体之间产生的流电作用也可使患牙在轻咬时疼痛，或与金属器械相接触时发生短暂的电击样刺痛。

以上疼痛除急性牙髓炎患者常不能自行明确定位外，一般都能明确指出痛牙。急性牙髓炎的疼痛常沿三叉神经向同侧对颌或同颌其他牙齿放散，但不会越过中线放散到对侧牙。

（二）根据问诊所得的初步印象，做进一步检查，以确定患牙

1. 牙体疾病

最常见为龋齿。应注意邻面龋、窝沟深龋、隐蔽部位的龋齿、充填物下方的继发龋等。此外，如牙隐裂、牙根纵裂、畸形中央尖、楔状缺损、重度磨损、未垫底的深龋充填体、外伤露髓牙、牙冠变色或陈旧的牙冠折断等，均可为病源牙。

叩诊对识别患牙有一定帮助。急性根尖周炎和急性牙周脓肿时有明显叩痛，患牙松动。慢性牙髓炎、慢性根尖周炎、边缘性牙周膜炎、创伤性根周膜炎等，均可有轻到中度叩痛。在有多个可疑病源牙存在时，叩诊反应常有助于确定患牙。

2. 牙周及附近组织疾病

急性龈乳头炎时可见牙间乳头红肿、触痛，多有食物嵌塞、异物刺激等局部因素。冠周炎多见于下颌第三磨牙阻生，远中及颊舌侧龈瓣红肿，可溢脓。牙周脓肿和逆行性牙髓炎时可探到深牙周袋，后者袋深接近根尖，牙齿大多松动。干槽症可见拔牙窝内有污秽坏死物、骨面暴露、腐臭，触之疼痛。反复急性发作的慢性根尖周炎可在牙龈、黏膜或面部发现窦道。

急性牙槽脓肿、牙周脓肿、冠周炎等，炎症范围扩大时，牙龈及龈颊沟处肿胀变平，可有波动。面部可出现副性水肿，局部淋巴结肿大、压痛。若治疗不及时，可发展为蜂窝织炎、颌骨骨髓炎等。上颌窦炎引起的牙痛，常伴有前壁面部的压痛和脓性鼻涕、头痛等。上颌窦肿瘤局部多有膨隆，可有血性鼻涕、多个牙齿松动等。

（三）辅助检查

1. 牙髓电活力测试

根据对冷、热的反应以及刺激除去后疼痛持续的时间，可以帮助诊断和确定患牙。也可用电流强度测试来判断牙髓的活力和反应性。

2. X线检查

可帮助发现隐蔽部位的龋齿。牙髓石在没有揭开髓室顶之前，只能凭 X 线片发现。慢性根尖周炎可见根尖周围有不同类型和大小的透射区。颌骨内或上颌窦内肿物、埋伏牙、牙根裂等也需靠 X 线检查来确诊。

（赵红艳）

第三节　牙龈出血

牙龈出血是口腔疾病常见的症状，出血部位可以是全口牙龈或局限于部分牙齿。多数患者是在牙龈受到机械刺激（如刷牙、剔牙、食物嵌塞、进食硬物、吮吸等）时流血，一般能自行停止。另有一些情况，在无刺激时即自动流血，出血量多，且无自限性。

一、牙龈的慢性炎症和炎症性增生

这是牙龈出血的最常见原因，如慢性龈缘炎、牙周炎、牙间乳头炎和牙龈增生等。牙龈缘及龈乳头红肿、松软，甚至增生。一般在受局部机械刺激时引起出血，量不多，能自行停止。将局部刺激物（如牙石、牙垢、嵌塞的食物、不良修复体等）除去后，炎症很快消退，出血也即停止。

二、妊娠期牙龈炎和妊娠瘤

常开始于妊娠的第 3~4 个月。牙龈红肿、松软、极易出血。分娩后，妊娠期牙龈炎多能消退到妊娠前水平，而妊娠瘤常需手术切除。有的人在慢性牙龈炎的基础上，于月经前或月经期可有牙龈出血，可能与牙龈毛细血管受性激素影响而扩张、脆性改变等有关。长期口服激素性避孕药者，也容易有牙龈出血和慢性炎症。

三、坏死性溃疡性牙龈炎

为梭形杆菌、口腔螺旋体和中间普氏菌等的混合感染。主要特征为牙间乳头顶端的坏死性溃疡，腐臭，牙龈流血和疼痛，夜间睡眠时也可有牙龈流血，就诊时也可见牙间隙处或口角处有少量血迹。本病的发生常与口腔卫生不良、精神紧张或过度疲劳、吸烟等因素有关。

四、血液病

在遇到牙龈有广泛的自动出血，量多或不易止住时，应考虑有无全身因素，并及时作血液学检查。较常见引起牙龈和口腔黏膜出血的血液病，如急性白血病、血友病、血小板减少性紫癜、再生障碍性贫血、粒细胞减少症等。

五、肿瘤

有些生长在牙龈上的肿瘤，如血管瘤、血管瘤型牙龈瘤、早期牙龈癌等也较易出血。其他较少见的，如发生在牙龈上的网织细胞肉瘤，早期常以牙龈出血为主诉，临床上很容易误诊为牙龈炎。有些转移瘤，如绒毛膜上皮癌等，也可引起牙龈大出血。

六、某些全身疾病

如肝硬化、脾功能亢进、肾炎后期、系统性红斑狼疮等，由于凝血功能低下或严重贫血，均可能出现牙龈出血症状。伤寒的前驱症状有时有鼻出血和牙龈出血。在应用某些抗凝血药物或非甾体抗炎药，如阿司匹林、华法林、肝素等治疗或预防冠心病和血栓时，易有出血倾向。苯中毒时也可有牙龈被动出血或自动出血。

七、口腔手术和牙周治疗后

牙周洁治尤其是龈下刮治后，有的患者可以出现牙龈出血，拔牙、牙周手术、根尖手术、牙槽突手术、牙种植手术等术后也可有牙龈出血，如患者无系统疾病，多与局部清创不彻底、缝合不严密等有关，应及时对症处理。

（赵红艳）

第四节　牙齿松动

正常情况下，牙齿只有极轻微的生理性动度，这种动度几乎不可觉察，且随不同牙位和一天内的不同时间而变动。一般在晨起时动度最大，这是因为夜间睡眠时，牙齿无接触，略从牙槽窝内挺出所致。醒后，由于咀嚼和吞咽时的接触将牙齿略压入牙槽窝内，致使牙齿的动度渐减小。这种24小时内动度的变化，在牙周健康的牙齿不甚明显，而在有不良𬌗习惯，如磨牙症、紧咬牙者较明显。妇女在月经期和妊娠期内牙齿的生理动度也增加。牙根吸收接近替牙期的乳牙也表现牙齿松动。引起牙齿病理性松动的主要原因如下。

一、牙周炎

是使牙齿松动乃至脱落的最主要疾病。牙周袋的形成以及长期存在的慢性炎症，使牙槽骨吸收，结缔组织附着不断丧失，继而使牙齿逐渐松动、移位，终致脱落。

二、𬌗创伤

牙周炎导致支持组织的破坏和牙齿移位，形成继发性𬌗创伤，使牙齿更加松动。单纯的（原发性）𬌗创伤，也可引起牙槽嵴顶的垂直吸收和牙周膜增宽，临床上出现牙齿松动。但这种松动在𬌗创伤去除后，可以恢复正常。正畸治疗过程中，受力的牙槽骨发生吸收和改建，此时牙齿动度明显增大，并发生移位；停止加力后，牙齿即可恢复稳固。

三、牙外伤

最多见于前牙。根据撞击力的大小，使牙齿发生松动或折断。折断发生在牙冠时，牙齿一般不松动；根部折断时，常出现松动，折断部位越近牙颈部，牙齿松动越重，预后也越差。

四、根尖周炎

急性根尖周炎时，牙齿突然松动，有伸长感，不敢对咬，叩痛（＋＋）～（＋＋＋）。到了牙槽脓肿阶段，根尖部和龈颊沟红肿、波动。这种主要由龋齿等引起的牙髓和根尖感染，在急性期过后，牙多能恢复稳固。

慢性根尖周炎，在根尖病变范围较小时，一般牙不太松动。当根尖病变较大或向根侧发展，破坏较多的牙周膜时，牙可出现松动。一般无明显自觉症状，仅有咬合不适感或反复肿胀史，有的根尖部可有瘘管。牙髓电活力测试无反应。根尖病变的范围和性质可用X线检查来确诊。

五、颌骨骨髓炎

成人的颌骨骨髓炎多是继牙源性感染而发生，多见于下颌骨。急性期全身中毒症状明显，如高热、寒战、头痛，白细胞增至（10～20）×10³/L等。局部表现为广泛的蜂窝织炎。患侧下唇麻木，多个牙齿迅速松动，且有叩痛。这是由于牙周膜及周围骨髓腔内的炎症浸润。一旦颌骨内的化脓病变经口腔黏膜或面部皮肤破溃，或经手术切开、拔牙而得到引流，则病程转入亚急性或慢性期。除病源牙必须拔除外，邻近的松动牙常能恢复稳固。

六、颌骨内肿物

颌骨内的良性肿物或囊肿由于缓慢生长，压迫牙齿移位或牙根吸收，致使牙齿逐渐松动。恶性肿瘤可使颌骨广泛破坏，在短时间内即可使多个牙齿松动、移位。较常见的，如上颌窦癌，多在早期出现上颌数个磨牙松动和疼痛。若此时轻易拔牙，则可见拔牙窝内有多量软组织，短期内肿瘤即由拔牙窝中长出，似菜花状。所以，在无牙周病且无明显炎症的情况下，若有一个或数个牙齿异常松动，应提高警惕，进行 X 线检查，以便早期发现颌骨中的肿物。

七、其他

有的医师企图用橡皮圈不恰当地消除初萌的上颌恒中切牙之间的间隙，橡皮圈会渐渐滑入龈缘以下，造成深牙周袋和牙槽骨吸收，牙齿极度松动和疼痛。患儿和家长常误以为橡皮圈已脱落，实际它已深陷入牙龈内，应仔细搜寻并取出橡皮圈。此种病例疗效一般均差，常导致拔牙。

有些牙龈疾病伴有轻度的边缘性牙周膜炎时，也可出现轻度的牙齿松动，如坏死性龈炎、维生素 C 缺乏、龈乳头炎等。但松动程度较轻，治愈后牙齿多能恢复稳固。发生于颌骨的朗格汉斯组织细胞增生症，为原因不明、累及单核—吞噬细胞系统、以组织细胞增生为主要病理学表现的疾病。当发生于颌骨时，可沿牙槽突破坏骨质，牙龈呈不规则的肉芽样增生，牙齿松动并疼痛，拔牙后伤口往往愈合不良。X 线表现为溶骨性病变，牙槽骨破坏，病变区牙齿呈现"漂浮征"。本病多见于 10 岁以内的男童，好发于下颌骨。其他一些全身疾病，如唐氏综合征、Papillon-Lefevre 综合征等的患儿，常有严重的牙周炎症和破坏，造成牙齿松动、脱落。牙周手术后的短期内，术区牙齿也会松动，数周内恢复原来动度。

（赵红艳）

第五节　口臭

口臭是指口腔呼出的气体中有令人不快的气味，是某些口腔、鼻咽部和全身性疾病的一个较常见症状，可以由多方面因素引起。

一、生理因素

晨起时常出现短时的口臭，刷牙后即可消除。也可由某些食物（蒜、洋葱等）和饮料（酒精性）经过代谢后产生一些臭味物质经肺从口腔呼出所引起。某些全身应用的药物也可引起口臭，如亚硝酸戊脂、硝酸异山梨酯等。

二、病理因素

（一）口腔疾病

口腔呼出气体中的挥发性硫化物（VSCs）可导致口臭，其中 90% 的成分为甲基硫醇和硫化氢。临床上最常见的口臭是由舌苔和牙周病变处的主要致病菌，如牙龈卟啉单胞菌、齿垢密螺旋体、福赛坦菌和中间普氏菌等的代谢产物产生的。此外，牙周袋内的脓液和坏死组织、舌苔内潴留的食物残屑、脱落上皮细胞等也可引起口臭。除了牙周炎外，舌苔是口臭更主要的来源，尤其与舌背的后1/3处舌苔的厚度和面积有关。用牙刷刷舌背或用刮舌板清除舌苔可显著减轻或消除口臭。

软垢、嵌塞于牙间隙和龋洞内的腐败食物，也会引起口臭。有些坏死性病变，如坏死性溃疡性龈（口）炎、嗜伊红肉芽肿、恶性肉芽肿和癌瘤等，拔牙创的感染（干槽症）等，都有极显著的腐败性臭味。

如果经过治疗彻底消除了口腔局部因素，口臭仍不消失，则应寻找其他原因。

（二）鼻咽部疾病

慢性咽（喉）炎、化脓性上颌窦炎、萎缩性鼻炎、小儿鼻内异物、滤泡性扁桃体炎等均可发出臭味。

（三）消化道、呼吸道及其他全身性疾病

消化道、呼吸道疾病如消化不良、肝硬化、支气管扩张继发肺部感染、肺脓肿、先天性气管食管瘘等可产生口臭。糖尿病患者口中可有烂苹果气味，严重肾功能衰竭患者口中可有氨味或尿味。此外，某些金属（如铅、汞）和有机物中毒时，可有异常气味。

（四）神经和精神异常

有些患者自觉口臭而实际并没有口臭，是存在心理性疾病，如口臭恐惧症等，或者由于某些神经疾病导致嗅觉或味觉障碍而产生。

用鼻闻法、仪器测量法（气相色谱仪、Halimeter、Diamond Probe 等）可直接检测口臭程度和挥发性硫化物的水平。

（李永恒）

第六节　口干

正常人一昼夜的唾液分泌量为 600 ~ 1 500 mL，可使口腔黏膜保持湿润而不感觉口干。口干可由于各种原因所致的唾液分泌量减少而引起，但也有唾液分泌正常而自觉口干者。

一、唾液腺疾病

由于各种原因造成唾液腺破坏或萎缩均可引起口干，如鼻咽部肿瘤经放疗后两侧腮腺萎缩，唾液分泌减少。干燥综合征（Sjögren 综合征）是一种自身免疫性疾病，以眼干、口干为主，还伴有肝脾肿大、多发性关节炎、吞咽困难等症状。患者常有一项或多项自身抗体水平增高以及免疫球蛋白增高等。本病患者在无刺激时或用酸性药物、咀嚼石蜡等刺激时检测唾液分泌情况，均可见唾液分泌量明显减少。

二、神经、精神因素

由于情绪、精神因素的影响，有些神经衰弱患者常自觉口干，但多为暂时性的。检查患者口腔黏膜无明显的干燥，无刺激时唾液量减少，但用石蜡等刺激后唾液量并不减少。

三、更年期综合征

多发生在女性更年期和老年人，除有一般症状外，常伴有口干、萎缩性舌炎，口腔黏膜糜烂、灼痛和刺痛等症状。

四、营养障碍

核黄素缺乏可出现口干、唇炎、口角炎、舌炎和阴囊炎等症状，有的还可出现咽部、鼻腔干燥，吞咽困难等。

五、局部因素

由于腺样体增殖或前牙严重开𬌗等造成习惯性口呼吸者常有口干症状，尤以晨起时明显。检查唾液分泌情况，无刺激以及用酸性药物刺激后分泌量均正常。

此外，口干症也可由其他系统病引起，如糖尿病、脱水、高热后，以及使用阿托品类药物等。

（李永恒）

第七节　开口受限

开口受限是指由于各种原因造成根本不能开口或开口甚小。造成开口受限的原因很多，可分为感染性、瘢痕性、关节性、外伤性、肿瘤源性和精神性、神经性等。

一、感染所致的开口受限

1. 下颌智齿冠周炎

下颌智齿冠周炎可以直接累及颞肌、咬肌和翼内肌，引起肌肉痉挛，造成开口困难。

2. 颌面部深在间隙感染

颌面部间隙感染多会引起不同程度的开口受限，但深部间隙感染一般会引起开口困难，且由于外表体征可能不明显，易被漏诊。颞下间隙和翼下颌间隙感染刺激翼肌群痉挛造成开口受限。感染的来源常是上、下磨牙感染扩散或在注射上颌结节、翼下颌传导麻醉时将感染带入。因感染在深部，早期在颜面部无明显红肿症状，不易发现。所以在有上、下磨牙感染或拔牙史，低热，开口困难，并在该间隙的相应部位（如上颌结节后方、翼下颌韧带处）有明显红肿和压痛者应考虑本病。下颌阻生智齿拔除术后引起的咽颊前间隙感染也常与术后反应性开口受限相混淆而延误治疗。

3. 化脓性颞下颌关节炎

多数在颞下颌关节附近有化脓性病灶，如中耳炎、外耳道炎等，继之引起颞下颌关节疼痛，开口受限。检查时可见关节区有红肿，压痛明显，尤其不能上下牙对合，稍用力即可引起关节区剧痛。颞下颌关节侧位 X 线片可见关节间隙增宽。

4. 破伤风

由破伤风杆菌引起的一种以肌肉阵发性痉挛和紧张性收缩为特征的急性特异性感染，由于初期症状可表现为开口受限而来口腔科就诊。一般有外伤史。痉挛通常从咀嚼肌开始，先是咀嚼肌少许紧张，继之出现强直性痉挛呈开口困难状，同时还因表情肌的紧缩使面部表情很特殊，形成"苦笑面容"。

咬肌下、下颌下、颊部蜂窝织炎、急性化脓性腮腺炎等，均可发生开口受限，体征表浅，容易诊断。

二、瘢痕所致的开口受限

1. 颌间瘢痕挛缩

常常由坏疽性口炎后在上下颌间形成大量瘢痕，将上下颌紧拉在一起而不能开口。一般有口腔颌面部溃烂史，颊侧口腔前庭处能触到索条状瘢痕区，有时还伴有唇颊组织的缺损。

2. 放射性瘢痕

鼻咽部、腮腺区、颞下窝等恶性肿物经大剂量放疗后，在关节周围有大量放射性瘢痕造成开口受限。开口受限的症状是逐渐发展起来的，以致几乎完全不能开口。照射区皮肤均有慢性放射反应，如皮肤薄而透明，毛细血管扩张，并可见到深棕色的斑点状色素沉着。

3. 烧伤后瘢痕

由各种物理、化学因素所致口颊部深部烧伤后，逐渐形成大量增生的挛缩瘢痕而造成开口受限。

三、颞下颌关节疾病所致的开口受限

1. 颞下颌关节强直

一般由关节区化脓性感染或外伤后关节腔内血肿机化逐渐形成关节融合。关节强直常见于儿童，逐渐出现开口受限以致最后完全不能开口。关节强直侧下颌骨发育短小，面部丰满呈圆形；而健侧下颌骨发育较长，面部反而塌陷显狭长。颞下颌关节侧位 X 线片可见患侧关节间隙消失，髁突和关节凹融合成致密团块。少数可由类风湿颞下颌关节炎造成，其特点为常累及两侧并伴有指关节或脊柱关节的类风湿关节炎，因此，同时可查到手指呈梭形强直畸形或脊柱呈竹节样强直畸形。

2. 颞下颌关节盘脱出

急性脱臼后或长期颞下颌关节紊乱病后可使关节盘脱出，脱出的关节盘在髁突运动中成为机械障碍物，甚至可嵌顿在髁突和关节结节之间致不能开口，呈开口受限状。

四、外伤所致的开口受限

1. 颧弓、颧骨骨折

颧弓、颧骨为面侧部突出处，容易被伤及。最常见为呈 M 形颧弓双骨折，骨折片下陷妨碍喙突活动造成开口受限；颧骨体骨折后向下向后移位可使上颌骨和颧骨之间的间隙消失妨碍下颌骨活动造成开口受限。

2. 下颌髁突骨折

下颌髁突颈部是下颌骨结构中的薄弱区，当颏部和下颌体部受到外伤后容易在髁突颈部骨折而造成开口受限。

此外，由于局部创伤引起的骨化性咬肌炎也可造成开口受限。新生儿开口受限除破伤风外应考虑由难产使用高位产钳损伤颞下颌关节所致。

五、肿瘤所致的开口受限

邻近颞下颌关节的深部肿物可以引起开口受限，因为肿物在深部不易被查出，常误诊为一般颞下颌关节紊乱病而进行理疗。因此，有开口受限而同时存在有脑神经症状者应考虑是否有以下部位的肿物。

1. 颞下窝综合征

为原发于颞下窝肿物引起的一种综合征。因肿物侵犯翼肌、颞肌，故常有开口受限。早期有三叉神经第三支分布区持续性疼痛，继之出现下唇麻木，口角皮肤、颊黏膜异常感或麻木感。肿瘤长大时可在上颌后部口腔前庭处触到。

2. 翼腭窝综合征

为原发于翼腭窝肿瘤引起的一种综合征，除因肿瘤侵犯翼肌可引起开口受限外，最早出现三叉神经第二支分布区持续性疼痛和麻木，以后可影响眼眶累及视神经。

3. 上颌窦后部癌

肿瘤破坏上颌窦后壁，侵犯翼肌群，可以出现开口受限，并有三叉神经第二支分布区的持续性疼痛和麻木，鼻腔有脓血性分泌物，CT片见上颌窦后壁骨质破坏。

4. 鼻咽癌

鼻咽癌侵犯咽侧壁，破坏翼板，可影响翼肌群，出现开口受限，并常伴有剧烈头痛、鼻塞、鼻出血、耳鸣、听力障碍及颈部肿块等症状。

六、肌痉挛及神经、精神疾病所致的开口受限

1. 癔症性开口受限

癔症性开口受限如与全身其他肌痉挛或抽搐症状伴发，诊断比较容易；但如只出现开口受限症状，则诊断比较困难。此病多发生于女性青年，既往有癔症史，有独特的性格特征。一般在发病前有精神因素，然后突然发生开口受限。用语言暗示或间接暗示（用其他治疗法结合语言暗示），常能解除症状。

2. 颞下颌关节紊乱病咀嚼肌群痉挛型

一般由该病翼外肌痉挛经不适当的治疗，或在全身因素影响下（如过度疲劳、精神刺激）引起。主要临床表现为开口受限，X线片关节像正常。用肌肉松弛剂能立即开口，药物作用过后又开口受限。一般病期较长。

3. 咬肌挛缩

常因精神受刺激后突然发生开口受限，有时查不出诱因。一般发生在一侧咬肌，触摸时咬肌明显变硬，用钟式听诊器检查有嗡嗡的杂音。用2%普鲁卡因封闭肌肉和咬肌神经时，变硬的肌肉可恢复正常，杂音可消失或减轻，开口受限症状也缓解。咬肌挛缩有时可伴有颞肌挛缩。

（李永恒）

第八节　面部疼痛

一、概述

面部疼痛是口腔科常见的症状，不少患者因此而就诊。有的诊断及治疗都较容易，有的相当困难。不论是何种疼痛，都必须查清引起疼痛的原因。由牙齿引起的疼痛，查出病因是较为容易的；但牵涉性痛和投射性痛的原因，却很难发现。颞下颌关节紊乱病引起的疼痛也常会误导诊断思路，因为它们很类似一些其他问题引起的疼痛。

所谓的投射性痛，是指疼痛传导途径的某一部位受到刺激，疼痛可能在此神经的周缘分布区发生，颅内肿瘤引起的面部疼痛即属于此类疼痛。这类病变可能压迫三叉神经传导的中枢部分而引起其周缘支分布区的疼痛。

投射性痛必须与牵涉性痛鉴别。所谓的牵涉性痛是疼痛发生部位与致痛部位远离的疼痛。在口腔科领域内，牵涉性痛最常见的例子是下牙病变引起的上牙疼痛。疼痛的冲动发生于有病变的牙齿，如果用局部麻醉方法阻断其传导，牵涉性痛即不发生。即阻断三叉神经的下颌支，可以解除三叉神经上颌支分布区的疼痛。这也是诊断疑有牵涉性痛的一种有效方法。

投射性痛的发生机制是很清楚的，但牵涉性痛却不十分清楚。有学者提出过从有病部位传导的冲动有"传导交叉"而引起中枢"误解"的看法，但争议仍大。

面部和口腔组织的感觉神经为三叉神经、舌咽神经和颈丛的分支。三叉神经的各分支分布明确，少有重叠现象。但三叉神经和颈丛皮肤支之间，常有重叠分布。三叉神经、面神经和舌咽神经，以及由自主神经系统而来的分支，特别是与血管有关的交感神经之间，有复杂的彼此交通。交感神经对传送深部的冲动有一定作用，并已证明刺激上颈交感神经节可以引起面部疼痛。面深部结构的疼痛冲动也可由面神经的本体感受纤维传导，但对这些传导途径在临床上的意义，争论颇大。与口腔有关的结构非常复杂，其神经之间的联系也颇为复杂。口腔组织及其深部，绝大多数为三叉神经分布。虽然其表面分布相当明确而少重叠，但对其深部的情况了解甚少。故诊断错误是难免的。

可以把面部疼痛大致分为以下4种类型。

（1）由口腔、面部及密切相关部分的可查出病变引起的疼痛，例如牙痛、上颌窦炎引起的疼痛、颞下颌关节紊乱病引起的疼痛等。

（2）原因不明的面部疼痛，包括三叉神经痛、所谓的非典型性面痛等。

（3）由于感觉传导途径中的病变投射到面部的疼痛，即投射痛，例如肿瘤压迫三叉神经而引起的继发性神经痛。偏头痛也可列为此类，因其为颅内血管变化引起。

（4）由身体其他部位引起的面部疼痛，即牵涉性痛。例如心绞痛可引起左下颌部疼痛。

上述分类法仅是为诊断方便而设，实际上，严格区分有时是很困难的。

对疼痛的客观诊断是极为困难的，因为疼痛本身不能产生可查出的体征，需依靠患者的描述。而患者的描述又受患者的个人因素影响，如患者对疼痛的经验、敏感性，文化程度等。疼痛的程度无法用客观的方法检测，故对疼痛的反应是"正常的"或"异常的"，也无法区别。

对疼痛的诊断，应除外由于牙齿及其支持组织以及与其密切相关组织的病变所引起的疼痛，例如由上颌窦或颞下颌关节紊乱病所引起的。如果全面而仔细地检查不能发现异常，才能考虑其他的可能性。

诊断时，应注意仔细询问病史，包括起病快慢、发作持续时间、有无间歇期、疼痛部位、疼痛性质、疼痛发作时间、疼痛程度、伴随症状，诱发、加重及缓解因素，家族史等。应进行全面、仔细的体格检查及神经系统检查，并根据需要作实验室检查。

二、诊断

1. 问清病史及疼痛特点

患者对疼痛的叙述是诊断困难的因素之一。由于疼痛是患者的主观感觉性症状，其表现依赖于患者的表述，而这种表述常是不准确的，但又与诊断有关联。患者对疼痛的反应决定于两种因素，一是患者的痛阈；二是患者对疼痛的敏感性。两者在每一患者都不相同，例如后者就会因患者的全身健康状态的变化及其他暂时性因素而发生改变。患者的叙述能力也会影响对症状表述的清晰程度。

多数患者在疼痛初发作的时候会自行处理或忍耐，来医院就诊时，一般都经过数天甚至数月，疼痛难以自行消退，或逐渐加重。因此，通过患者的疼痛描述，可以进行初步鉴别。

（1）炎症性疼痛：多发病急，疼痛剧烈，无自行缓解及间歇期，常常伴随发病部位肿胀。

（2）原发性神经痛：包括三叉神经痛和舌咽神经痛。疼痛剧烈，刀刺样，开始持续时间很短，几秒钟即消失，以后逐渐增加，延续数分钟甚至数十分钟。有"扳机点"存在是此病的特点之一。在两次发作之间，可以无痛或仅有钝痛感觉。可有自然缓解期，数周或数月不等。

（3）颞下颌关节紊乱病引起的疼痛：一般发病时间长，疼痛为钝痛，无明确疼痛点，与开口有关。

（4）癌性疼痛：多数患者自认为口腔溃疡引起的疼痛，持续数月，常因疼痛持续加重来就诊，无缓解周期。

2. 确定疾病种类

根据问诊所得的初步印象，做进一步检查，以确定疾病的种类。

（1）视诊：首先，通过观察患者疼痛的表情，可以了解疼痛的程度，疼痛剧烈的一般为炎症性或三叉神经病发病时，但炎症性疼痛是持续的，三叉神经痛持续时间短。口腔癌性疼痛一般都为中度，颞下颌关节紊乱病疼痛一般为钝痛或不适。其次，检查患者有无明显的器质性疾病，炎症都伴有疼痛部位的肿胀、皮肤发红，检查口腔内是否有肿瘤性病变。

（2）触诊及叩诊：多数面部疼痛属自发性，触诊和叩诊可以加重或引起疼痛，检查具体疼痛的部位来加以进一步诊断。炎症性疼痛叩诊会加重疼痛，三叉神经痛触诊和叩诊扳机点可以引发剧烈疼痛，癌性病变触诊也会加重疼痛，颞下颌关节紊乱病变常因压迫某些关节相关的肌肉点引起疼痛。

3. 影像学检查

通过影像学检查，可以发现引起疼痛的颌骨疾病、面部深区病变以及颅内病变。

（1）曲面体层X线片：可以显示颌骨是否有病变，如中央性颌骨癌，颌骨破坏性病变导致其周围面部疼痛。

（2）CT扫描：可以显示是否存在颞下凹、颅底及颅内占位性病变，从而引起所属神经区域面部疼痛。畸形性骨炎（Paget病）如累及颅底，可使卵圆孔狭窄而压迫三叉神经，产生疼痛症状；疼痛也可由于整个颅骨的畸形，使三叉神经感觉根在越过岩部时受压而产生。

（赵亚东）

第九节　腮腺区肿大

一、概述

腮腺区肿大相当常见。引起腮腺区肿大的原因很多，可以是腮腺本身的疾病，也可以是全身性疾病的局部体征或者非腮腺组织（如咬肌）的疾病，应对其作出鉴别诊断。

从病因上，大致可以将腮腺区肿大分为以下5种。

（1）炎症性腮腺区肿大，其中又可分为感染性及非感染性两类。

（2）腮腺区肿瘤及类肿瘤病变。

（3）症状性腮腺区肿大。

（4）自身免疫性疾病引起的腮腺区肿大。

（5）其他原因引起的腮腺区肿大。

二、诊断

诊断时，应根据完整的病史与临床特点，结合患者的具体情况进行各种辅助检查，例如腮腺造影、唾液流量检查、唾液化学分析、放射性核素显像、活组织检查、实验室检查、超声检查等。

腮腺区肿大最常见的原因是腮腺本身的肿大，故首先应确定腮腺是否肿大。在正常情况下，腮腺区稍呈凹陷，因腮腺所处位置较深，在扪诊时不能触到腺体。腮腺区肿大的早期表现，是腮腺区下颌支后缘后方的凹陷变浅或消失，如再进一步肿大，则耳垂附近区向外隆起，位于咬肌浅层部的腮腺浅叶也肿大。颜面水肿的患者，在侧卧后，下垂位的面颊部肿胀，腮腺区也肿起，应加以鉴别。此种患者在改变体位后，肿胀即发生改变或消失。

三、可能引起腮腺区肿大的各类疾病的特点

1. 流行性腮腺炎

为病毒性感染，常流行于春季，4月及5月为高峰。以6~10岁儿童为主，2岁以前少见，有时也发生于成人。病后终身免疫。患者有发热、乏力等全身症状。腮腺肿大先表现于一侧，4~5天后可累及对侧，约2/3患者有双侧腮腺肿大。有的患者可发生下颌下腺及舌下腺肿大。腮腺区饱满隆起，表面皮肤紧张发亮，但不潮红，有压痛。腮腺导管开口处稍有水肿及发红，挤压腮腺可见清亮的分泌液。血常规白细胞计数正常或偏低。病程约1周。

2. 急性化脓性腮腺炎

常为金黄色葡萄球菌感染引起，常发生于腹部较大外科手术后；也可为伤寒、斑疹伤寒、猩红热等的并发症；还可见于未控制的糖尿病、脑血管意外、尿毒症等。主要诱因为机

体抵抗力低下、口腔卫生不良、摄入过少而致唾液分泌不足等，细菌经导管口逆行感染腮腺。

主要症状为患侧耳前下突然发生剧烈疼痛，随即出现肿胀，局部皮肤发热、发红，并呈硬结性浸润，触痛明显。腮腺导管口显著红肿，早期无唾液或分泌物，当腮腺内有脓肿形成时，在管口有脓栓。患者有高热、白细胞计数升高。腮腺内脓肿有时可穿透腮腺筋膜，向外耳道、颌后凹等处破溃。

3. 慢性化脓性腮腺炎

早期无明显症状，多因急性发作或反复发作肿胀而就诊。发作时腮腺肿胀并有轻微肿痛、触痛，导管口轻微红肿，挤压腺体有"雪花状"唾液流出，有时为脓性分泌物。造影表现为导管系统部分扩张、部分狭窄而似腊肠状；末梢部分扩张呈葡萄状。

4. 腮腺区淋巴结炎

又称假性腮腺炎，是腮腺包膜下或腺实质内淋巴结的炎症。发病慢，病情轻，开始为局限性肿块，以后渐肿大、压痛。腮腺无分泌障碍，导管口无脓。

5. 腮腺结核

一般为腮腺内淋巴结发生结核性感染，肿大破溃后累及腺实质。常见部位是耳屏前及耳垂后下，以肿块形式出现，多有清楚界限，活动。有的有时大时小的炎症发作史，有的肿块中心变软并有波动。如病变局限于淋巴结，腮腺造影表现为导管移位及占位性改变；如已累及腺实质，可见导管中断，出现碘油池，似恶性肿瘤。术前诊断有时困难，常需依赖活组织检查。

6. 腮腺区放线菌病

常罹患部位为下颌角及升支部软组织以及附近颈部肿块，极硬，与周围组织无清晰界限，无痛。晚期皮肤发红或呈黯紫色，脓肿形成后破溃，形成窦道，并此起彼伏，形成多个窦道。脓液中可发现"硫磺颗粒"。如咬肌受侵则有开口受限。根据症状及活组织检查（有时需作多次）可确诊。腮腺本身罹患者极为罕见。

7. 过敏性腮腺炎

有腮腺反复肿胀史。发作突然，消失也快。血常规检查有嗜酸性粒细胞增多。用抗过敏药或激素可缓解症状。患者常有其他过敏史。由于与一般炎症不同，也被称为过敏性腮腺肿大。

药物（如含碘造影剂）可引起本病，多在造影侧发生。含汞药物，如胍乙啶、保泰松、长春新碱等也可引起。腮腺及其他唾液腺可同时出现急性肿胀、疼痛与压痛。

8. 腮腺区良性肿瘤

以腮腺多形性腺瘤最常见。多为生长多年的结节性中等硬度的肿块。B超、CT或者MRI影像学检查可见占位性病变。此外，血管畸形（海绵状血管瘤）、神经纤维瘤、腺淋巴瘤等也可见到。

9. 腮腺区囊肿

腮腺本身的囊肿罕见。有时可见到第一鳃裂囊肿和第二鳃裂囊肿。前者位于腮腺区上部，与外耳道相接连；后者常位于腮腺区下部，下颌角和胸锁乳突肌之间。此等囊肿易破裂而形成窦道。B超显示囊性占位性病变。

10. 腮腺恶性肿瘤

腮腺本身的恶性肿瘤不少见，各有其特点，如遇生长较快的肿块，与皮肤及周围组织粘连，有局部神经症状，如疼痛、胀痛，或有面神经部分受侵症状；CT 和 B 超检查显示占位性病变，并有可能显示恶性征象。

全身性恶性肿瘤，如白血病、霍奇金病等，也可引起腮腺区肿大，但罕见。

11. 嗜酸性粒细胞增多性淋巴肉芽肿

常表现为慢性腮腺区肿大，可有时大时小的消长史。病变区皮肤因瘙痒而变得粗糙。末期血常规嗜酸性粒细胞增多，有时可伴有全身浅层淋巴结肿大。

12. 症状性腮腺肿大

大多见于慢性消耗性疾病，如营养不良、肝硬化、慢性酒精中毒、糖尿病等，有时见于妊娠期及哺乳期。腮腺呈弥散性均匀肿大，质软，左右对称，一般无症状，唾液分泌正常。随全身情况的好转，肿大的腮腺可恢复正常。

13. 单纯性腮腺肿大

大多发生在青春期男性，也称青春期腮腺肿大。多为身体健康、营养良好者。可能为生长发育期间某种营养成分或内分泌的需要量增大造成营养相对缺乏，而引起腮腺代偿性肿大。肿大多为暂时性，少数则因肿大时间过久而不能消退。

另外，肥胖者或肥胖病者因脂肪堆积，也可形成腮腺肿大。

14. 干燥综合征

干燥综合征又称舍格伦（Sjögren）综合征，常见于中年女性，主要有三大症状，即口干、眼干及结缔组织病（最常为类风湿关节炎）。如无结缔组织病存在，称为原发性舍格伦综合征，有结缔组织病存在时则称为继发性舍格伦综合征。约有 1/3 的患者有腮腺区肿大，常表现为双侧性弥漫性肿大。结节型舍格伦综合征可表现为肿块。根据临床表现、唾液流量检查、唇腺活检、腮腺造影、放射性核素扫描及实验室检查的结果，可作出诊断。

15. 咬肌良性肥大

可发生于单侧或双侧，原因不明。单侧咬肌肥大可能与偏侧咀嚼有关。无明显症状，患者主诉颜面不对称。检查时可发现整个咬肌增大，下颌角及升支（咬肌附着处）也增大。患者咬紧牙齿时，咬肌明显可见，其下方部分突出，似一软组织肿块。B 超或 CT 检查可见咬肌肥大，无占位性病变。

16. 咬肌下间隙感染

典型的咬肌下间隙感染常以下颌角稍上为肿胀中心，患者多有牙痛史，特别是阻生第三磨牙冠周炎史。有咬肌区的炎性浸润、严重的开口受限等。腮腺分泌正常。

17. 黑福特（Heerfordt）综合征

又称眼色素层炎，是以眼色素层炎、腮腺肿胀、发热、脑神经（特别是面神经）麻痹为特点的一组症状。一般认为是结节病的一个类型，是一种慢性肉芽肿性疾病。多见于年轻人。患者可有长期低热。眼部症状如虹膜炎或眼色素层炎，常发生于腮腺区肿大之前，单眼或双眼先后或同时发生并反复发作，久之可致失明。单侧或双侧腮腺区肿大、较硬，结节状，无疼痛。腮腺肿胀但不形成化脓灶，可自行消散，也可持续数年。患者可有严重口干，也可出现面神经麻痹，多在眼病及有腮腺症状后出现。

（赵亚东）

第三章

龋病

第一节　龋病病因

一、牙菌斑

牙萌出至口腔后，在很短时间内有一些有机物沉积于牙面，这些后天获得的沉积物含有各种底物，如有机酸、细菌抗原、细胞毒性物质、水解酶等，这些物质可以导致龋病或牙周病。涉及牙面有机物的命名甚多，各有其功能或影响，其中最具有临床意义的牙面沉积物是牙菌斑。

牙菌斑是牙面菌斑的总称，依其所在部位可分龈上菌斑和龈下菌斑。龈上菌斑位于龈缘上方，在牙周组织相对正常的情况下，革兰阳性菌占 61.5%。龈下菌斑位于龈缘下方，以革兰阴性菌为主，占 52.5%。

（一）结构

牙菌斑结构有显著的部位差异，平滑面菌斑、窝沟菌斑的结构各具特征。

1. 平滑面菌斑

为了描述方便，通常人为地将平滑面菌斑分为 3 层，即菌斑—牙界面、中间层和菌斑表层。

（1）菌斑—牙界面：最常见的排列是细菌位于获得性膜上方。获得性膜可以是完整的一层，并有相当厚度和连续性，细菌细胞呈扇贝状排列于获得性膜表面。获得性膜也可为一菲薄不连续的电子稠密层，有些部位看不见获得性膜，微生物与釉质羟磷灰石晶体直接接触。釉质表面呈扇贝状外观，表明细菌对釉质呈活动性侵犯状态。

（2）中间层：包括稠密微生物层和菌斑体部。在界面外方有稠密的球菌样微生物覆盖，又称稠密微生物层，该层为 3 ~ 20 个细胞深度。虽然有时可见一些细菌细胞壁较厚，表明这些微生物繁殖率很低，但活性分裂细胞多见。有些微生物呈柱形外观，可能是由于侧向生长受限或营养供应不足，只能垂直生长所致。

稠密微生物层外方为菌斑体部，占菌斑的最大部分。由各种不同的微生物构成，通常呈丛状。有时丝状微生物排列呈栅栏状，垂直于牙面。

（3）菌斑表层：菌斑表层较其他部分更为松散，细胞间间隙较宽，菌斑的表面微生物差异很大，可能是球菌状、杆菌状、玉米棒或麦穗样形式的微生物。

牙菌斑中除了细胞成分外，还有细胞间基质。基质可以呈颗粒状、球状或纤维状，由蛋白质和细胞外多糖构成，其中一些在细菌附着过程中具有重要作用。在菌斑—牙界面，菌斑基质与获得性膜连续。

2. 窝沟菌斑

窝沟中的菌斑与平滑面菌斑显著不同，窝沟中滞留有微生物和食物分子，微生物类型更为有限。在均质性基质中以革兰阳性球菌和短杆菌为主，偶尔可见酵母菌。缺少栅栏状排列的中间层，分枝丝状菌罕见，在一些区域仅见细胞躯壳，在细菌细胞内及其周围可能发生矿化。

（二）组成

菌斑由约80%的水和20%的固体物质构成。固体物质包括糖类、蛋白质、脂肪及无机成分，如钙、磷和氟等。蛋白质是其主要成分，它占菌斑干重的40%～50%，糖类为13%～18%，脂肪为10%～14%。

1. 糖类

在菌斑的水溶性抽提物中，葡萄糖是主要的糖类成分。另外，可检测出一定数量的阿拉伯糖、核糖、半乳糖和岩藻糖。许多糖类以胞外聚合物形式存在，如葡聚糖、果聚糖和杂多糖。所有这些多糖均由菌斑微生物合成。

葡聚糖和果聚糖均用作菌斑代谢的糖类贮库，同时，葡聚糖还具有促进细菌附着至牙面及细菌间选择性黏附的功能。除胞外聚合物外，菌斑糖类也以细菌细胞壁肽聚糖和细胞内糖原形式存在。在外源性可发酵糖类缺乏时，微生物通过降解其胞内多糖产酸。

2. 蛋白质

菌斑中的蛋白质来源于细菌、唾液、龈沟液。从菌斑中已鉴定出一些唾液蛋白质如淀粉酶、溶菌酶、IgM、IgA、IgG 和白蛋白等。IgG、IgA 和 IgM 主要来源于龈沟液。

通过免疫荧光抗体技术或菌斑中的酶活性试验已对菌斑中的细菌蛋白质有所认识。细菌酶包括葡糖基转移酶、葡聚糖水解酶、透明质酸酶、磷酸酶和蛋白酶。菌斑中这些酶的意义尚不清楚。抗体可能具有免疫功能，蛋白质有缓冲能力。

3. 无机成分

菌斑中无机成分的含量取决于菌斑的部位和年龄。菌斑中含有钙、磷酸盐和高浓度的氟。菌斑中氟化物浓度为 14～20 ppm（1 ppm ＝ 1 mg/L），大大高于唾液中浓度（0.01～0.05 ppm）和饮水中浓度（0～1 ppm）。大多数氟化物与无机成分或细菌结合。细菌发酵糖类时，菌斑 pH 下降，释放出游离的氟离子，这将阻止 pH 进一步下降和（或）形成氟磷灰石，有利于龋病停滞。

（三）形成和发育

在形态学和微生物学系列分析的基础上，对牙菌斑形成已有了充分认识。可将牙菌斑形成过程区分为 3 个阶段：获得性膜形成和初期聚集、细菌迅速生长繁殖和菌斑成熟。这些阶段具有连续性，在实际情况下很难决然分开。

牙菌斑形成的前提是获得性膜形成，细菌黏附于获得性膜上形成牙菌斑。

1. 获得性膜形成

（1）形成过程：唾液蛋白或糖蛋白吸附至牙面所形成的生物膜称为获得性膜。获得性膜的形成部位不仅仅限于牙，也可在玻璃珠表面、各种修复材料及义齿上形成。

清洁并抛光牙面后，20 分钟内牙表面即可由无结构物质形成拱形团块，厚度为 5 ~ 20 μm，这便是获得性膜。1 小时后，拱形沉积物数量增加，并开始互相融合；24 小时后，散在沉积物完全融合，牙面被这些不定型物质完全覆盖。

获得性膜厚度的个体差异很大，为 30 ~ 60 μm。在羟磷灰石表面形成的获得性膜有 3 种形态，分别为球状、毛状和颗粒状。然而羟磷灰石表面结构与釉质不尽相同，固体表面性质对蛋白吸附类型有重要影响，各种形态学类型与此有关。

牙面获得性膜可人为地分为两层：外层为表面膜，其下方为表面下膜。表面下膜由树枝状突起构成，扩散至釉质晶体间隙，进入釉质深度为 1 ~ 3 μm。

（2）获得性膜由蛋白质、糖类和脂肪组成：获得性膜中蛋白质的总体特征是有高含量的甘氨酸、丝氨酸和谷氨酸，它们占氨基酸总量的 42%；其次为天冬氨酸、脯氨酸、丙氨酸、亮氨酸。迄今为止，从获得性膜中已鉴定出了 10 余种不同类型的蛋白质，其比例取决于受试者个体情况。典型的唾液蛋白质如淀粉酶、溶菌酶和 IgA，在获得性膜和牙菌斑中均能恒定地检出。白蛋白、IgG 和 IgM 在获得性膜中也能经常发现。

上述的化学分析结果提示获得性膜组成成分与全唾液或唾液糖蛋白具有相似性。三者之间的相似性从某种程度上证实了获得性膜的来源是唾液蛋白质对牙选择性吸附的结果。

获得性膜的糖类成分包括葡萄糖、半乳糖、葡糖胺、半乳糖胺、甘露糖和岩藻糖。脂肪含量约为 20%，其中主要是糖脂（13%），中性脂肪和磷脂共占 5%。

（3）功能获得性膜的功能：包括修复或保护釉质表面；为釉质提供有选择的渗透性；影响特异性口腔微生物对牙面的附着；作为菌斑微生物的底物和营养等。

2. 细菌附着

牙面获得性膜形成后，很快便有细菌附着。细菌附着至获得性膜的具体时间，各研究结果报道不一，由数分钟至数小时不等。最初附着至牙面的细菌为球菌，其中主要是血链球菌。不同的菌种以不同的速率吸附至获得性膜上。细菌选择性吸附的部分原因是细菌表面成分中有与获得性膜互补的受体。

由于变异链球菌在龋病发病过程中的重要性，故对变异链球菌早期附着进行了大量研究。变异链球菌的附着包括 2 个反应过程：初期时在细菌细胞壁蛋白与获得性膜的唾液糖蛋白之间产生微弱的吸附，此后是由葡聚糖与细胞表面受体以配位体形式结合。口腔链球菌的选择性附着开始是非特异性、低亲和力、非常迅速的结合反应，继之才是特异性、高亲和力、缓慢然而是对获得性膜强有力的附着。

在细菌附着至牙面过程中，唾液黏蛋白也发挥了重要作用。目前已证实唾液中有两种不同类型的黏蛋白，分别为 MG1 和 MG2。MG1 是构成获得性膜的主要成分。一方面，MG1 黏蛋白作为获得性膜的主体形式接受细菌的选择性附着；另一方面，它可以作为营养底物供细菌生长和分裂。但是唾液中的 MG2 黏蛋白能够结合至细菌表面的附着素上，导致细菌凝聚，使细菌从口腔中清除。

牙面经清洁处理后 8 小时至 2 天细菌迅速生长，已在获得性膜上牢固附着的细菌自身繁殖，细菌在局部聚集为若干层。约 2 天后菌斑开始成形，由于细菌团块是不稳定的实体，因此能连续无限制形成，在这一阶段，微生物总量仍然相对恒定，但其组成变得更为复杂。总的模式是早期以链球菌为主，继之有较多更为厌氧的细菌和丝状菌丛，特别是放线菌数量增加。早期菌斑中链球菌、奈瑟菌和放线菌是主要微生物，至第 9 天时链球菌仍然是主体，其次是放线菌，同时两种厌氧微生物韦永菌和梭状杆菌增加。接着各种革兰阴性菌如类杆菌、梭状杆菌以及密螺旋体增加，各种细胞类型形成具有高度特异性和有秩序的共集桥。

（四）微生物学

口腔中存在着天然菌群，其种类繁多，目前已知至少有 700 多种。口腔各部位的微生物群体差异很大，牙面沟裂、牙邻面、口腔黏膜表面和牙龈沟均有不同的菌群分布，在口腔疾病发生发展过程中分别起到不同作用。临床观察证实，不是所有的牙面都易受到龋病损害，龋病的产生必须取决于一些重要条件，即在牙表面有比较隐蔽的部位；保持高浓度的致龋菌；能使致龋菌持续发挥损害作用的因素。这一过程只有依靠牙菌斑才能介导和完成。

1. 微生物与龋病

为了阐明微生物的致龋机制，动物实验是重要的方法和手段。

由无菌鼠的实验研究证实：没有微生物存在就不会发生龋病；龋病损害只在饲以糖类饮食的动物中发生；凡能造成龋病损害的微生物均能代谢蔗糖产酸；但不是所有能产酸的微生物均能致龋。

大量的动物实验研究结果证实：动物口腔中具有天然菌群，外源性细菌定居将很困难；能诱发动物产生龋病的微生物主要是变异链球菌，但某些唾液链球菌、黏性放线菌、发酵乳杆菌和唾液乳杆菌、血链球菌也能诱导日常大鼠发生龋病；这些微生物均能产酸，能与口腔中其他的天然菌群竞争，最后在牙面附着；各菌种诱导龋病形成的能力存在差异。

第二方面的研究涉及多糖。大量研究注意到人类牙菌斑中胞外多糖的合成，其中 α-1,3 链的不溶性葡聚糖又称变聚糖，在龋病发病过程中意义最大。龋活跃患者牙菌斑中分离出的不溶性葡聚糖较无龋患者显著增多。变异链球菌、血链球菌、轻链球菌、黏性放线菌、内氏放线菌均能合成胞外不溶性葡聚糖。此外，上述细菌还具有合成细胞内多糖的能力，这类细菌的比例与龋病发病呈正相关。当外源性糖原长期缺乏时，这类细菌能在牙菌斑内维持并继续产酸。

对人类龋病微生物的研究还发现，产碱细菌能减轻牙菌斑中酸的有害影响。如牙菌斑中的韦永菌能利用其他细菌产生的乳酸，将其转变为丙酸或其他弱酸，反应的结果导致酸分子总量降低，减少牙脱矿。

2. 菌斑微生物

龈上菌斑中大多为革兰阳性菌兼性厌氧菌，主要为链球菌属。在链球菌中最常见的是血链球菌，约占细菌总量的 10%。此外，几乎所有标本中均能发现黏性放线菌、内氏放线菌和衣氏放线菌。能规律性分离的其他革兰阳性菌株为轻链球菌、变异链球菌、罗氏龋齿菌、消化链球菌和表皮葡萄球菌。革兰阴性菌包括有产碱韦永菌和口腔类杆菌。

菌斑结构和微生物组成受到局部微环境因素影响，平滑面菌斑和窝沟菌斑的微生物组成不尽相同。

3. 致龋微生物

牙菌斑中的微生物与龋病发病密切相关，随着龋病的发生，牙菌斑内细菌比例可不断发生变化，某些菌种数量增加时，另一些细菌数量可能减少（图 3-1）。

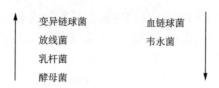

<table>
<tr><td>变异链球菌</td><td>血链球菌</td></tr>
<tr><td>放线菌</td><td>韦永菌</td></tr>
<tr><td>乳杆菌</td><td></td></tr>
<tr><td>酵母菌</td><td></td></tr>
</table>

图 3-1 龋病发病期间牙菌斑细菌变化

常见的致龋微生物包括链球菌属、乳杆菌属、放线菌属等。

（1）链球菌属：口腔中所有部位均能分离出链球菌，该菌群多数为革兰阳性菌兼性厌氧菌。在口腔天然菌群中链球菌所占比例很大，链球菌在口腔中各部位所分离的比例不同，在菌斑内占 28%，龈沟中为 29%，舌面占 45%，唾液中达 46%。

1）血链球菌：血链球菌是最早在牙面定居的细菌之一，也是口腔中常分离到的链球菌种。目前已证实血链球菌在动物模型中具有致龋性，但人类患龋者口腔中血链球菌的检出率并不增高。

2）变异链球菌：该菌由 Clarke 首先描述为致龋菌。经反复研究证实，变异链球菌可以造成啮齿类动物和灵长类动物实验性龋，同时也有证据表明该菌与人类龋病密切相关。变异链球菌的致龋性主要取决于其产酸性和耐酸性。在菌斑中生存的变异链球菌可使局部 pH 下降至 5.5 以下，从而造成局部脱矿，龋病病变过程开始。

3）轻链球菌：轻链球菌可能是牙菌斑中最常分离到的细菌。轻链球菌能储存多糖，这一特征使菌斑在缺乏糖类的情况下继续产酸。但目前尚无报道证实轻链球菌与龋病的正相关关系。

（2）乳杆菌属：乳杆菌属包括一些革兰阳性菌兼性厌氧和专性厌氧杆菌。能将其分为两组：一为同源发酵菌种，利用葡萄糖发酵后主要产生乳酸，比例超过 65%，这一类乳杆菌的代表为干酪乳杆菌和嗜酸乳杆菌，这两种乳杆菌与龋病密切相关；另一类为异源发酵菌种，发酵后产生乳酸和较大量的乙酸、乙醇和 CO_2，该菌种的代表为发酵乳杆菌。在唾液样本中最常分离到的菌种为嗜酸乳杆菌，在牙菌斑中最常见者为发酵乳杆菌。

某些乳杆菌在动物实验中具有致龋性，但次于变异链球菌，且仅能导致窝沟龋。乳杆菌对人类的致龋作用较弱，它更多地涉及牙本质龋，在龋病发展过程中作用较大。有些学者认为，乳杆菌数量增加不是导致龋病开始的原因，而是龋病进展的结果。

（3）放线菌属：放线菌是一种革兰阳性菌，为不具动力、无芽孢形成的微生物，呈杆状或丝状，其长度有显著变化。丝状菌通常较长、较细并可能出现分支。在口腔中发现的放线菌种可分为两类。一类为兼性厌氧菌，包括内氏放线菌和黏性放线菌；另一类为厌氧菌，包括依氏放线菌、迈氏放线菌和溶牙放线菌。

所有的放线菌均能发酵葡萄糖产酸，主要产生乳酸，以及少量乙酸、琥珀酸及痕量甲酸。在悉生动物实验中证实，接种黏性放线菌和内氏放线菌后，可在实验动物中造成根部龋、窝沟龋和牙周组织破坏，因此目前有关放线菌的研究多集中在这两种细菌。黏性放线菌可分为两种血清型，内氏放线菌可分为 4 种血清型。

（4）龋病进程中的微生物组成变化及影响：新清洁过的牙面最初定植者为高度选择性的口腔微生物，主要是血链球菌、口腔链球菌和轻链球菌。但还有其他种属细菌，如放线菌。令人吃惊的是，无论个体的龋活性如何，变异链球菌在最初定植的链球菌中仅占 2% 或更少。血链球菌、放线菌和其他的草绿色链球菌常被称为"非变异链球菌性链球菌"，以与变异链球菌相区别。釉质出现白垩色病损时，牙菌斑中的变异链球菌比例高于临床上正常的牙面部位。然而，非变异链球菌在白垩色病损中依然是主要微生物。即使在变异链球菌和乳杆菌缺乏的条件下，早期定植的微生物群也可导致釉质溶解。在牙本质龋病损中，包括猖獗龋（猛性龋），变异链球菌约占整个菌群的 30%，提示变异链球菌与龋病的进展密切相关。乳杆菌、普氏菌和双歧杆菌也较常见。

牙菌斑微生物的菌斑形成和成熟过程中不断发生变化，以非变异链球菌和放线菌为主，到以变异链球菌和产酸性非变异链球菌、乳杆菌和双歧杆菌为主。

（五）物质代谢

菌斑中的物质代谢，包括糖代谢、蛋白质代谢和无机物代谢。这些代谢活动可能对牙的各种成分造成影响，其中最重要的是糖代谢。

菌斑细菌致龋的基础是糖代谢。变异链球菌等致龋菌以糖作为能源，通过分解代谢和合成代谢两条途径致龋。

1. 糖的分解代谢

口腔及牙菌斑是口腔细菌生长代谢的外环境，饮食中的糖类是其能量代谢的底物。细菌通过酶的作用如 α 淀粉酶、糖苷酶等切断多糖链上各单糖之间的糖苷键，将多糖转变为单糖。多糖降解成单糖或双糖后才能被菌体利用。此外，胞外蔗糖酶（又称转换酶）也可将胞外的蔗糖直接转化为葡萄糖和果糖，以利于菌体细胞提取能源。

口腔细菌通过透性酶转运系统和磷酸转移酶系统（PTS）完成糖的主动转运过程，实现糖的吸收，将糖由胞外转入胞内。

口腔链球菌细胞内糖代谢途径包括有氧氧化和无氧酵解，两种途径有一共同过程是产生丙酮酸。在有氧的条件下，丙酮酸完全氧化生成 CO_2 和 H_2O，并产生大量能量。在无氧条件下，丙酮酸则通过酵解方式最终生成有机酸。牙菌斑中生成的有机酸可为乳酸、乙酸、甲酸、丙酸等，细菌种类不同，发酵的最终产物也不同。

2. 糖的合成代谢

（1）胞内聚合物：口腔细菌通过分解代谢获得能量的同时，还进行合成代谢，形成细胞内聚合物储存能源。在外源性能源缺乏时，细胞内聚合物便发挥作用，维持细菌细胞生存。口腔细菌的胞内聚合物包括细胞内多糖（糖原）、聚 β-羟丁酸、聚磷酸盐等。胞内多糖是变异链球菌的毒力因素之一。缺乏胞内多糖的变异链球菌突变株在定菌鼠的沟裂及平滑面的致龋力明显减弱。

（2）胞外聚合物：口腔细菌胞外聚合物主要是胞外多糖，包括葡聚糖、果聚糖和杂多糖。葡聚糖和果聚糖是由变异链球菌和其他少数口腔细菌结构酶，如葡糖基转移酶（GTF）和果糖基转移酶（FTF），利用蔗糖合成的胞外多糖。

（六）致龋性

牙菌斑的致龋作用可以概括为菌斑中的细菌代谢糖类产酸，但由于菌斑基质的屏障作用，这些酸不易扩散，因而导致局部 pH 下降，造成牙体硬组织脱矿，最终形成龋齿。

1. 釉质溶解的化学反应过程

菌斑中的细菌产生的有机酸包括乳酸、乙酸、丙酸等，这些有机酸在菌斑内形成一种浓度梯度，导致氢离子和半解离的酸扩散至釉质表面。电镜观察，釉质与酸接触后在其表面出现一些直径为 $0.1 \sim 1~\mu m$ 的微孔，称为焦孔（focal holes）。釉质结构的病理通道表现为被扩大了的釉柱连接处和柱鞘。酸可以通过这些病理通道到达釉质晶体表面，并与蛋白质和脂质竞争晶体表面的活性部位，然后使晶体脱矿。

2. 细菌的作用

虽然细菌与龋病发生的密切关系已获公认，但有关菌斑细菌的作用，仍有两种不同的理论，即非特异性菌斑学说和特异性菌斑学说。非特异性菌斑学说认为龋病不是由某些特异性致龋菌引起，而是由所有菌斑细菌产生的毒性物质所致。理由是菌斑中很多微生物均能产酸，能在菌斑中释放乳酸等有机酸和其他毒性产物。推测宿主有一个承受这些毒性产物的阈值或称临界值，若刺激在阈值以下则可被宿主的防御机制如唾液缓冲、免疫反应等抑制，不造成龋病。若刺激超过了宿主防御能力，则会导致龋病发生。与此理论相反，特异性菌斑学说认为只有特异性的致病菌才能引起龋病，特别是变异链球菌具有重要作用。有动物试验表明，变异链球菌组细菌能较恒定地引起鼠磨牙的点隙沟裂龋、平滑面龋和根面龋，放线菌主要引起根面龋，而血链球菌、唾液链球菌、乳杆菌、肠球菌等仅偶尔引起点隙沟裂龋。大量流行病学调查发现口腔中的变异链球菌组细菌与龋病发生关系密切。目前大多数学者认同特异性菌斑学说。

二、饮食

饮食对龋病的影响一直受到关注。但是食物和饮食结构复杂，不同人群、不同进食方式下的观察可以得出完全相反的结论。营养素是人们从饮食中必须获取的物质，七大营养素包括：糖类、蛋白质、脂类、维生素、无机盐、膳食纤维和水。

（一）糖类

1. 糖类的种类

糖类是具有多羟基醛或多羟基酮及其缩聚物和某些衍生物的总称。大部分糖类都能为人体提供可以直接使用的热量，人们每天摄入的 50% ~ 60% 的热量来自糖类。糖类与龋病发生有着密切关系。糖类由多种组成，其生物性状和在口腔内被细菌所利用的能力不同，因此，其对龋病的影响也不同，甚至截然相反。根据分子组成的复杂程度，糖类可分为单糖、多糖和糖衍生物。口腔内主要致龋菌变异链球菌可以通过 3 条途径代谢蔗糖：①将蔗糖转变为胞外多糖；②经糖酵解途径产生乳酸，并为细菌活动提供能量；③合成糖原作为胞内多糖贮藏。变异链球菌对蔗糖的代谢活动产生乳酸，其终末 pH 可达到 4.5 以下，此时，只有变异链球菌和乳杆菌可以耐受。蔗糖的致龋作用主要是通过一些细菌酶的代谢作用所致，其中最主要的是葡萄糖耐量因子（GTF），GTF 对蔗糖具有高度特异性。

2. 糖类的摄入量和摄入频率

糖类的种类和生物性状不同对致龋能力有影响，其摄入量和摄取频率也对龋病发病有举足轻重的作用。限制糖类的摄取可以减少龋病的发生。进食频率能够促进龋病活跃性。高进食频率可恒定地为口腔微生物提供营养，并持续维持口腔内较低的 pH，使牙长时间处于脱矿状态。

（二）蛋白质

蛋白质对牙的影响，主要体现在牙萌出前的生长发育期。在此期间缺乏蛋白质即可影响到牙的形态和萌出模式，使其对龋病的敏感性增加。动物实验表明，用胃管喂饲蛋白质缺乏的大鼠，其子代牙的釉质基质缺陷，萌出模式发生改变，使抗龋能力下降。这些改变一旦形成，即使以后再饲以富含蛋白质的食物也不能逆转。牙发育期蛋白质的缺乏也可造成涎腺发育异常而使牙失去唾液的保护作用而易患龋。

牙一旦萌出后，蛋白质对牙面的局部作用是否会促进龋病，目前尚缺乏足够的研究。

（三）脂类

在动物的饮食中补充脂肪可减少龋病发生。中链脂肪酸及其盐类在低 pH 条件下具有抗龋性质，如壬酸。动物实验表明月桂酸、亚油酸与油酸能抑制牙面生物膜的形成，亚油酸和棕榈油酸能抑制变异链球菌产酸。在饲料中加入甘油月桂酸酯有明显抑制鼠患龋的作用。

（四）维生素

维生素是生物生长和代谢所必需的微量元素。维生素 D 与体内钙化组织和器官的发育、代谢密切相关。缺乏维生素 D 会使牙钙化发生障碍。此外，缺乏维生素 A 会影响发育中釉质的角蛋白样物质的代谢，缺乏维生素 C 则会影响牙本质中的胶原代谢。所有这些都会降低牙萌出后的抗龋力，但这些物质的缺乏所造成的影响只在牙发育时期。

动物实验表明：缺乏维生素 A 的田鼠患龋率比不缺乏维生素 A 者高 3 倍多。当维生素 A 缺乏时，田鼠涎腺有萎缩性变化。

（五）无机盐

1. 钙和磷酸盐

无机盐即无机化合物中的盐类，旧称矿物质。对骨和牙齿发育最重要的矿物质是磷与钙，它们是钙化组织的重要组成部分。磷酸盐之所以可以控制龋病，一方面它可以缓冲菌斑内的 pH，另一方面它可以促进牙面的再矿化，从而增强牙的抗龋能力。

2. 氟

除了每日膳食需要量在 100 mg 以上的常量元素如钙、磷、钾、钠外，在重要的微量元素中，与龋病关系最密切的是氟元素。其抗龋机制主要是在牙表面形成氟磷灰石，具有更强的抗酸能力。在牙萌出后，局部用氟也有助于已经存在的龋病釉质的再矿化，降低牙对致龋菌的敏感性，并干扰细菌代谢，从而抑制龋病。

3. 其他无机盐

硒、锂、钡、钒、硼、铁、锶、铝等元素也与龋病发病有关，它们能降低机体对龋病的敏感性，锰、镁、铜、镉、钠则有增加机体对龋病敏感性的作用。

三、宿主

影响龋病发病的宿主因素主要包括牙和唾液。发育良好的牙，即使其他致龋因素很强也不会发病。唾液对维持口腔正常 pH，保持牙面完整性，促进已脱矿牙的再矿化等具有重要影响，涎腺因各种因素遭到破坏后，很容易发生慢性龋或急性龋（如放射性龋）。

（一）牙

牙和牙弓形态在龋病发病过程中有重要影响，没有缺陷或缺陷很少的牙，一般不发生龋齿。临床观察证实，后牙窝沟对龋病高度敏感。牙对龋病的敏感性与窝沟深度呈正相关。牙各表面对龋的敏感性不尽相同，某些表面易患龋，另一些表面则很少被波及。凡有滞留区形成的部位易造成龋病损害。牙排列不整齐、拥挤和牙重叠均有助于龋病发生。

牙的理化性质、钙化程度、微量元素含量等因素也影响龋病的发生发展。矿化良好的牙不易患龋。釉质中氟、锌含量较高时，患龋的概率转低。

釉质表面层较表面下层更具抗龋能力。初期龋损部位的显微放射摄片经常发现釉质表层下已显著脱矿，而其表层仅轻度受累。有些理论将这种现象解释为：在龋病发病过程中内层釉质脱矿的矿物质被转运至表层，一旦菌斑液中的酸为唾液中的碱性缓冲体系中和，表层所处的液相环境中 pH 上升，矿物质就会发生再矿化，故而表层显得相对完整。另外，由于表层釉质具有更多矿物质和有机物，水含量相对少，一些元素包括氟、氯、锌、铅和铁也多聚集在釉质表面，而其他成分如碳、镁则相对稀少，这些因素也增强了釉质表层的抗龋能力。釉质在人的一生中可不断发生变化，随年龄增长，釉质密度和渗透性降低，氮和氟含量增加。这些变化是牙萌出后的"成熟"过程。随着年龄增长或时间推移，牙对龋病抵抗力随之增加，成年后龋病发病可处于相对稳定状态。此外，饮用氟化水使釉质表层的氟浓度增加，釉质抗酸能力也随之增强。

（二）唾液

唾液是人体最重要的体液之一，是由口腔附近各类大、小涎腺分泌液、龈沟液及混悬其中的食物碎片、微生物和口腔上皮脱落细胞等所构成的混合性液体。唾液本身的理化性质及成分在不同个体间存在差异，同一个体不同腺体的分泌液在质和量方面均有很大差别。在维持口腔正常生理方面，唾液的质与量的改变、缓冲能力的大小及抗菌系统的变化都与龋病发生过程有着密切关系。

1. 唾液流速

在唾液的抗龋作用中最重要的是唾液的清洁和缓冲作用，可用"唾液清除率"或"口腔清除率"来表示，唾液的流速越快，缓冲能力越强，清除效力越高。

唾液的流速和缓冲能力与龋敏感性呈负相关。老年人由于涎腺细胞萎缩，唾液流量减少，缓冲能力下降，使老年人对牙釉质龋及根面龋的敏感性增加。进食后咀嚼口香糖和龋病发生率关系的临床试验证实，由咀嚼口香糖引起的唾液流速增加能减少龋病的发生率。

2. 缓冲体系

唾液中存在各种缓冲体系使唾液的 pH 处于中性，其中主要有 3 个缓冲系统：重碳酸盐、磷酸盐和蛋白缓冲系统，这 3 个系统对 pH 变化有不同的缓冲能力。重碳酸盐缓冲系统和磷酸缓冲系统的 pH 分别为 6.1 ~ 6.3 和 6.8 ~ 7.0，在咀嚼和进食时唾液的缓冲能力主要依靠重碳酸盐缓冲系统，其缓冲能力占唾液缓冲能力的 64% ~ 90%。在非刺激状态，唾液中重碳酸盐的浓度很低，唾液的缓冲力弱；若刺激唾液分泌，重碳酸盐的含量增多，唾液 pH 上升，当唾液流速增加到每分钟 1 mL 时，重碳酸盐的浓度上升到 30 ~ 60 mmol/L，此时，重碳酸盐就能有效地发挥缓冲作用。唾液中的重碳酸盐还可扩散入牙菌斑，中和细菌产生的酸。磷酸盐缓冲系统的作用原理类似于重碳酸盐缓冲系统，但与唾液分泌率的关系不明显。对非刺激性唾液缓冲能力的研究较少。蛋白缓冲系统能力较弱。

唾液的缓冲能力明显受到性别、个体的健康状况、激素水平以及新陈代谢的影响，男性唾液的缓冲能力强于女性。在妇女孕期，其唾液缓冲能力下降，生产后又逐渐恢复，其变化与唾液的流速、流量无关。在绝经期的女性应用激素替代或口服小剂量避孕药可在一定程度上增加这些女性的唾液缓冲能力。

3. 碳酸酐酶

碳酸酐酶（CA）通过催化可逆的二氧化碳水合反应参与维持人体各种组织液和体液 pH 的稳定，现已在哺乳动物的消化道鉴定出 11 种 CA 的同工酶，已证实其中至少 2 种参与了唾液的生理活动。其中 CAVI 的浓度与 DMFT 值呈负相关，与唾液的流速、流量呈正相关。研究还发现，CAVI 对唾液 pH 及缓冲能力无调节作用，唾液 CAVI 浓度与唾液中变异链球菌和乳杆菌的水平无关。

4. 唾液有机成分

唾液主要成分是水，占 99%～99.5%，固体成分不足 0.7%，其中有机物为 0.3%～0.5%。唾液中的有机成分主要包括各种蛋白质、少量脂肪和痕量糖类，其中蛋白质是唾液中最有意义的成分，与龋病发病有密切关系。

不同龋易感人群唾液蛋白的种类和数量存在差异，不同个体甚至同一个体口腔的不同部位唾液蛋白也存在质和量的差异。唾液蛋白在口腔中可以合成、降解和相互结合，其千变万化的功能状态决定着口腔内细菌的定植，从而影响个体龋病的发生发展。

（1）唾液中黏附、凝集相关蛋白与龋易感性：细菌的黏附和凝聚过程受到某些唾液蛋白的影响。这些与黏附和凝集相关的蛋白主要有：凝集素、黏蛋白、α-淀粉酶、酸性富脯蛋白和唾液免疫球蛋白等。它们不但参与获得性膜的形成，具有修复和保护釉质、降低釉质溶解度、降低细菌酸性产物的脱矿能力等作用，同时具有调节细菌与牙面附着和促进唾液中细菌凝聚以利于细菌排出口腔的作用。唾液蛋白在调节细菌黏附和促进细菌凝聚的能力方面存在明显个体差异，推测如果唾液蛋白具有较强的促进细菌凝集能力和较低的促进细菌与牙面黏附能力的个体对变异链球菌的防御能力较强，反之则龋易感性较强。

（2）唾液抗菌蛋白、多肽与龋易感性：口腔变异链球菌是目前公认的最主要致龋菌，因此，能抑制或杀灭口腔变异链球菌的因素均有可能影响龋病的发生。唾液中的抗菌蛋白和多肽主要包括上皮来源的 α-防御素（HNPs）、β-防御素（HBDs）和唯一的人组织蛋白酶抑制素（Cathelicidins，hCAP-18，LL-37）等成分，以及涎腺来源的富组蛋白（HRPs）、分泌型免疫球蛋白 A（SIgA）、黏蛋白、溶菌酶、乳铁蛋白（Lf）、过氧化物酶等。这些抗菌蛋白和多肽与口腔黏膜上皮、中性多核白细胞及唾液相互配合共同维护着口腔健康。

口腔溶菌酶来源于大、小涎腺和吞噬细胞、龈沟液，是一种水解酶，它能水解细菌细胞壁肽聚糖中 N-乙酰胞壁酸与 N-乙酰葡糖胺之间的 β-1，4-糖苷键，使细胞膜变脆，易于破裂。

口腔乳铁蛋白是中性粒细胞和浆液性腺上皮细胞合成的一种与铁结合的糖蛋白，它广泛存在于人类外分泌液中。乳铁蛋白可通过与铁形成螯合物夺取细菌生长必需的铁离子而起到抑制细菌生长的作用。乳铁蛋白也能直接杀灭部分细菌，包括变异链球菌。

（3）脂类与龋易感性：研究发现，在致龋性食物中补充脂肪可减少龋病发生，中链脂肪酸及其盐类在 pH<5 条件下具有抗菌性质，但机制尚不清楚。

5. 唾液无机成分

唾液中的无机成分仅占 0.2%，主要是钾、钠、钙、氯化物、重碳酸盐和无机磷酸盐。由于这些无机成分的存在，使唾液能维持牙体组织的完整性；促进萌出后釉质成熟；富含钙和磷酸盐的环境也促进早期龋损害和脱矿釉质的再矿化。

（三）免疫

口腔免疫可分为特异性免疫和非特异性免疫两类。特异性免疫包括体液免疫和细胞免疫，不能遗传。口腔非特异性免疫成分除黏膜屏障外，主要是唾液中的一些抗菌蛋白。

目前已经公认，变异链球菌是龋病的主要致病菌，与人类龋病相关的细菌还有黏性放线菌和乳杆菌。由于致病菌明确，免疫防龋已成为可能。人类自身的免疫状态，以及人工主动免疫和被动免疫都将影响龋病的发生和发展。

1. 变异链球菌抗原

目前已鉴定出大量抗原，包括细胞壁表面抗原和一些蛋白质，如葡糖基转移酶等。

以变异链球菌各种抗原成分作为疫苗主动免疫防龋，在这一领域已进行了大量研究。经历了全菌疫苗、亚单位疫苗，如变异链球菌主要表面蛋白抗原（Ag I / II 或 PAc、SpaA 等）及葡糖基转移酶等。进一步发展为多肽疫苗、基因重组疫苗及核酸疫苗。

为了避免疫苗可能产生的不良反应，也有大量被动免疫防龋的研究报道。

2. 人体抗龋免疫反应

人体自身的免疫状态对龋病发病有重要影响。通过人工免疫方法增强机体免疫防御能力，也可影响龋病发病。

（1）唾液抗体：高龋人群全唾液中 IgA 浓度显著低于低龋或无龋人群。然而也有报道提出，低龋患者唾液中抗变异链球菌 IgA 抗体水平并非稳定地升高，而是随着既往龋齿损害数量的增加而升高，因此认为 SIgA 水平仅能反映积累的龋病经历。

以编码 GTF 和 PAC 基因构建的 DNA 疫苗，经鼻腔或全身途径免疫后，实验动物唾液中特异性 SIgA 抗体升高，并能达到预防龋病的效果。相关的临床研究效果尚待证实。

（2）血清抗体：与变异链球菌细胞、细胞壁、抗原 I / II 和 GTF 相关的血清抗体为 IgG、IgM 和 IgA。血清抗体的免疫学研究结果报道不一，但已有一些证据表明无龋成人或经过治疗的龋病患者，其血清抗体水平与龋病指数呈负相关，而患龋者为正相关。龋病发生时血清 IgG 和 IgM 增加。

3. 细胞免疫反应

有关细胞免疫反应与龋病关系的报道尚不多见，但变异链球菌可以刺激人类淋巴细胞增殖并释放细胞因子，如巨噬细胞移动抑制因子，说明细胞免疫在龋病过程中具有一定作用。

四、其他影响因素

（一）年龄

龋病在儿童中甚为流行，牙萌出后很快即可能患龋。一些因素可能导致变异链球菌在牙面聚集，聚集的时间越早，引起龋病发病的危险性越大。虽然在婴幼儿和儿童时期均可通过不同途径产生免疫保护，但保护力度甚微，因此儿童时期患龋率一直很高。

第一恒磨牙萌出后，由于有较深的窝沟，因此患龋病的概率很高。在一些地区第一磨牙患龋率可达 50%。10 岁时第二磨牙也开始患龋，年龄在 11 ~ 15 岁时，龋病活性急剧增加，龋失补（DMF）记录随年龄增长而上升，直到 24 岁时趋于稳定。

进入青年期后，随着年龄增长，牙龈逐渐退缩，牙根面外露，菌斑易于聚集，常造成根面龋，因此老年人龋病发病率又趋回升。

（二）性别

一般报道认为，女性患龋率略高于男性，但对这一观点也有不同意见。一般情况下，女性牙萌出时间早于男性，由于牙萌出较早，牙与口腔环境接触时间相对延长，感染龋病概率随之增加。

（三）种族

对种族与龋病的关系进行过较多研究，但这些研究存在着一定的困难，如怎样排除环境因素的影响。目前多数学者认为，龋病的种族差异是存在的，但不能排除环境因素，特别是饮食习惯的影响。同时指出即使这种差异存在，但与社会因素和文化因素相比较，种族差异仅属于次要因素。

（四）家族与遗传

目前广泛认为，在同一家族中龋病以相类似的模式流行，然而很难区分造成这种相同模式的原因是遗传因素还是早期就具有相同的生活习惯，或对口腔保健持有相同的态度所致。

（五）地理因素

目前的流行病学研究已经证实，在国家与国家之间，以及一个国家内的不同地区之间，其龋病流行情况有很大差异，这反映出地理变化的影响。但是由于地理因素中包含了大量的其他因素，因此，研究地理因素与龋病发病的关系存在着一定困难。

（肖俊文）

第二节　龋病病理特点

龋病是牙对牙菌斑生物膜及其代谢产物的动态反应的结果。这种反应过程，形态学上表现为初期超微结构水平的脱矿和再矿化及晚期的龋洞形成。研究龋病病变过程的仪器和技术主要有：普通光镜、偏光显微镜、显微放射照像、扫描电镜、氩离子减薄技术、高分辨电镜、u-CT等。初期牙釉质龋的脱矿和再矿化主要表现为牙釉质内微孔的改变，使用偏光显微镜是有效的研究手段。人牙釉质由紧密排列的羟磷灰石晶体构成，其中含有一定数量的微孔，具有使平面偏光分解为两束光的特性。正常牙釉质呈负性内在双折射。

龋病过程中，矿物质移出形成溶解性间隙，牙釉质晶体破坏使组织中微孔容积增大，牙釉质的双折射由负性转变为正性。当使用不同折射指数的浸渍物浸渍这些微孔时，能产生另一种类型的双折射，这种类型的双折射称为"形成双折射"。

一、牙釉质龋

（一）牙釉质龋分区

牙釉质是全身最硬的矿化组织。龋病早期阶段，牙釉质的表面层损害极少，在表面层下方表现为脱矿。从损害进展的前沿开始，分为以下4个区。

（1）透明带，是损害进展的前沿。

（2）暗带，位于透明带与损害体部之间。

（3）损害体部。

（4）相对完整的牙釉质表面层。

（二）龋病病理过程

龋病病损区不是独立的，而是龋病发展的连续性改变。整个龋病的发生发展过程可分为以下 6 期。

（1）龋齿脱矿最早的表现是表层下出现透明带，此时临床和 X 线均不能发现。

（2）透明带扩大，部分区域有再矿化现象，其中心部出现暗带。

（3）随着脱钙病变的发展，暗带中心出现损害体部，损害体部相对透明，芮氏线、釉柱横纹明显。临床上表现为龋白斑。

（4）损害体部被食物、烟和细胞产物等外源性色素着色，临床上表现为棕色龋斑。

（5）龋病进展到釉牙本质界时，损害体部呈侧向扩展，发生潜行性破坏，临床上表现为蓝白色。侧向扩展与釉牙本质界有机成分多、含氟量低有关。

（6）牙表面的龋坏，龋洞形成。

二、牙本质龋

牙髓和牙本质组织可视为一独立的生理性复合体，当龋损到达牙本质后也会累及牙髓组织。龋损潜行性破坏牙釉质后，沿牙本质小管方向侵入牙本质，沿着釉牙本质界向侧方扩散，在牙本质中形成锥形损害，其基底在釉牙本质界处，尖指向牙髓。

牙本质龋在光镜下可看到若干区域，包括坏死区、细菌侵犯区（感染层）、牙本质脱矿区、高度矿化区即硬化区及修复性牙本质层。

活动性龋病损害时，坏死区由结构遭破坏的牙本质小管、混合性口腔微生物群及被降解的无结构基质所构成。坏死区下方为感染层，该层中微生物已渗透至牙本质小管。靠近感染层的是脱矿区，该区矿物盐已被溶解，留下相对完整的牙本质小管。在脱矿区表层可发现少量细菌，但深层的大部分组织无菌。这一部分组织，由于其硬度的原因也称为革样牙本质。牙本质龋的前沿有脱矿区，但相对完整的硬化层的存在具有重要的临床意义。当牙本质深龋进展较慢时，在脱矿区的下方可形成一硬化层。该层的管腔比正常牙本质管腔狭小，可能是由于被晶体堵塞之故。硬化层的牙本质小管可因管内钙化而完全闭合，使该层的渗透性降低，矿化水平增高且超过正常牙本质。硬化层的下方，成牙本质细胞继续形成一层修复性牙本质，不仅增加了牙本质的厚度，也使成牙本质细胞退到牙髓腔中远离损害区的部位。

三、牙骨质龋

牙骨质的龋损过程与牙本质相同。临床上牙骨质龋呈浅碟形，常发生在牙龈严重退缩，根面自洁作用较差的部位。初期牙骨质龋的显微放射摄影表明，在牙骨质中也发生表面下脱矿，伴有致密的矿化表面。表明这种再矿化过程类似于硬化牙本质的再矿化过程。

初期损害，光学显微镜和显微放射摄影可看到牙骨质中出现裂缝，有时表现为"分层损害"。损害可能沿穿通纤维的走向进展，与牙根面垂直。浑浊的外表面层覆盖着下方脱矿的牙骨质。

在根部牙本质发生进行性损害时，牙本质小管被细菌感染，其主管和侧支均被累及，与冠部牙本质龋一样，可能有硬化性反应，矿物质晶体部分或全部封闭牙本质小管。

四、脱矿和再矿化

在酸的作用下，牙矿物质发生溶解，钙和磷酸盐等无机物由牙中脱出称为脱矿。蛋白质、脂肪和水构成了牙釉质扩散通道，在牙釉质脱矿和再矿化过程中，化学物质经该通道扩散。随着钙和磷酸盐向外扩散，牙釉质表层可出现再矿化，导致牙釉质外层似有完整外观，厚度为 20~40 μm，此处的矿物质含量高于损害体部。若牙菌斑微生物不断产酸，则牙釉质表面下脱矿仍继续进行，修复过程不能与之同步，脱矿大于再矿化，导致晶体结构广泛损伤、崩溃，形成龋洞。

人牙龋损的形成不是一个简单的持续性脱矿过程，而是脱矿与再矿化的连续性动力学反应。下列因素有利于阻止龋病发展，促进再矿化过程。

（1）除去致龋底物，减少有机酸形成和酸向牙釉质扩散。通过减少糖类的摄入频率也可避免或减少牙菌斑产酸，从而减轻脱矿程度。

（2）仔细刷牙，牙表面不形成厚的牙菌斑，在牙菌斑液体—获得性膜—牙釉质界面维持钙和磷酸盐的一定浓度，有利于保护牙。

（3）牙发育和再矿化期间，经常规律地使用含低水平氟的饮水、含氟牙膏和（或）含氟漱口液，能增强唾液源性再矿化作用。

（肖俊文）

第三节　龋病临床表现与诊断

一、临床表现

龋病是一种慢性破坏性疾病，并不累及所有牙面，对牙的不同解剖部位具有某种倾向性。根据龋病的临床损害模式，从动力学角度，可以根据龋病发病情况和进展速度分类；从形态学角度，可以根据损害的解剖部位分类；也可以按照病变程度进行分类，不同分类临床表现不同。

（一）根据发病情况和进展速度分类

1. 急性龋

多见于儿童或青年人。病变进展较快，病变组织颜色较浅，呈浅棕色，质地较软而且湿润，很容易用挖器剔除，又称湿性龋。急性龋因病变进展较快，牙髓组织容易受到感染，产生牙髓病变。

猖獗龋（猛性龋）是急性龋的一种类型，病程进展很快，多数牙在短期内同时患龋，常见于颌面及颈部接受放疗的患者，又称放射性龋。Sjögren 综合征患者及一些有严重全身性疾病的患者，由于唾液分泌量减少或未注意口腔卫生，也可能发生猖獗龋。

2. 慢性龋

进展慢，龋坏组织染色深，呈黑褐色，病变组织较干硬，又称干性龋。一般龋病都属于此种类型。

龋病发展到某一阶段时，由于病变环境发生变化，隐蔽部位变得开放，原有致病条件发生了改变，龋病不再继续进行，损害仍保持原状，这种特殊龋损害称为静止龋，也是一种慢性龋。

3. 继发龋

龋病治疗后，由于充填物边缘或窝洞周围牙体组织破裂，形成菌斑滞留区，或修复材料与牙体组织不密合，留有小的缝隙，这些都可能成为致病条件，产生龋病，称为继发龋。

（二）根据损害的解剖部位分类

1. 𬌗面（窝沟）龋和平滑面龋

𬌗面窝沟是牙釉质的深通道，个体之间的形态差异很大，常影响龋病发生。窝沟类型分型如下。

（1）V 型：顶部较宽，底部逐渐狭窄，该型占 34%。

（2）U 型：从顶部到底部宽度几乎相同，约占 14%。

（3）I 型：呈一非常狭窄的裂缝，占 19%。

（4）IK 型：非常狭窄的裂缝但底部带有宽的间隙，占 26%。

（5）其他类型：占 7%。

有的窝沟龋损呈锥形，底部朝牙本质，尖向牙釉质表面，狭而深的窝沟处损害更为严重，龋病早期，牙釉质表面无明显破坏。具有这类临床特征的龋损又称潜行性龋。

除窝沟外的牙面发生的龋病损害均为Ⅱ型，称平滑面龋。平滑面龋损可进一步分为 2 个亚类：发生于近远中触点处的损害称邻面龋；发生于牙颊或舌面，靠近釉牙骨质界处为颈部龋。

2. 根面龋

龋病过程大多从牙釉质表面开始，但也有从牙骨质或直接从牙本质表面进入，如牙根面龋。在根部牙骨质发生的龋病损害被称作根面龋。这种类型的龋病损害主要发生于牙龈退缩、根面外露的老年人牙列。在 50~59 岁年龄组中约 60% 以上的受检者有根面龋损。根面龋始于牙骨质或牙本质表面，这两种牙体组织的有机成分多于牙釉质，基于这一原因，引起根面龋的菌群可能有别于产生牙釉质龋的菌群。在现代人群中的根面龋，最常发生于牙根的颊面和舌面，而在古代人群中，根面龋损害主要在邻面。

3. 线形牙釉质龋

线形牙釉质龋是一种非典型性龋病损害，主要发生于上颌前牙唇面的新生线处，或更确切地说是新生带。新生带代表出生前和出生后牙釉质的界限，是乳牙具有的组织学特征。乳上颌前牙釉质表面的新生带部位产生的龋病损害呈新月形，其后续牙对龋病的易感性也较强。

4. 隐匿性龋

牙釉质脱矿常从其表面下层开始，有时可能在看似完整的牙釉质下方形成龋洞，因其具有隐匿性，临床检查常易漏诊。隐匿性龋好发于磨牙沟裂下方和邻面。仔细检查可发现病变区色泽较黯，有时用探针尖可以探入洞中。X 线摄片可以确诊。

（三）根据病变深度分类

根据病变深度可分为浅龋、中龋和深龋。

二、诊断

（一）龋病的诊断

1. 视诊

观察牙面有无黑褐色改变和失去光泽的白垩色的斑点，有无腔洞形成。当怀疑有邻面龋时，可从咬殆面观察邻近的边缘嵴有无变黯的黑晕出现。

2. 探诊

利用尖头探针探测龋损部位有无粗糙、勾拉或插入的感觉。探测洞底或牙颈部的龋洞是否变软、酸痛或过敏，有无剧烈探痛。还可探测龋洞部位、深度、大小、有无穿髓孔等。

邻面的早期龋损，探针不易进入，可用牙线自咬殆面滑向牙间隙，然后自颈部拉出，检查牙线有无变毛或撕断的情况。

3. 温度刺激试验

当龋洞深达牙本质时，患者即可能述说对冷、热或酸、甜刺激发生敏感甚至难忍的酸痛，医师可用冷热等刺激进行检查，也可使用电活力测试。

4. X 线检查

邻面龋、继发龋或隐匿性龋不易用探针查出，此时可用 X 线片进行检查。龋病在 X 线片上显示透射影像。也可借助于 X 线检查龋洞的深度及其与牙髓腔的关系。

5. 光导纤维透照检查

对检查前牙邻面龋洞甚为有效，可直接看出龋损部位和病变深度、范围。

6. 激光荧光法

激光龋齿诊断仪利用正常和龋坏牙体组织激发的荧光有着明显的区别诊断恒牙和乳牙的早期龋，特别是窝沟隐匿性龋。目前对激光荧光诊断龋齿的研究得出的特异度范围变化很大，多数学者建议激光荧光诊断可作为可疑龋的辅助诊断而非首选诊断。

（二）龋病的诊断标准

临床上最常使用的诊断标准是按病变程度分类进行，现介绍如下。

1. 浅龋

浅龋位于牙冠部时，一般为牙釉质龋或早期牙釉质龋，但若发生于牙颈部时，则是牙骨质龋和（或）牙本质龋，也有一开始就是牙本质龋者。

位于牙冠的浅龋又可分为窝沟龋和平滑面龋。前者的早期表现为龋损部位色泽变黑，进一步仔细观察可发现黑色色素沉着区下方为龋白斑，呈白垩色改变。用探针检查时有粗糙感或能钩住探针尖端。

平滑牙面上的早期浅龋一般呈白垩色点或斑，随着时间延长和龋损继续发展，可变为黄褐色或褐色斑点。邻面的平滑面龋早期不易察觉，用探针或牙线仔细检查，配合 X 线片可能做出早期诊断。

浅龋位于牙釉质内，患者一般无主观症状，遭受外界的物理和化学刺激如冷、热、酸、甜刺激时也无明显反应。

浅龋诊断应与牙釉质钙化不全、牙釉质发育不全和氟牙症相鉴别。

牙釉质钙化不全也表现有白垩状损害，表面光洁，同时白垩状损害可出现在牙面任何部位，浅龋有一定的好发部位。

牙釉质发育不全是牙发育过程中，成釉器的某一部分受到损害所致，可造成牙釉质表面不同程度的实质性缺陷，甚至牙冠缺损。牙釉质发育不全时也有变黄或变褐的情况，但探诊时损害局部硬而光滑，病变呈对称性，这些特征均有别于浅龋。

氟牙症又称斑釉症，受损牙面呈白垩色至深褐色，患牙为对称性分布，地区流行情况是与浅龋相鉴别的重要参考因素。

2. 中龋

当龋病进展到牙本质时，由于牙本质中所含无机物较釉质少，有机物较多，构造上又有很多小管，有利于细菌入侵，龋病进展较快，容易形成龋洞。牙本质因脱矿而软化，随色素侵入而变色，呈黄褐色或深褐色，同时出现主观症状。

中龋时患者对酸甜饮食敏感，过冷、过热饮食也能产生酸痛感觉，冷刺激尤为显著，刺激去除后症状立即消失。龋洞中除有病变的牙本质外，还有食物残渣、细菌等。

由于个体反应的差异，有的患者可完全没有主观症状。颈部牙本质龋的症状较为明显，这是由于该部位距牙髓较近之故。中龋时牙髓组织受到激惹，可产生保护性反应，形成修复性牙本质，它能在一定程度上阻止病变发展。

3. 深龋

龋病进展到牙本质深层时为深龋，临床上可见到很深的龋洞，易于探查到。但位于邻面的深龋洞及有些隐匿性龋洞，外观仅略有色泽改变，洞口很小而病变进展很深，临床检查较难发现，应结合患者主观症状，仔细探查。必要时需在处理过程中除去无基釉质然后进行诊断。

若深龋洞洞口开放，则常有食物嵌入洞中，食物压迫使牙髓内部压力增加，产生疼痛。遇冷、热和化学刺激时，产生的疼痛较中龋时更加剧烈。

深龋一般均能引起牙髓组织的修复性反应，包括修复性牙本质形成，轻度的慢性炎症反应，或血管扩张、成牙本质细胞层紊乱等。

根据患者主观症状、体征，结合 X 线片易于确诊，但应注意与可复性牙髓炎和慢性牙髓炎相鉴别。

（肖俊文）

第四节　龋病的非手术治疗

龋病的非手术治疗，是通过采用药物治疗或再矿化等治疗技术终止或消除龋病，具体方法包括药物治疗、再矿化治疗、预防性树脂充填术。

其适用范围有限，主要适用于：①釉质早期龋，未出现牙体组织缺损者；②釉质早期龋，形成较浅的龋洞，损害表面不承受咀嚼压力，也不在邻面触点内；③静止龋，致龋的环境已经消失，如船面的点隙内的龋损害，由于船面磨损，已将点隙磨掉；邻面龋由于邻接牙已被拔除，龋损面容易清洁，不再有牙菌斑堆积；④龋病已经造成实质性损害，牙形态的完整性被破坏，但在口腔内保留的时间不长，如将在 1 年内被恒牙替换的乳牙；⑤患龋牙破坏明显，但属于无功能的牙，如正畸治疗必须拔除的牙，无咬船功能的第三磨牙。

一、药物治疗

（一）常用药物

1. 氟化物

常用的有75%氟化钠甘油糊剂、8%氟化亚锡溶液、酸性磷酸氟化钠（APF）溶液、含氟凝胶（如1.5% APF凝胶）及含氟涂料等。

氟化物对软组织无腐蚀性，不使牙变色，安全有效，前、后牙均可使用。

氟化物的作用主要在于：①降低釉质的脱矿和促进釉质的再矿化；②氟对微生物的作用。

2. 硝酸银

常用制剂有10%硝酸银和氨硝酸银。硝酸银对软组织具有较强的腐蚀性，也可造成牙变色，只用于乳牙和后牙，不用于牙颈部龋。

（二）适应证

1. 釉质早期龋

位于平滑面尚未形成龋洞者。

2. 乳前牙邻面浅龋和乳磨牙𬌗面广泛性浅龋

乳牙1年内将被恒牙替换。

3. 静止龋

龋损面容易清洁，不再有牙菌斑堆积。

（三）治疗方法

（1）用石尖磨除牙表面浅龋，暴露病变部位。大面积浅碟状龋损可磨除边缘脆弱釉质，以消除食物滞留的环境。

（2）清洁牙面，去除牙石和牙菌斑。

（3）隔湿，吹干牙面。

（4）涂布药物。

1）氟化物：将氟化物涂于患区，用橡皮杯或棉球反复涂搽牙面1~2分钟。如用涂料则不必反复涂搽。

2）硝酸银：用棉球蘸药液涂布患区，热空气吹干后，再涂还原剂，如此重复数次，直至出现黑色或灰白色沉淀。硝酸银有高度腐蚀性，使用时应严密隔湿，避免与软组织接触。

二、再矿化治疗

（一）概述

再矿化治疗是在药物治疗的基础上发展起来的一种治疗早期龋的方法，即采用人工方法使脱矿釉质或牙骨质再次矿化，恢复其硬度，终止或消除早期龋损。

人们很早就注意到了龋病过程中的再矿化现象。Head首先发现龋病病变中的再矿化，并证明这种再矿化是由于唾液的作用。Pickerill用硝酸银处理牙，发现刚萌出的牙容易被硝酸银浸入，而萌出已久者则不易浸入。

再矿化治疗已受到国内外同行的认可，并在临床应用中取得了较好的疗效。

（二）再矿化液的组成

再矿化液的配方较多，主要为含有不同比例的钙、磷和氟。为加强再矿化液的稳定性，常在再矿化液中加入钠和氯。酸性环境可减弱再矿化液对釉质的再矿化作用，再矿化液的 pH 一般为 7。

（三）适应证

（1）光滑面早期龋，白垩色斑或褐色斑。

（2）龋易感者可作预防用。如进行头颈部放疗的患者，在放疗前、中、后行再矿化治疗，可预防放射龋；佩戴固定矫治器的正畸患者，在矫正前、中、后行再矿化治疗，可有效地预防龋齿的发生。

（3）急性龋、猖獗龋充填修复治疗时的辅助药物。

（四）治疗方法

1. 含漱

配制成漱口液，每日含漱。

2. 局部用药

适用于个别牙的再矿化。清洁、干燥牙面，将浸有药液的棉球置于患处，每次放置数分钟，反复 3~4 次。

三、预防性树脂充填术

（一）概述

预防性树脂充填术是窝沟龋的有效防治方法，该方法仅去除窝沟处的病变釉质或牙本质，根据龋损的大小，采用酸蚀技术和树脂材料充填龋洞并在牙面上涂一层封闭剂，是一种窝沟封闭与窝沟龋充填相结合的预防性措施。

Simonsen 提出对小的窝沟龋和窝沟可疑龋进行预防性树脂充填术，为窝沟龋的治疗提供了一种新方法。预防性树脂充填是处理局限于窝沟的早期龋的一种临床技术。

（二）适应证

（1）𬌗面窝沟和点隙有龋损，能卡住探针。

（2）深的点隙窝沟有患龋倾向，可能发生龋坏。

（3）窝沟有早期龋迹象，釉质脱矿或呈白垩色。

（三）治疗方法

除了去除龋坏组织和使用黏结剂外，其操作步骤与窝沟封闭相同。

（1）用手机去除点隙窝沟龋坏组织，不做预防性扩展。

（2）清洁牙面，彻底冲洗、干燥、隔湿。

（3）酸蚀𬌗面及窝洞。

（4）用封闭剂涂布𬌗面窝沟及窝洞。

（5）术后检查充填及固化情况，注意有无漏涂、咬𬌗是否过高等。

（李 佳）

第五节 深龋与根面龋处理

一、深龋处理

（一）治疗原则

1. 停止龋病发展，促进牙髓的防御性反应

去净龋坏组织，消除感染源是终止龋病发展的关键步骤。原则上应去净龋坏组织，尽量不穿通牙髓。

2. 保护牙髓

术中必须保护牙髓，减少对牙髓的刺激。

3. 正确判断牙髓状况

正确判断牙髓状况是深龋治疗成功的基础。要对牙髓状况做出正确判断，才能制订出正确的治疗方案。

影响牙髓反应的因素有很多，不仅与牙本质厚度和病变进程有关，还与细菌种类和数量及致病性、牙本质钙化程度、牙髓细胞和微循环状况、患者年龄等因素有关。临床上可通过询问病史，了解患牙有无自发痛、激发痛，刺激去除后有无延缓痛。结合临床检查，包括视诊、探诊、叩诊等，必要时做牙髓温度测试、电活力测试及 X 线检查。

（二）治疗方法

1. 垫底充填

（1）适应证：适用于无自发痛、激发痛不严重、刺激去除后无延缓痛、能去净龋坏牙本质的牙髓基本正常的患牙。

（2）窝洞预备要点：①开扩洞口，去除洞缘的无基釉和龋坏组织，暴露龋损；②用挖器或球钻仔细去除深层龋坏组织；③侧壁磨平直，不平的洞底可用垫底材料垫平，如需做倒凹固位形，应在垫底后做；④若患牙承受较大咬𬌗力，适当降低咬𬌗，磨低脆弱的牙尖和嵴。

（3）充填治疗：①垫底，第一层垫氧化锌丁香油酚黏固剂或氢氧化钙，如用复合树脂修复则不能使用氧化锌丁香油酚黏固剂垫底，第二层垫磷酸锌黏固剂；若用聚羧酸锌黏固剂或玻璃离子黏固剂垫底则可只垫一层；如需做倒凹，垫底后做；②充填，用适宜的充填材料充填，恢复牙的外形和功能。

2. 安抚治疗

（1）适应证：对于无自发痛，但有明显的激发痛的深龋患者，备洞过程中极其敏感。应先做安抚治疗，待症状消除后再做进一步处理。

（2）治疗方法：①安抚观察，清洁窝洞，放置丁香油酚棉球或抗生素小棉球，用氧化锌丁香油酚黏固剂封洞，观察 1~2 周；②充填，复诊时如无症状，牙髓活力正常，无叩痛，则取出棉球，做双层垫底永久充填，或做间接盖髓术。如有症状，则应进一步进行牙髓治疗。

如果软化牙本质可去净，可直接用氧化锌丁香油酚黏固剂封洞观察。第二次复诊时，如无症状，牙髓活力正常，可在隔湿情况下去除部分黏固剂，留一薄层做垫底用，上面用磷酸锌黏固剂垫底，做永久充填。

3. 间接盖髓术

（1）概念：间接盖髓术（IPC）是指应用具有消炎和促进牙髓牙本质修复反应的盖髓制剂覆盖于洞底，促进软化牙本质再矿化和修复性牙本质形成，保存全部健康牙髓的方法。常用的盖髓剂有氢氧化钙制剂。

（2）适应证：用于软化牙本质不能一次去净，牙髓—牙本质反应能力下降，无明显主观症状的深龋患牙。

（3）治疗方法：因慢性龋和急性龋细菌侵入深度不同，故在治疗方法上不尽相同。

二、根面龋处理

根面龋是指因牙龈退缩导致牙根表面暴露而引起牙根发生的龋病。一旦牙周组织萎缩、牙根面暴露，则为患根面龋提供了可能性。

（一）临床特点

1. 好发部位

常发生在牙龈退缩的牙骨质面，也可由楔状缺损继发而来。

2. 临床特征

早期，牙骨质表层下无机物脱矿，有机物分解，牙骨质结构和完整性遭到破坏，龋病进展缓慢、病变较浅，呈浅棕色或褐色边界不清晰的浅碟状。龋损进一步发展，沿牙颈缘根面呈环形扩散；病变发展时，向根尖方向发展，一般不向冠方发展侵入釉质；严重者破坏牙本质深层，在咬𬌗压力下可使牙折断。

根面龋多为浅而广的龋损，早期深度为 0.5 ~ 1 mm 时不影响牙髓，疼痛反应轻，患者可无自觉症状。病变加深，接近牙髓时，患者对酸、甜、冷、热刺激产生激发痛。

（二）治疗

可采用非手术治疗和充填治疗两种方法。

1. 非手术治疗

（1）适应证：①根龋的深度限于牙骨质或牙本质浅层，呈平坦而浅的龋洞；②龋坏部位易于清洁或自洁；③龋洞洞壁质地较硬，颜色较深，呈慢性或静止状态时。

（2）治疗方法：先用器械去除牙菌斑及软垢，再用砂石尖磨光后用药物处理患处。

注意不要选择硝酸银药物，因为该药对口腔软组织有较强的腐蚀性并使牙变黑。

2. 充填治疗

根面龋治疗原则与龋病治疗原则相同，但应注意以下几点。

（1）去除龋坏组织，消除细菌感染：根部牙骨质和牙本质均较薄，去净龋坏组织消除细菌感染，保护牙髓更为重要。使用慢速球钻沿洞壁轻轻地、间断地钻磨，并用冷水装置，避免产热，避免对牙髓造成激惹。也可使用挖器去除软化牙本质。

（2）制备洞形：重点在制备固位形。当龋病沿根面环形发展形成环状龋时，去除龋坏组织充填修复后，应做全冠修复。如果根面组织破坏较多，此时虽无明显的牙髓炎症状，也应做根管治疗，利用根管桩、钉插入根管，充填修复后增加牙体的抗力。根面龋发展至龈下，牙龈组织会有不同程度的炎症。为改善牙龈组织的炎症，可先用器械或刮匙做根面洁治和刮治，并去除龋坏区软化牙本质，清洗干燥根面后用氧化锌丁香油黏固粉封闭，1周后再进行下一步的治疗。

（3）窝洞消毒和垫底：①消毒药物，75%乙醇，木馏油，25%麝香草酚液，选用牙色材料充填时应用75%乙醇消毒；②垫底，若选用对牙髓无刺激的充填材料如玻璃离子体黏固剂，可不垫底。用复合树脂充填时，垫底材料可选择氢氧化钙。

（4）窝洞充填：①严密隔湿；②使用充填材料时，要注意层层压紧，以免造成微渗漏。双面洞时应使用成形片或楔子，以保证材料与根部贴合，避免悬突。

（李　佳）

第四章

牙髓病

第一节　牙髓病病因及诊断

一、概述

（一）病因

1. 微生物感染

微生物尤其是细菌感染是使牙髓病发生发展的主要因素。能够引发牙髓组织感染的细菌毒力因子相当广泛和复杂，目前被研究得较多的包括胞壁成分、可溶性因子以及毒素等。

（1）脂多糖（LPS）：LPS 的生物活性相当广泛，它所引起的细胞信号级联反应多样而复杂，有关 LPS 的研究已经持续了数十年，但仍在被广泛研究。目前所知，LPS 的信号转导首先通过与其受体（如 CD14、巨噬细胞清道夫受体、β 整合素等）结合，将信号转导至细胞内。LPS 结合蛋白（LBP）参与 LPS 与受体的结合及其在细胞膜的分子锚定，BPI（杀菌性/渗透性增加蛋白）、RSLA（降解脱酰的 R. shpaeroides lipid A）则调节着 LPS 信号的细胞内转导。在细胞内，LPS 不仅调节着多个细胞因子（ILs、TNFs 等）的生物学活性，也通过激活细胞内重要的转录因子（NF-κB、Cbf-α 等）参与广泛的细胞活动。

（2）细菌胞外膜泡（ECV）：ECV 是细菌外膜向外膨出呈芽状，在形成独立成分游离进入周围微环境的一种泡状膜结构，它是许多革兰阴性菌的一种适应性或功能生物学特征。ECV 作为毒力成分的载体，有完整的膜结构，在毒理学和免疫学特征上与细菌本身相似，所以在某种程度上具有细胞样特性。然而它体积小（30～300 nm），可透过微小间隙、解剖屏障，故又具有大分子样作用，它在形成过程中包容并浓缩了许多细菌固有的成分，游离出来以后，扩展了细菌毒力作用的范围和强度，如 PgECV 能到达深层组织造成远层破坏作用。

（3）细菌及其毒力因子的感染途径。

1）经牙体缺损处感染。①深龋：近髓或已达牙髓的龋洞是最常见的途径。根据研究，当覆盖牙髓的牙本质厚度小于 0.2 mm 时，髓腔内就可能找到细菌，有时细菌未进入髓腔，但其细菌毒素可通过牙本质小管进入髓腔引起牙髓炎症。正常的牙髓对龋病的反应是在相应的髓腔壁上沉积修复性牙本质，以阻止病变波及牙髓，但当龋病进展快于修复性牙本质沉积速度时，易致露髓，细菌可直接感染牙髓。②近髓或已达到牙髓的楔状缺损，多发生在尖牙或前磨牙。③畸形中央尖折断或被磨损露髓，多发生在下颌前磨牙。④畸形舌侧沟和畸形舌侧窝。⑤牙隐裂深达髓腔。⑥重度磨损已近髓或露髓。⑦外伤性牙折露髓和钻磨牙体时意外露髓。

2）通过牙周袋感染：微生物及其毒素可通过根分叉处和根旁侧的侧根管、根尖孔管处，侵入牙髓，这种感染，临床上常称为逆行性感染，因其牙髓病变一般从根髓开始，继而上升至冠髓及至整个牙髓组织。

3）血源性感染：经过血液而侵入牙髓，但这种途径十分罕见。在其他脏器患急性感染时，可产生菌血症或败血病，微生物及其毒素有可能经过血液侵入牙髓，引起牙髓炎症，这种感染称为血源性牙髓炎。临床发现健康人血液循环中有菌血症的占10%，牙体、牙髓手术及其他手术如拔牙等所占百分率更高，所以，相当多的人有短暂的菌血症。

2. 化学刺激

（1）药物刺激：在进行牙体修复时，如果选用的消毒物不当，可以对牙髓组织造成严重损伤。硝酸银、酚类、醛类药物对牙髓组织都有很强的刺激性。

（2）修复性刺激：如深洞直接用磷酸锌水门汀热垫底；残留牙本质较薄的洞形和复合树脂修复；酸蚀剂使用不当等。

3. 物理刺激

（1）温度刺激：制洞时如使用气涡轮机必须喷水降温，否则导致牙髓充血引起炎症。

（2）电流刺激：口腔内如有两种不同金属的修复物接触，通过唾液可产生电位差，对牙髓有一定刺激。

（3）气压变化的影响：在高空飞行或深水潜泳时，气压变化可导致牙髓病变急性发作。

（4）创伤：包括咬𬌗创伤、外伤等。

（5）全身因素：有报道糖尿病等可引起牙髓退变，但血源性感染引起的牙髓病极少见。

（二）分类与转归

1. 组织病理学分类

牙髓在组织学上变异很大，所谓"正常牙髓"和各种不同类型的"病变牙髓"常存在着移行阶段和重叠现象。因此，即使采用组织病理学的方法，要将牙髓状况的各阶段准确地进行分类有时也是困难的。临床医师可以根据患者提供的症状及各种临床检查结果来推测患牙牙髓的病理损伤特点。从临床治疗的角度来看，对于那些需做摘除牙髓的病理学状态的诊断实际上只对选择治疗方法起一个参考作用，因而无须准确做出牙髓疾病的组织学诊断。而对那些需要保存活髓的患牙，却需对牙髓的病理学状态及恢复能力做出正确的估计。

在组织病理学上，一般将牙髓分为正常牙髓和病变牙髓两种。对于病变牙髓一直沿用如下分类。

（1）牙髓充血。生理性牙髓充血、病理性牙髓充血。

（2）急性牙髓炎。

1）急性浆液性牙髓炎：又分为急性局部性浆液性牙髓炎、急性全部性浆液性牙髓炎。

2）急性化脓性牙髓炎：又分为急性局部性化脓性牙髓炎、急性全部性化脓性牙髓炎。

（3）慢性牙髓炎。

1）慢性闭锁型牙髓炎。

2）慢性溃疡型牙髓炎。

3）慢性增生型牙髓炎。

（4）牙髓坏死与坏疽。

（5）牙髓退变。包括空泡性变、纤维变性、网状萎缩、钙化。

（6）牙内吸收。

Seltzer 从人牙组织学连续切片检查结果中发现，不可能将所见到的牙髓病变按上述分类法划分。他提出如下的分类：①完整无炎症牙髓；②萎缩性牙髓（包括各种退行性变）；③完整牙髓，但有散在的慢性炎症细胞（称为移行阶段）；④慢性局部性牙髓炎（包括部分液化性坏死或部分凝固性坏死）；⑤慢性全部性牙髓炎（包括局部液化性坏死或局部凝固性坏死）；⑥全部牙髓坏死。无炎症牙髓出现的萎缩性变化可能与既往的治疗或龋病史有关。对临床医师来说，重要的是判断患牙的牙髓是否可通过实施一些临床保护措施而得以保留其生活状态且不出现临床症状。因此，在临床上需要一套更为实用的分类和诊断标准。

2. 临床分类

根据牙髓病的临床表现和治疗预后可分类如下。

（1）可复性牙髓炎。

（2）不可复性牙髓炎。①急性牙髓炎（包括慢性牙髓炎急性发作）。②慢性牙髓炎（包括残髓炎）。③逆行性牙髓炎。

（3）牙髓坏死。

（4）牙髓钙化。①髓石。②弥漫性钙化。

（5）牙内吸收。

3. 转归

牙髓为疏松结缔组织，被包裹在四周皆为坚硬的牙本质壁内，一旦发生炎症，其组织解剖特点决定了髓腔内的炎性渗出物无法得到彻底引流，局部组织压增高，使感染容易很快扩散到全部牙髓，并压迫神经产生剧烈疼痛。因为牙髓与机体的联系主要是借助于狭窄的根尖孔与根尖周围组织相通连，所以，在发生炎症时组织几乎不能建立侧支循环，严重限制其恢复能力，使其易于走向坏死。牙髓炎病变过程随着外界刺激物及机体抵抗力的变化，可有3种趋向。①当外界刺激因素被消除后，牙髓的炎症受到控制，机体修复能力得以充分发挥，牙髓组织逐渐恢复正常。此种情况多见于患牙根尖孔较为粗大，牙髓炎症较轻微，全身健康状况良好时。②当外界刺激长期存在，刺激强度并不很强或刺激减弱，或牙髓炎症渗出物得到某种程度的引流时，牙髓病变则呈现慢性炎症表现，或成为局限性化脓灶。③外界刺激较强且持续存在，致使牙髓的炎症进一步发展，局部组织发生严重缺氧、化脓、坏死，以至全部牙髓失去生活能力。

二、临床表现及诊断

（一）可复性牙髓炎

可复性牙髓炎是牙髓组织以血管扩张、充血为主要病理变化的初期炎症表现，它相当于牙髓病组织病理学分类中的"牙髓充血"。由于"充血"是炎症全过程中自始至终的一种病理表现，因而，严格地讲"牙髓充血"既不能构成一种组织学诊断，更谈不上作为临床诊断用语了。在临床实际工作中，若能彻底去除作用于患牙上的病源刺激因素，同时给予患牙适当的治疗，患牙牙髓可以恢复到原有的状态。基于这一临床特点，将其称为可复性牙髓炎更符合实际。但若外界刺激持续存在，则牙髓的炎症继续发展，患牙转成不可复性牙髓炎。

1. 临床表现

（1）症状：当患牙受到冷、热刺激或甜、酸化学刺激时，立即出现瞬间的疼痛反应，尤其对冷刺激更敏感，刺激一去除，疼痛随即消失。无自发性疼痛。

（2）检查：①患牙常见有接近髓腔的牙体硬组织病损，如深龋、深楔状缺损，或可查及患牙有深牙周袋，也可受累于咬𬌗创伤；②患牙对温度测验表现为一过性敏感，且反应迅速，尤其对冷测反应较强烈；当去除刺激后，症状仅持续数秒即缓解。进行牙髓活力电测试时，患牙呈一过性敏感反应；③叩诊反应同正常对照牙，即为阴性。

2. 诊断要点

（1）主诉对温度刺激一过性敏感，但无自发痛的病史。

（2）可找到能引起牙髓病变的牙体病损或牙周组织损害等病因。

（3）对牙髓电活力测试的反应阈值降低，相同的刺激，患牙常可出现一过性敏感。

3. 鉴别诊断

（1）深龋：患有深龋的患牙对温度刺激也敏感，但往往是当冷、热刺激进入深龋洞内才出现疼痛反应，且其刺激去除后症状并不持续。在实际临床检查时，深龋与可复性牙髓炎有时很难区别，此时可按可复性牙髓炎的治疗进行处理。

（2）不可复性牙髓炎：可复性牙髓炎与不可复性牙髓炎的区别关键在于前者绝无自发痛病史，后者一般有自发痛病史，且温度刺激去除后，不可复性牙髓炎的疼痛反应持续时间较长，有时可出现轻度叩痛。在临床上，若可复性牙髓炎与无典型自发痛症状的慢性牙髓炎一时难以区分，可先采用诊断性治疗的方法即用氧化锌丁香油酚黏固剂进行安抚治疗，在观察期内视是否出现自发痛症状再明确诊断。

（3）牙本质过敏症：患有牙本质过敏症的患牙往往对探、触等机械刺激和酸、甜等化学刺激更敏感，而可复性牙髓炎主要是对冷、热温度刺激一过性敏感。

（二）不可复性牙髓炎

不可复性牙髓炎是一类病变较为严重的牙髓炎症，可发生于牙髓的某一局部，也可能涉及全部牙髓，甚至在炎症中心部位已发生不同程度的坏死。上述发生在牙髓组织中的炎症范围和性质在临床上很难准确区分，而且此类牙髓炎症自然发展的最终结局均为全部牙髓坏死，几乎没有恢复正常的可能，临床治疗上只能选择摘除牙髓以去除病变的方法。所以，将这一类牙髓炎统称为不可复性牙髓炎。但按其临床发病和病程经过的特点，又可分为急性牙髓炎（包括慢性牙髓炎急性发作）、慢性牙髓炎、残髓炎和逆行性牙髓炎。

1. 急性牙髓炎

急性牙髓炎的临床特点是发病急，疼痛剧烈。临床上绝大多数属于慢性牙髓炎急性发作，龋源性者尤为显著。无慢性过程的急性牙髓炎多出现在牙髓受到急性的物理损伤、化学刺激以及感染等情况下，如手术切割牙体组织等导致的过度产热、充填材料的化学刺激等。

必须加以说明的是应该对临床上表现出来的急性症状与组织病理学上的急性炎症区分开来。真正意义上的急性牙髓炎很少引起疼痛，因为从组织病理学的角度来看，所谓的急性炎症过程是短暂的，很快就会转为慢性炎症或因得到引流而使急性炎症消退。但是，由炎症引起的急性症状却可持续较长时间，给患者造成巨大痛苦。出现疼痛的牙髓炎症多数为慢性炎症，而且炎症常已存在了相当长的时间。如在深龋的进展过程中，牙髓早已有了慢性炎症，而此时，在临床上可能还未出现典型的急性症状。疼痛症状的出现常与作为渗出物引流通道的冠部开口被堵塞有关。因此，在临床诊断时，可将有急性疼痛症状出现者视为慢性炎症的急性发作。

（1）临床表现。

1）症状。急性牙髓炎（包括慢性牙髓炎急性发作）的主要症状是剧烈疼痛，疼痛性质具有下列特点。①自发性阵发性痛：在未受到任何外界刺激的情况下，突然发生剧烈的自发性尖锐疼痛，疼痛可分为持续过程和缓解过程，即所谓的阵发性发作或阵发性加重。在炎症的早期，疼痛持续的时间较短，而缓解的时间较长，可能在一天之内发作二三次，每次持续数分钟。到炎症晚期，疼痛的持续时间延长，可持续数小时甚至一整天，而缓解时间缩短或根本就没有疼痛间歇期。炎症牙髓出现化脓时，患者可主诉患牙有搏动性跳痛。②夜间痛：疼痛往往在夜间发作，或夜间疼痛较白天剧烈。患者常因牙痛而难以入眠或从睡眠中痛醒。③温度刺激加剧疼痛：冷、热刺激可激发患牙的剧烈疼痛。若患牙正处于疼痛发作期内，温度刺激可使疼痛更为加剧。如果牙髓已有化脓或部分坏死，则患牙可表现为所谓的"热痛冷缓解"。这可能是因为牙髓的病变产物中有气体，受热后使其膨胀，致使髓腔内压力进一步增高，遂产生剧痛。反之，冷空气或凉水可使气体体积收缩，减小压力而缓解疼痛。临床上常见到患者携带凉水瓶就诊，随时含漱冷水进行暂时止痛。④疼痛不能自行定位：疼痛发作时，患者大多不能明确指出患牙。疼痛呈放散性或牵涉性，常常是沿三叉神经第二支或第三支分布区域放射至患牙同侧的上、下颌牙或头、颞、面部。但这种放散痛绝不会放散到患牙的对侧区域。

2）检查。①患牙可查及极近髓腔的深龋或其他牙体硬组织疾病，有时也可见牙冠有充填体存在或可查到患牙有深牙周袋。②探诊常可引起剧烈疼痛，有时可探及微小穿髓孔，并可见有少许脓血自穿髓孔流出。③温度测试时，患牙的反应极其敏感或表现为激发痛。刺激去除后，疼痛症状要持续一段时间。也可表现为热测试激发痛，冷测试则缓解。进行牙髓活力电测验时，患牙的牙髓若处于早期炎症阶段，其反应性增强；若处于晚期炎症，则表现为迟钝。④牙髓的炎症处于早期阶段时，患牙对叩诊无明显不适；处于晚期炎症的患牙，因牙髓炎症的外围区已波及根尖部的牙周膜，因此可出现垂直方向的轻度叩痛。

（2）诊断要点。

1）典型的疼痛症状：自发痛、夜间痛、冷热激发痛、放散痛。

2）患牙可被查到有引起牙髓病变的牙体损害或其他病因。

3）牙髓电活力测试，尤其温度测试结果以及叩诊反应可帮助定位患牙。对患牙的确定是诊断急性牙髓炎的关键。

（3）鉴别诊断：急性牙髓炎的主要症状为剧烈的牙痛。因此，在临床上遇到因牙痛主诉就诊的患者，应注意与那些可引起牙痛症状的其他疾病进行鉴别。

1）三叉神经痛：三叉神经痛的发作一般有疼痛"扳机点"，患者每触及该点即诱发疼痛。患者在诉说病史时，往往忽略此点，应特别加以详细询问。再者三叉神经痛很少在夜间发作，且冷、热温度刺激并不引发疼痛。

2）龈乳头炎：龈乳头炎也可出现剧烈的自发性疼痛，但疼痛性质为持续性胀痛，对温度测试的反应为敏感，一般不会导致激发痛，患者对疼痛多可定位。检查时可发现患者所指示的部位龈乳头有充血、水肿现象，触痛极为明显。患处两邻牙间可见有食物嵌塞的痕迹或可问及食物嵌塞史。一般不能查及可引起牙髓炎的牙体硬组织损害及其他疾病。

3）急性上颌窦炎：患有急性上颌窦炎时，患侧的上颌后牙可出现类似牙髓炎的疼痛症状。这是因为上颌后牙根尖区的解剖部位恰与上颌窦底相邻接，且分布于该区域牙髓的神经是先经过上颌窦侧壁或窦底后再进入根尖孔内的。因此，上颌窦内的急性炎症可牵涉到相应上颌后牙的牙髓神经而引发"牙痛"，此时疼痛也可放散至头面部而易被误诊。但通过仔细检查，可发现在急性上颌窦炎时所出现的疼痛为持续性胀痛，患侧的上颌前磨牙和磨牙可同时受累而致二三颗牙均有叩痛，但无引起牙髓炎的牙体组织疾病。上颌窦前壁可出现压痛，同时，患者还可能伴有头痛、鼻塞、脓涕等上呼吸道感染的症状。

2. 慢性牙髓炎

慢性牙髓炎是临床上最为常见的一型牙髓炎，有时临床症状很不典型，容易误诊而延误治疗。

（1）临床表现。慢性牙髓炎一般不发生剧烈的自发性疼痛，但有时可出现不甚明显的阵发性隐痛或者每日出现定时钝痛。慢性牙髓炎的病程较长，患者可诉有长期的冷、热刺激痛病史。因此，炎症容易波及全部牙髓及根尖部的牙周膜，致使患牙常表现有咬殆不适或轻度的叩痛。患者一般可定位患牙。

根据组织病理学的检查结果，视髓腔是否已被穿通而将慢性牙髓炎分为慢性闭锁型牙髓炎和慢性开放型牙髓炎。前者患牙的牙髓尚未暴露，而后者髓腔已与外界相通。由于牙髓的血液供应等条件的不同，髓腔呈暴露状的牙髓所表现出来的组织反应也不同，因而又有了溃疡型和增生型之分。在临床上，这3型牙髓炎除了具有慢性牙髓炎共同的表现之外，无论是患者主诉的症状还是临床检查的体征又各自有其特点，现分述如下。

1）慢性闭锁型牙髓炎。

症状：无明显的自发痛。但曾有过急性发作的病例或由急性牙髓炎转化而来的病例则可诉及有剧烈自发痛的病史，也有无自发痛症状者。几乎所有患者都有长期的冷、热刺激痛病史。

检查：①查及深龋洞、冠部充填体或其他近髓的牙体硬组织疾病；②洞内探诊患牙感觉较为迟钝，去净腐质后无肉眼可见的露髓孔；③患牙对温度测试和电测试的反应多为迟缓性反应，或表现为迟钝；④多有轻度叩痛（＋）或叩诊不适感（－）。

2）慢性溃疡型牙髓炎。

症状：多无自发痛，但患者常诉有当食物嵌入患牙洞内即出现剧烈的疼痛。另一典型症状是当冷、热刺激激惹患牙时，会产生剧痛。

检查：①查及深龋洞或其他近髓的牙体损害，患者由于怕痛而长期废用患牙，以至可见患牙有大量软垢、牙石堆积，洞内食物残渣嵌入较多；②去除腐质，可见有穿髓孔；用尖锐探针探查穿髓孔时，浅探不痛，深探剧痛且见有少量黯色血液渗出；③温度测试表现为敏感；④一般没有叩痛，或仅有极轻微的叩诊不适。

3）慢性增生性牙髓炎：此型牙髓炎的发生条件是患牙根尖孔粗大，血运丰富以及穿髓孔较大，足以允许炎症牙髓增生呈息肉状并自髓腔突出。因此，慢性增生性牙髓炎多见于青少年患者。

症状：一般无自发痛，有时患者诉说进食时患牙疼痛或有进食出血现象，因此长期不敢用患侧咀嚼食物。

检查：患牙大而深的龋洞中有红色的肉芽组织，即牙髓息肉，它可充满整个洞内并达殆面，探之无痛但极易出血。由于长期的废用，常可见患牙及其邻牙有大量牙石堆积。

当查及患牙深洞处有息肉时，临床上要注意与牙龈息肉和牙周膜息肉相鉴别。牙龈息肉多是在患牙邻殆面出现龋洞时，由于食物长期嵌塞加之患牙龋损处粗糙边缘的刺激，牙龈乳头向龋洞增生所形成的息肉样物体。牙周膜息肉是在多根牙的龋损发展过程中，不但髓腔被穿通，而且髓室底也遭到破坏，外界刺激使根分叉处的牙周膜反应性增生，息肉状肉芽组织穿过髓底穿孔处进入髓室，外观极像牙髓息肉。在临床上进行鉴别时，可用探针探查息肉的蒂部以判断息肉的来源。当怀疑为牙龈息肉时，还可自蒂部将其切除，见出血部位位于患牙邻面龋洞龈壁外侧的龈乳头位置即可证实判断。对牙髓息肉和牙周膜息肉进行鉴别时，应仔细探查髓室底的完整性，摄 X 线片可辅助诊断。

（2）诊断要点。

1）可以定位患牙，有长期冷、热刺激痛病史和（或）自发痛史。

2）可查到引起牙髓炎的牙体硬组织疾病或其他病因。

3）患牙对温度测试的异常表现。

4）叩诊反应可作为很重要的参考指标。

在临床上诊断慢性牙髓炎可以不再细分为闭锁型、溃疡型及增生型，这是因为临床对洞底是否与髓腔穿通的检查结果与实际的组织学表现常有出入，再者从治疗方法的选择上这 3 种类型也无区别。因此，临床仅对患牙明确诊断出慢性牙髓炎即可。还有一点需要注意的是当无典型临床表现的深龋患牙，在去净腐质时发现有露髓孔，甚或在去腐未净时已经露髓，即诊断为慢性牙髓炎。

（3）鉴别诊断。

1）深龋：无典型自发痛症状的慢性牙髓炎有时与深龋不易鉴别。可参考温度测试结果进行判断。深龋患牙往往是当温度刺激进入洞内才出现敏感症状，刺激去除后症状立即消失；而慢性牙髓炎对温度刺激引起的疼痛反应会持续较长时间。另外，慢性牙髓炎可出现轻叩痛，而深龋患者对叩诊的反应与正常对照牙相同，即为阴性。

2）可复性牙髓炎：见本节可复性牙髓炎鉴别诊断。

3）干槽症：患侧近期有拔牙史。检查可见牙槽窝空虚，骨面暴露，出现臭味。

拔牙窝邻牙虽也可有冷、热刺激敏感及叩痛，但无明确的牙髓疾病指征。

3. 残髓炎

残髓炎属于慢性牙髓炎，因其发生在经牙髓治疗后由于残留了少量炎症根髓或多根牙遗漏了未做处理的根管，所以命名为残髓炎。由于残髓炎在临床表现及诊断上有一定特点，所以将它单列叙述。

（1）临床表现。

1）症状：残髓炎的临床症状与慢性牙髓炎的疼痛特点相似，常表现为自发性钝痛、放散性痛、温度刺激痛。因炎症发生于近根尖孔处的根髓组织，所以患牙多有咬殆不适感或轻微咬殆痛。患牙均有牙髓治疗的病史。

2）检查：①患牙牙冠有作过牙髓治疗的充填体；②对患牙施以强冷或强热刺激进行温度测试，其反应可为迟缓性痛或稍有感觉；③叩诊轻度疼痛（＋）或不适感（±）；④去除患牙充填物，用根管器械探查病患根管深部时有感觉或疼痛。

（2）诊断要点。

1）有牙髓治疗史。

2）有牙髓炎症状表现。

3）强温度刺激患牙有迟缓性痛以及叩诊疼痛。

4）探查根管有疼痛感觉即可确诊。

4. 逆行性牙髓炎

逆行性牙髓炎的感染来源于患牙牙周病所致的深牙周袋。袋内的细菌及毒素通过根尖孔或侧、副根管逆行进入牙髓，引起根部牙髓的慢性炎症，也可为局限的慢性牙髓炎急性发作。因为此型牙髓炎的感染走向与通常由冠部牙髓开始、逐渐向根部牙髓进展的牙髓炎方向相反，故名逆行性牙髓炎。感染通过近牙颈部和根分叉部侧支根管引起的牙髓炎多为局限性牙髓炎，疼痛并不非常剧烈。而由根尖方向引起的逆行性牙髓炎对牙髓血运影响极大，临床上可以急性牙髓炎表现出来。逆行性牙髓炎是牙周牙髓联合征的一型。

（1）临床表现。

1）症状：患牙可表现为自发痛，阵发痛，冷、热刺激痛，放散痛，夜间痛等典型的急性牙髓炎症状。也可呈现为慢性牙髓炎的表现，即冷、热刺激敏感或激发痛以及不典型的自发钝痛或胀痛。患牙均有长时间的牙周炎病史，可诉有口臭、牙齿松动、咬𬌗无力或咬𬌗疼痛等不适症状。

2）检查：①患牙有深达根尖区的牙周袋或较为严重的根分叉病变；牙龈水肿、充血、牙周袋溢脓，牙可有不同程度的松动；②无引发牙髓炎的深龋或其他牙体硬组织疾病；③对多根患牙牙冠的不同部位进行温度测试，其反应可为激发痛、迟钝或无反应，这是由于同一牙不同根管内的牙髓病理状态不同所致；④患牙对叩诊的反应为轻度疼痛（＋）至中度疼痛（＋＋）；⑤X线片显示患牙有广泛的牙周组织破坏或根分叉病变。

（2）诊断要点。

1）患者有长期的牙周炎病史。

2）近期出现牙髓炎症状。

3）患牙未查及引发牙髓病变的牙体硬组织疾病。

4）患牙有严重的牙周炎表现。

（李文波）

第二节　根管治疗

一、概述

根管治疗（RCT）是一种治疗牙髓病、根尖周病的有效方法，其核心是去除感染源，杜绝再感染的途径。它是通过机械和化学的方法预备根管，将存在于牙髓腔内已发生不可复性损害的牙髓组织和作为根尖周病的病源刺激物全部清除，以消除感染源。在清洁根管的同时，将根管预备成一定形状，以方便大量冲洗髓腔和充填根管，通过严密地堵塞空腔从而达到防止再感染的目的。经过根管治疗，可防止根尖周炎的发生或促使原有根尖周病变的愈合，最终使患牙被保存下来，维护牙列的完整和咀嚼器官的功能。

二、适应证

（1）各型牙髓炎、牙髓坏死和根尖周炎。

（2）外伤牙。包括牙根已发育完成，牙冠折断牙髓暴露者；或牙冠折断虽未露髓，但修复设计需进行全冠或桩核冠修复者；或根折患牙断根尚可保留用于修复者。

（3）某些非龋牙体硬组织疾病。

1）重度的釉质发育不全、氟牙症、四环素牙等牙发育异常患牙需行全冠或桩核冠修复者。

2）重度磨损患牙出现严重的牙本质敏感症状又无法用脱敏治疗缓解者。

3）微裂牙需行全冠修复者。

4）牙根纵裂患牙需行截根手术的非裂根管。

（4）牙周—牙髓联合病变患牙。

（5）因义齿修复需要，如错位、扭转或过长而无其他牙体牙髓病损的牙齿，或牙冠大面积缺损、残根而需行全冠、桩核冠修复的患牙。

（6）因颌面外科需要，如某些颌骨手术所涉及的牙齿。

（7）移植牙、再植牙。

三、根管治疗的基本器械

1. 光滑髓针

光滑髓针由柄和探针两部分组成。柄分长、短两种。短柄适用于后牙，长柄者用于前部牙齿。探针细长，横断面为圆形或三角形，用于探查根管情况、卷面捻擦干根管或根管封药，也可用于充填根管糊剂（图4-1）。

2. 拔髓针

拔髓针的大小和形状与光滑髓针相似，但针侧有许多倒刺（图4-1），用于拔除牙髓组织及取出根管内的棉捻和纸尖。

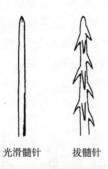

光滑髓针　　拔髓针

图4-1　光滑髓针和拔髓针

光滑髓针或拔髓针按直径由粗到细的顺序分型为0、00和000号。

3. 髓针柄

髓针柄是用于安放光滑髓针和拔髓针的杆状金属手柄，一端有螺旋帽和三瓣簧以夹持髓针，便于操作。

4. 根管扩大器和根管锉

ISO标准的根管扩大器和根管锉均由柄和工作端构成。工作端为不锈钢制成，其标准长度有21 mm、25 mm、28 mm 和31 mm 四种。工作端的刃部长度均为16 mm（图4-2），锥度为恒定的0.02，即从工作刃尖端向柄部每移动1 mm，其横断面的直径增大0.02 mm。因此，其刃尖端横断面直径（D_1）与刃末端横断面直径（D_2）的差值是恒定的（$D_2 - D_1 = 0.32$ mm）。主要用于根管的机械预备。器械工作端带有一个小的橡皮止动片，为标记工作长度所用（图4-3）。

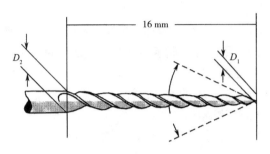

图 4-2　标准规格的根管扩大器

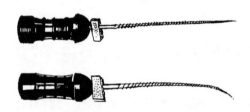

图 4-3　装有橡皮止动片的根管锉

根管扩大器刃端为螺旋状，每1 mm 有1/2~1 个螺纹，横断面为三角形。在根管内顺时针方向旋动时，有穿透缝隙和切割侧壁的能力，弹性较大，带出腐屑的能力较差。

根管锉的刃端有三种形状：K 型、H 型和鼠尾锉（图4-4）。K 型锉刃端是由横断面为三角形、四方形或菱形的不锈钢丝控制而成，为螺旋状，螺纹密，菱形截面的锉针控制出的螺刃呈高低交错。根管锉侧壁切割能力强，能使根管壁光滑，且带出碎屑能力强，但穿透能力较差。粗的 K 型锉和 H 型锉的切割刃为切削旋制所成，非控制而成。H 型锉的横断面为逗号形，在根管壁上提拉时，侧壁切割能力强，但旋转穿透力不强，且易折断。鼠尾锉刃端如倒钩髓针，每一圆周有 8 个尖刺，用以侧壁切割效率高，带腐屑能力甚强，但根管壁光滑度较差。

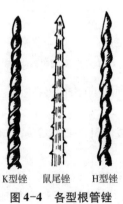

K型锉　鼠尾锉　H型锉

图 4-4　各型根管锉

　　根管扩大器和根管锉的国际标准型号按器械刃端横断面直径的大小分型，并以固定的颜色在器械的塑料柄上标定（表4-1）。

表4-1　根管扩大器和锉的国际标准型号

国际标准型号	刃尖端横断面直径/mm	器械塑料柄颜色
6	0.06	粉
8	0.08	灰
10	0.10	紫
15	0.15	白
20	0.20	黄
25	0.25	红
30	0.30	蓝
35	0.35	绿
40	0.40	黑
45	0.45	白
50	0.50	黄
55	0.55	红
60	0.60	蓝
70	0.70	绿
80	0.80	黑
90	0.90	白
100	1.00	黄
110	1.10	红
120	1.20	蓝
130	1.30	绿
140	1.40	黑

5. 扩孔钻

　　扩孔钻（G、P、B-1、D等）种类很多，其柄端与钻针类似，分为手用与机用两种。颈部细长，刃部为棱锥形、枣核形，其尖可进入根管口，刃可切割根管口的外缘与侧壁，随着尖刃的探入，根管可逐渐变大成为漏斗状（图4-5）。

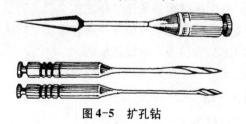

图4-5　扩孔钻

6. 螺旋充填器

　　螺旋充填器的柄同钻针类，可安装在慢速弯机头上使用。工作端为富有弹性的螺旋状不锈钢丝制成（图4-6）。顺时针方向旋转时，可将根管糊剂推入根管。

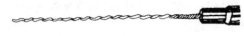

图 4-6　螺旋充填器

7. 根管充填加压器

有侧方加压器和垂直加压器两种（图 4-7），又分别包括指持和手持两类。长柄手持器械结构和形状与手用充填器相似，但其工作端细长；短柄指持器械结构、形状、型号大小和柄颜色与根管锉相似。侧方加压器的工作端长而尖细，尖端直径与 ISO 标准的根管锉相符，并以相同颜色标记器械柄，锥度也为 0.02。在根管冷侧压充填时，用于展牙胶尖与根管侧壁间的缝隙，以利牙胶尖成为根管中充填物的主体，并达到三维致密充实的状态。垂直加压器的工作端长而细，前端平，用于垂直向压紧根管内的牙胶。

8. 测量根管工作长度的标尺

为一段 4~5 cm 长的不锈钢制的米突尺，便于消毒（图 4-8）。

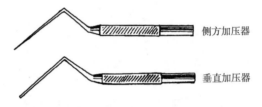

侧方加压器

垂直加压器

图 4-7　根管充填加压器

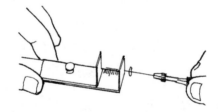

图 4-8　测量根管工作长度的标尺

四、临床操作

根管治疗由根管预备、根管消毒和根管充填三大步骤组成，现代的观念更强调将根管清理、成形、消毒合为一体，强调机械预备和化学冲洗在实现去除感染目标中的作用，通过严密堵塞根管实现杜绝再感染。高质量地完成根管预备和根管充填是根管治疗成功的关键，而不合格的根管充填往往是由于根管预备不合格造成的。

根管治疗的临床操作应该严格遵循无痛和无菌的原则。

（一）髓腔进入和初预备

髓腔进入是根管治疗的首要步骤，其目的是获得无阻力进入根管根尖部的流畅的直线通道，以利对根管进行彻底的清洁和成形。髓腔进入和初预备包含两层含义：一是由牙冠外部进入髓室，要求能够直接到达、进入根管口；二是髓腔的冠部预备，通过对髓室的初步预备、改形，使清洁、成形根管的器械能够顺畅进入根管。髓腔的冠部预备又称为初预备。

髓腔进入和冠部预备的关键是入口洞形的设计和便易形的制备。入口洞形的设计依据是髓腔的解剖形态，不同的牙齿应设计不同的入口洞形。洞形轮廓是髓腔外形在冠面的投影，确定各髓角或各根管口在拟进入的牙冠表面（通常是前牙舌面，后牙咬合面）的投影位置，其圆滑的连线即为进入洞口的外形。便易形是为使所有根管口能够直接暴露在直视的入口视野中，根管器械能够无阻挡直线进入根管深部而设计的髓腔入路形态。进入根管的直线通路是指当器械进入根管时，只有根管壁与器械相接触，入路的其他部分（如髓室侧壁、入口洞缘）均不应阻碍器械的进入。因此，应将洞口敞开，将髓室侧壁修整改形，去除根管口的不规则钙化物，使冠部洞口和根管口形成漏斗形状。入路应预备成自洞口至根管口乃至根管冠段的连续、平滑、流畅的锥体形态，以引导器械顺利进入根管。在制备便易形的过程中，有时需要切割掉一些健康的牙体组织，此时一定要兼顾剩余牙体组织的抗力强度，努力使丧失的牙体组织量达到最小。

1. 各组牙齿入口洞形和便易形的操作要点

（1）上前牙组：一般只有一个根管，髓腔与根管分界不明显，根管较粗大。除侧切牙根尖部向远中或舌侧弯曲外，其余根管大多无明显弯曲。髓角包含在发育叶内。根管的横断面为钝三角形，髓腔膨大部分在牙颈部近舌隆凸处。操作时，从舌面窝中央近舌隆凸处，垂直于舌面的方向钻入，穿通髓腔后，改成平行于牙长轴方向扩展。①入口洞形：形态，切牙为底朝切缘、尖朝牙颈部的圆三角形，尖牙为椭圆形；部位，舌面窝中央，近远中边缘嵴之间（图4-9）。②便易形：直线进入的阻挡在舌隆凸和切缘，操作时可于局部洞缘切槽以适应直线进入。必须仔细去净所有髓腔内容物，包括冠髓、着色牙本质和预备残渣，否则会引起牙齿变色。髓角处组织不能去净是最常见的问题。

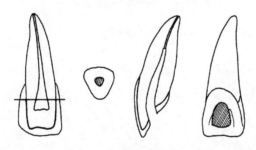

图4-9 上前牙髓腔进入图

（2）下前牙组：冠根形状同上前牙组，但体积小，牙齿直立在牙槽窝内，多为单根管，少数下前牙有两个根管。牙颈部的根管横断面近远中径非常窄。操作时，用700号细裂钻从舌面中央平行于牙长轴方向钻入，切勿近远中向偏斜，以免牙颈部侧穿。①入口洞形：形态，椭圆形；部位，舌面窝正中（图4-10）。②便易形：髓腔直线入路的投影穿过切缘，有时甚至投影在切缘的唇侧。所以，入口的唇舌向需有足够的扩展，以形成直线入路，预备时对切缘局部的损伤，可用牙色材料给予修复。

（3）上前磨牙组：牙冠的近远中径于颈部缩窄，牙根颈部横断面呈椭圆形，颊舌径明显大于近远中径。牙根为扁根。上第一前磨牙多为颊舌二根，根分叉位置接近根尖部。上第二前磨牙为一个扁根管。操作时，用细裂钻（700号）从𬌗面中央钻入，达牙本质后沿颊舌方向移动，从一侧髓角穿入髓腔，再扩向另一侧，注意钻针方向与牙长轴一致。①入口洞形：形态，长椭圆形；部位，颊舌三角嵴中点之间，咬合面近远中向的中1/3（图4-11）。

②便易形：髓腔扁长，入口的颊舌方向注意开够。牙冠颈部缩窄，近远中向宽度仅为牙冠接触区处宽度的 2/3，尤其是近中颈部牙本质壁较薄，应警惕该部位的穿孔。髓顶应去净，不要将 2 个髓角处的穿髓孔误认为根管口。

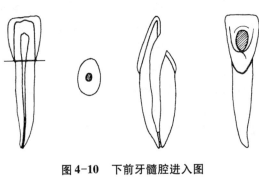

图 4-10　下前牙髓腔进入图

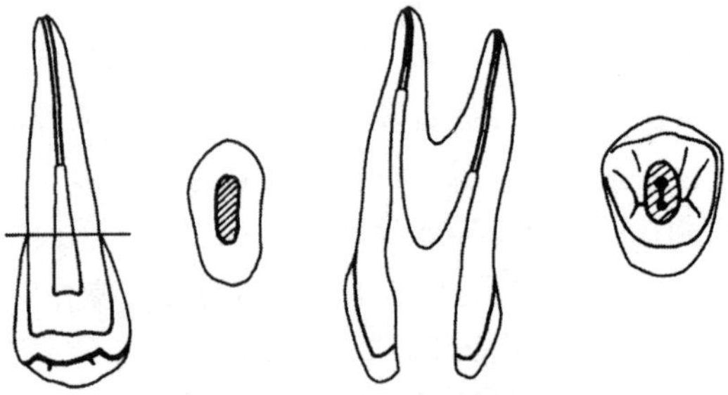

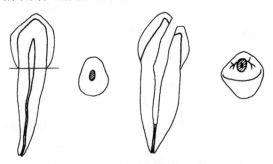

图 4-11　上前磨牙髓腔进入图

（4）下前磨牙组：下前磨牙的牙冠向舌侧倾斜，多为 1 个根管，少部分牙有 2 个根管。操作时，从殆面中央窝偏颊侧处钻入，以平行于牙长轴的方向颊舌向扩展。①入口洞形：形态，颊舌径略长的椭圆形或卵圆形；部位，咬合面颊尖至中央沟（图 4-12）。②便易形：注意钻针钻入的位置要偏颊侧，避免从舌侧穿孔。

图 4-12　下前磨牙髓腔进入图

（5）上磨牙组：上磨牙略向近中倾斜，牙冠颈部的近、远中径缩窄，尤其是远中面向颈部收缩更为明显。有 3 个根，一般在每个牙根中有 1 个根管，但近中颊根较扁，有时出现 2 个根管。颊侧根管较细弯，腭侧根管较粗直。从牙颈部的横断面可见 3~4 个根管口，排列成三角形或斜方形。操作时，由中央窝钻入，到牙本质后，钻针向颊侧和近中舌尖方向移动，从近中舌髓角进入髓腔，沿各髓角扩展。注意钻针勿向近、远中方向倾斜，避免牙颈部侧穿。①入口洞形：形态，钝圆角的三角形；部位，顶位于腭侧，底边位于颊侧，一腰在斜嵴的近中侧，与斜嵴平行，另一腰在近中边缘嵴内侧，与之平行（图4-13）。②便易形：去除髓室内的颈部牙本质凸起，形成直线到达各根管口的入路是改组牙初预备的重点。定位近中颊根的第二根管口（MB2）是该组牙入路预备的一个难点，MB2根管口通常位于近中颊根管口（MB）舌侧1.82mm之处，可将圆三角形顶增宽呈梯形入口使器械更易于查找、发现MB2根管口。定位MB2的方法：在MB根管口和腭根管口（P）的连线上，由远中颊根管口（DB）向MB-P连线引一条垂线，两线交点的近中即为MB2根管口的位置区域（图4-14）。

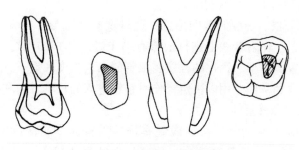

图4-13 上磨牙髓腔进入图

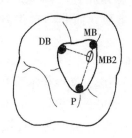

图4-14 上颌磨牙MB2根管口定位

（6）下磨牙组：下磨牙牙冠向舌侧倾斜，髓腔却偏向颊侧。一般有2个根，即近中根与远中根。近中根较扁，往往含有颊、舌2个根管。远中根较粗，多只有一个粗大的根管，少数病例也有2个根管。下第二磨牙牙根有时在颊侧融合，根管在融合处也彼此通连，在颈部横断面根管呈"C"字形。操作时，由𬌗面中央偏颊侧钻入，沿近、远中和颊舌方向扩展，从一侧髓角进入髓腔，沿各髓角扩展。注意钻入的位置不要偏舌侧，避免发生舌侧颈部穿孔。①入口洞形：形态，近远中径长、颊舌径短的钝圆角的梯形，其中近中边稍长，远中边稍短，舌侧洞缘在中央沟处；部位，咬合面近远中向中1/3，偏颊侧。②便易形：去除髓室内的颈部牙本质凸起，形成直线到达各根管口的入路是该组牙初预备的重点。在初始入口完成后，应根据根管口的位置再作便易形的修整。如远中有2个根管，常易遗漏远中颊（DB）根管，DB根管口位于远中（D）根管口的颊侧偏近中。定位远中根管口时，可在近中两根管的连线中点向远中做垂线或顺着髓室底表面近远中向的暗线向远中探寻，若远中根管口恰好位于垂线之上或暗线的尽头，多数为一个远中根管；若远中根管口偏于垂线或暗线的一侧（多为舌侧），则还应在其对侧（颊侧）找到第四根管口（DB根管）（图4-15）。

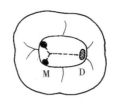
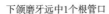
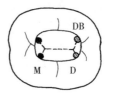

下颌磨牙远中1个根管口　　　　　　　下颌磨牙远中2个根管口

图4-15　下颌磨牙远中根管口的定位

2. 髓腔进入和初预备的操作步骤

（1）确定患牙冠、根、髓腔的解剖位置：通过观察牙冠与牙槽骨的关系和与之相交的角度，确定牙齿的位置。在附着龈上进行扣诊有助于确定牙根的走行。仔细研读术前X线片，可估计髓腔的位置、大小、钙化的程度，根管的大概长度和近—远中向的弯曲度。术者通过对上述信息的了解和掌握，用以决定操作时钻针进入的长轴方向和深度。

（2）去除龋坏组织和修复体。

（3）设计入口洞形，穿通髓腔，揭净髓室顶：预备牙本质深洞，一般情况下最好选择在高耸的髓角处穿髓；若遇髓室较小、顶底相近甚至相接，可考虑从对应于最粗的根管口处穿入。穿通髓腔后，可沿各髓角相连的髓室顶线角将髓室顶完整揭除。操作要领是应用钻针侧刃向外提拉式切割牙本质，而非向根尖方向钻磨。揭除髓室顶的同时可去除冠髓。

（4）修整髓室侧壁，形成便易形：前牙主要是去除入口切缘和舌隆凸处的阻挡，后牙主要是去除髓室侧壁牙颈部的牙本质凸起，又称牙本质领。髓室内牙颈部的牙本质凸起常常会遮挡住根管口的位置，也妨碍根管器械进入根管。颈部牙本质凸起的大小、厚度通常不会超过4#圆钻（直径1.4 mm）的大小。操作仍为向外提拉式动作。

（5）定位根管口：可循着髓室底色素标志查找根管口，也可寻找髓室底颜色有改变或牙本质不规则的迹象，根据这些线索在髓室底根管口的解剖部位稍用力探查能卡住DG-16探针针尖的位点，以此确定根管口的位置和分布，通过观察探针进入的角度了解根管的走行方向。当髓腔钙化较重，定位根管口发生困难时，应加强照明，辅助放大系统，如使用光纤照射仪、放大镜和显微镜，也可通过亚甲蓝染色髓室底，以发现那些未完全钙化的缝隙。

（6）去除根髓：选择与根管粗细相适应的拔髓针，斜插拔髓针至近根尖区（离根尖狭窄部2~3 mm处），作90°旋转，完整地一次拔除成形牙髓。如果冠髓已经坏死，先将1%~5.25%次氯酸钠溶液或2.5%氯亚明置入髓腔，然后拔髓，从根管口开始分段渐进地除净牙髓，不要一次到达根尖区。根管较细较弯曲时，拔髓针难以到达根尖1/3区，可用根管锉插入根管，轻微旋转搅碎牙髓，然后冲洗，反复数次可去净牙髓。

（7）探查、通畅根管，建立根管通路：选用小号K型锉（08号，10号，15号）在距锉针尖端2~3 mm处预弯，在冲洗液的伴随下自根管口向根管内以90°~180°轻微往返旋转进入，不要向根尖方向施压，预弯的器械尖端在不断地往返转动进入过程中可以绕过或避开根管壁上的不规则钙化物及台阶，顺利地到达根尖部，建立起根管的通路，为根管预备做好准备。这种用于探查根管的小号K锉又称作根管通畅锉。在建立根管通路的操作期间，可伴随使用 EDTA 凝胶或溶液，还要以大量的冲洗液冲洗、充盈髓腔，冲洗液推荐用次氯酸钠溶液。

（二）根管预备

根管预备是采用机械和化学的方法尽可能地清除根管系统内的感染物质，包括：牙髓腔内所有的残髓，微生物及其产物，以及感染的管壁牙本质，达到清理、成形根管的目的。

对牙髓已遭受不可复性损害的活髓患牙进行根管治疗又称为牙髓摘除术。由于该类患牙的根管深部尚未被感染，预备根管的主要任务是去除根管内的牙髓组织并成形根管，以利根管充填。因此，在临床操作过程中应特别注意避免将感染带入根管深部。

根尖周病患牙的牙髓多已坏死，根管存在着严重的感染。对这类死髓患牙进行根管治疗，不仅要去除坏死牙髓的残渣，更重要的任务是去净根管内的感染刺激源，即细菌及其毒性产物。彻底清洁根管系统后，再对根管进行严密的充填，将根管内已减少到很微量的残余细菌封闭在无营养来源的根管中，使之丧失生长繁殖的条件，杜绝再感染发生的机会，从而为血运丰富的根尖周组织行使其修复再生功能提供有利条件，最终达到防治根尖周病的目的。

1. 根管预备的原则和标准

（1）应在无痛、无菌的条件下操作，避免医源性的根管内感染或将感染推出根尖孔。

（2）根管预备应局限在根尖狭窄部（即牙本质—牙骨质交界处）以内的根管空间，所有操作必须在准确掌握工作长度（WL）的基础上进行，工作长度是指根管器械进入根管后从牙冠部的参考标志点到达根尖狭窄处的距离。

（3）机械预备前，一定要让化学冲洗液先行进入根管；机械预备过程中，必须伴有大量、频繁的化学冲洗液浸泡、冲洗，同时辅助以化学螯合剂的润滑；机械预备结束后的末次根管冲洗，液量应多于 2 mL。

（4）根管清理、成形的标准。

1）根管管径扩大，根管内及根管壁的绝大部分感染物被机械刮除或化学溶解、冲出，去除根管壁上的玷污层。

2）根管形成从根管口至根尖狭窄部由粗到细的具有一定锥度的形态。根管的冠 1/3 部分应充分扩大，以提供足够的空间，利于根管冲洗和牙胶的加压充填。

3）保持根管原有的解剖位置和走行，避免出现根管改道偏移、过度切割和侧壁穿孔等并发症。

4）保留根尖狭窄部的完整形态，在牙本质—牙骨质交界的牙本质侧形成根尖挡，以利根管充填时将主牙胶尖的尖端固位并提供一个在根管内压紧充实根充材料的底托，限制超填。

2. 根管预备的操作步骤

根管机械预备的主要技术有步退法、步进法和冠下法，三者对根管分段预备的顺序有所不同（表4-2），但为了有效地实现根管预备的目标，避免预备并发症和器械断离等操作意外的发生，现代的观念更强调将髓室和根管冠部充分预敞，在完全消除来自冠方对器械的阻力后，再行根管根尖部的预备。因此，在临床实际操作中上述各种方法的运用也不是截然分开的。

表 4-2 根管机械预备技术

步退法	步进法	冠下法
髓腔初预备通畅根管	髓腔初预备通畅根管	髓腔初预备通畅根管
确定 WL	根管冠 1/2 逐步深入预备	根管冠部预备
根管根尖部预备	确定 WL	确定 WL
根管中部预备	根管根尖 1/2 逐步后退预备	根管中部预备
根管冠部预备		根管根尖部预备

在实施操作前必须拍摄 X 线片，用以辅助诊断和了解根管解剖情况，还作为估计根管工作长度的依据。在完成髓腔进入并初预备到位后，开始进行根管的预备。

（1）确定根管工作长度（图 4-16）。首先测量术前 X 线片上该牙齿的长度（由切端、牙尖或后牙窝洞边缘的某一点至根尖端），将此值减 1 mm 作为估计工作长度。然后将 10 号或 15 号根管锉或扩大器插入根管内，用电阻抗型根尖定位仪测定工作长度时，需保持根管内处于潮湿状态，一边向根尖方向推进器械，另一边读取仪器指示盘上的显示，当指示到达根尖狭窄区时，用橡皮止动片标记进入器械在牙冠标志点处的位置。从根管中取出器械，量取器械尖端到止动片的距离，并记录为工作长度（WL）。还可在根管内插入按估计工作长度标记的诊断丝（X 线阻射的金属根管器械或牙胶尖）拍摄 X 线片，通过测量诊断丝尖端到患牙根尖顶端的距离（d）来确定根管的工作长度：如果距离（d）≤0.5 mm，又无根管的 X 线透射影像即诊断丝尖端达根尖狭窄部，则该估计工作长度就是确定的工作长度；如诊断丝尖端未达根尖狭窄部，则确定的工作长度 = 估计工作长度 + d – 1.0 mm；如诊断丝超出根尖孔，则确定的工作长度 = 估计工作长度 – d – 1.0 mm；如 X 线片显示患牙根尖硬组织有明显吸收，则工作长度 = 估计工作长度 –（0.5 ~ 1.0）mm。根尖定位仪测定法和根管内插诊断丝拍 X 线片均可定为常规步骤，以确保后续各步顺利进行。在一些特殊情况下，可用手感法补充其他方法的不足。有经验的医师在器械无阻力进入根管的条件下，凭手指的感觉可判定器械达根尖狭窄区，器械再进一步深入则出现突破感，若手感法测得的长度与估计工作长度的数值相符，则取该数值为工作长度，如两者差异 >1.5 mm，则需拍诊断丝 X 线片。手感法往往是不准确的，不能作为常规步骤。

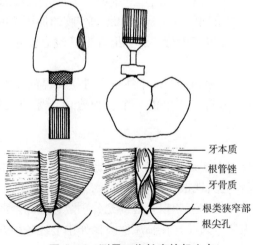

牙本质
根管锉
牙骨质
根类狭窄部
根尖孔

图 4-16 测量工作长度的起止点

（2）步退法根管预备（图4-17）。

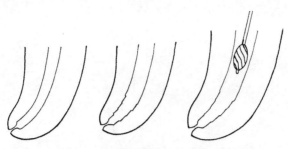

图4-17　步退法根管预备的操作步骤

1）形成根尖挡。①根据根管粗细选择第一支根管锉或称初锉（IAF）或扩大器的型号，即能从根管口顺利插至根尖狭窄部而又不能穿透根尖孔的最大型号的根管器械（如10号或15号）。②向根管内滴入冲洗液（如5.25%次氯酸钠），将初锉插入根管，遇有阻力时，往返小于90°旋转推进，到器械上的工作长度标记为止。顺时针方向沿根管壁周缘扩锉以除去根管内淤积的腐物和平整根管壁，然后将器械贴紧一侧管壁向外拉（此即为扩锉的过程），沿管壁四周不断变换位置，重复上述动作。当感觉器械在根管内较松弛后，即根管锉或扩大器进出无阻力时，按顺序换大一号的根管锉，按上述动作要领继续扩锉，每次均要求到达WL，即止于根尖狭窄部，直至较初锉的型号大3个型号为止，形成宽于根尖狭窄直径的底托状根尖挡。最后那支全WL预备的锉被定为主锉（MAF），根管充填时的主牙胶的型号即按MAF的大小来选定。③扩大过程中，每换一号器械，都必须用前一号锉或初锉进行全工作长度的回锉，并用大量冲洗液冲洗根管，以去除扩锉下来的牙本质碎屑，疏通根管，避免形成牙本质泥堵塞或穿出根尖。例如用15号锉为初锉（IAF），根管预备时则应依次按15→20→15→25→20/15→30→25/15号全WL预备，每换一号锉均作冲洗，30号锉为主锉（MAF），主牙胶尖也应选择30号。冲洗时，冲洗针头应尽量插入根管深部，但不要卡紧，以提插动作轻柔推入冲洗液，同时让出液体反流的空间。冲洗液可用2.5%氯亚明，若用次氯酸钠溶液则必须用橡皮障防护。也可用超声波仪清洗根管。

2）步退预备。主锉预备完成后，每加大一个型号时，WL减少1mm，以形成根管根尖部的较大锥度。按这一方法再扩锉3~4个型号，即步退3~4mm。每增加一号扩锉后，仍用主锉全WL回锉，以保持根管通畅和使根管壁光滑。

3）根管冠部的预备。用较根管管径小的扩孔钻开敞根管冠部，只适用于弯曲根管的冠方直线部分的预备。较常使用2~4号GG钻，以慢速轻巧的提拉方式将根管口和根管的冠2/3敞开呈漏斗状。先用2号GG钻插入根管，深度不超过2/3 WL；再用3号GG钻少进入2~3mm，最后用4号GG钻仅作根管口的成形。

（3）弯曲根管的预备。根据X线片所示牙根的弯曲程度对所选不锈钢初锉（IAF）进行预弯并将止动片上的标识调整到弯曲内侧位置以指示根管弯曲的方向。根管冠部要作充分的预展，可采用逐步深入的方法，尽量将弯曲拐点冠方的根管预备成直线通路；弯曲下段的扩锉手法推荐使用反弯锉动法，即根管内的器械向弯曲的相反方向贴壁施力提拉锉动，最好不要旋转器械切割根管壁，避免造成根尖拉开和形成肘部（图4-18）。根尖拉开指在预备弯曲根管时，根管锉在根尖处旋转操作，根管根尖1/3处的弯曲被拉直，根尖孔变成泪滴状或椭圆形，造成根尖部根管偏移或根管壁穿孔；肘部是指在根尖拉开的冠方人为造成的根管最窄处，根充时充填材料在此终止，导致根尖部拉开区形成空腔。用不锈钢锉预备超过 25°的弯曲根管，根尖部只扩大到 25 号即可（即 MAF 为 25 号）。

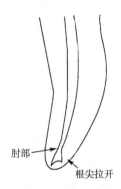

肘部
根尖拉开

图 4-18　根管预备缺陷：根尖拉开和肘部

（4）旋转机用镍钛器械预备根管：旋转机用镍钛器械由于其高柔韧性、高切割效率和良好的生物相容性被越来越多的临床医师所接受。它被设计为从 ISO 标准锥度 0.02 至 0.12 的大锥度，其操作方法是冠下法根管预备技术的最佳体现：由大锥度锉针先行，在顺序减小锥度的过程中使锉针逐步深入根管，直至到达根尖狭窄部。如先用 30 号 0.06 锥度锉针进入根管，操作长度为 WL-5 mm，预备根管冠 1/2 部分；再用 30 号 0.04 锥度锉针预备根管中下部，操作长度为 WL-2 mm；最后用 30 号 0.02 锥度锉针预备根管根尖部，操作长度为全 WL。目前常见的旋转机用镍钛锉有以下系列：Protaper、HERO、K3 等。术者使用时应按照各系列生产厂家的使用说明进行操作。

旋转机用镍钛器械操作要领如下：①必须先用手用器械通畅根管，至少要预备到 15 号锉；②限定马达的扭矩，保持恒定的低速旋转（300~600 rpm）；③切勿根尖向用力施压，保持外拉手力；④遇阻力停转不要松脚闸，反转取出锉针，勿硬性拔出；⑤勿在同一根管深度停留时间过长或反复操作；⑥以手用器械探查、回锉根管，建立根尖挡；⑦频繁、大量冲洗根管；⑧锉针使用前、后必须仔细检查，一旦发现可疑损伤，应立即丢弃、更换；用后应清洁、高温高压消毒，勿超限次使用。

（三）根管消毒

在对活髓牙进行根管治疗时，一般不需要作根管封药，提倡根管预备和根管充填一次完成。

由于大多数感染根管的管壁牙本质小管深处已有细菌侵入，单纯的根管预备有时难以达到彻底清创的效果，因此，有必要在根管中封入有效的抑菌药物，以进一步减少主根管和牙本质小管内的细菌数量。临床上，当根管预备质量较高时，也可对感染根管即刻进行充填，但是，在有严重的肿痛症状或活动性渗出时，应经过根管封药减轻症状后再行根管充填。

根管封药所用药物必须具备确定的抑菌或杀菌效果。否则，在封药期间，根管预备后留存在根管内的残余细菌可大量增殖，加之洞口暂封材料微渗漏所造成的口腔细菌再度感染根管，使根管内的细菌数量甚至可超过封药前的水平。目前更提倡使用杀菌力强的糊剂，如氢氧化钙糊剂、以抗生素和皮质类固醇为主要成分的糊剂、碘仿糊剂等。根管封药一般为 7~14 天。

（四）根管充填

根管充填是根管治疗的最后一步，也是直接关系到根管治疗成功与否的关键步骤。其最终目标是以生物相容性良好的材料严密充填根管，消除无效腔，封闭根尖孔，为防止根尖周病变的发生和促使根尖周病变的愈合创造一个有利的生物学环境。

严密充填根管的目的：一是防止细菌再度进入已完成预备的清洁根管；二是防止根管内的残余细菌穿过根尖孔进入根尖周组织；三是防止根尖周组织的组织液渗入根管内未充填严密的空隙。渗入根管内的组织液可作为根管少量残余细菌的良好培养基，细菌由此获得营养后大量增殖，构成新的感染源，危害根尖周组织。

根管充填的时机：①患牙无自觉症状；②检查患牙无叩痛、肿胀等阳性体征；③根管内干净，管壁光滑，无渗出，无异味。

临床应用的根管充填方法有许多，目前采用较多的是冷侧压技术。近年新发展了各种热牙胶充填技术，如热牙胶垂直加压技术、热塑牙胶充填技术、Thermafil 载核热牙胶技术等。

下面介绍冷侧压技术的操作步骤。

（1）用消毒的纸捻或棉捻擦干根管。

（2）按根管预备的情况，选择与主锉（MAF）相同号数或小一号数的消毒侧压器，在WL-1 mm 的位置上用止动片标记，插入空根管时感觉较为宽松，侧压器与根管壁之间有一定的空间。

（3）选择一根与主锉（MAF）相同号数的 ISO 标准锥度牙胶尖作为主尖，标记工作长度，在根管内试牙胶尖，插入主牙胶尖到达 WL 后有回拉阻力，即回抽主牙胶尖时有尖部被嗫住的感觉（图4-19）。选择数根与侧压器相同号数或小一号数的牙胶尖作为辅尖。75%酒精消毒备用。

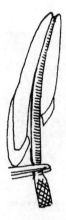

图4-19　在根管内测量主牙胶尖

（4）在根管充填的器械上（光滑髓针、纸捻或根管螺旋充填器）标记 WL，将其蘸根管封闭剂或自调的半流动状态的氧化锌丁香油糊剂后插入根管，向根尖部顺时针快速旋转推进至 WL，然后轻贴一侧根管壁退出根管，再蘸糊剂按上述动作要领重复 2～3 次。

（5）将主牙胶尖标记以后蘸糊剂插入根管至 WL。

（6）沿主牙胶尖一侧插入侧压器至标记的深度，并将主牙胶尖侧压向根管一侧，保持15 秒后左右捻转，同时离开主牙胶尖贴其对侧根管壁取出侧压器。

（7）在侧压器形成的间隙内插入一根蘸有少许糊剂的辅尖，再行侧压并插入辅尖，直至侧压器只能进入根管口 2～3 mm 不能继续插入辅尖为止。

（8）用烤热的充填器在根管口下方约 1 mm 处切断牙胶尖，再向根方垂直压实根管内的牙胶。

（9）窝洞封以暂封剂。

（10）拍摄 X 线片，检查根管充填的情况。

五、根管充填的标准判断

根管充填后，常规拍摄 X 线片判断根管充填的情况，有以下 3 种表现（图 4-20）。

1. 恰填

根管内充填物恰好严密填满根尖狭窄部以上的空间。X 线片见充填物距根尖端 0.5～2 mm，根尖部根管无任何 X 线透射影像。这是所有患牙根管充填应该达到的标准。

2. 超填

X 线片显示根管内充填物不仅致密充盈了上述应该填满的根管，而且超出了根尖孔，充填物进入根尖周膜间隙或根尖周病损区，即所谓的致密超填。一般来说，超填可以引起根管充填术后的并发症，严重者发生急性牙槽脓肿，而且延缓根尖周病变组织的愈合。超填的充填物不能再以非手术的方法由根管取出。但对于仅有少量糊剂的超填，临床是可以接受的。

3. 差填或欠填

X 线片显示根管内充填物距根尖端 2 mm 以上，根尖部根管仍遗留有 X 线透射区。还有一种更糟糕的情况是超充差填，即根管内（尤其是根尖处）充填不致密，有气泡或缝隙，同时又有根充物超填进入根尖周组织。上述根管充填结果均不符合要求，应该取出充填物，重新作根管的预备和充填。

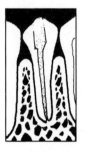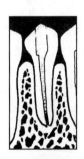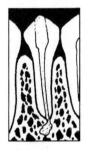

恰填　　　　　差填　　　　　超填

图 4-20　根管充填的标准判断

六、注意事项

1. 根管预备前

应检查根管治疗器械有无易折断的迹象，如工作刃螺纹松解或旋紧、90°角的弯痕、局部闪点、锈蚀等，如有则不能使用。注意器械的消毒。

2. 根管预备时

患者体位应根据牙位调整适宜。操作时应使用橡皮障隔离装置。无条件用橡皮障的初学者，在使用根管器械时必须拴安全丝，根管器械在根管内时，术者的手指切勿离开器械柄，以防器械脱出而误吞、误吸。

3. 较大的根尖周囊肿

拟作根尖手术的患牙，可于术前即刻行根管预备及根管充填；如囊液过多难以完善根管充填，可于手术过程中作根管充填。

七、术中或术后并发症及其处理

1. 根管锉或扩大器滑脱

每次使用根管器械时，术者首先要时刻提其防滑脱和误吞。当器械滑脱于口腔中时，术者不要慌张，将手指放入患者口中，务必不要让患者闭嘴，用镊子安全取出即可。如果滑脱在舌体人字缝前后，应立即使患者的头低垂，同时术者的工作手指绝不要离开患者的口腔，用示指轻压患者舌根以利器械自行掉出口外。

2. 根管器械误吸、误吞

器械如掉入呼吸道，患者会感到憋气难忍，应立即送耳鼻喉科急诊，用气管镜取出异物。器械误入消化道时，患者无明显不适，应立即送放射科透视，以确定器械位于消化道内的部位，并住院密切观察。记录患者既往消化道病史，查大便隐血，同时大量进食多纤维的蔬菜和滑润食物，如韭菜、芹菜、木耳、海带等，禁忌使用泻剂。每日透视一次，追踪器械在消化道的移动去向。如有大便应仔细查找，必须在粪便中找到误吞的器械并请患者看后为止。应用橡皮障隔离法可预防其发生。

3. 根管内器械断离

一旦发现器械折断，首先应拍摄 X 线片，确定断离器械停留的部位。如断离器械在根管内，未超出根尖孔，如能用较细的根管器械绕过断离器械，形成旁路，根管仍然通畅，可继续完成根管治疗，定期复查；如断离器械卡在根管内并堵塞住根管，可转诊到牙髓专科使用显微超声技术试行掏取；如断离器械位于弯曲根管的根尖部甚或超出根尖孔，很难取出，但若此时根管已经清创较为干净，则可继续于断离器械的冠方完成根管治疗，术后予以观察，必要时可考虑做根尖手术；如折断器械较长而根管又不通畅，根尖无病变者可作氢氧离子或碘离子导入后塑化治疗，定期观察；根尖有病变者可行倒充填术；磨牙个别根管手术如有困难，则可作截根术或半根切除术。

4. 髓腔或根管壁侧穿

穿孔部位于龈下时，可在显微镜下用 MTA（三氧矿物盐聚合物）修补穿孔。前牙也可在根管治疗完成后做翻瓣手术，选用 MTA、氧化锌丁香酚基质的材料（如 IRM、super EBA）、复合树脂或银汞合金等材料修补穿孔。后牙根分叉处穿孔时，如穿孔直径小于 2 mm 又不与龈袋相通，也可选用 MTA 修补，或由髓腔内放氢氧化钙制剂后用玻璃离子水门汀封闭穿孔；如穿孔过大，结合牙冠龋坏情况作截根术或半切除术。如在根管中、下部侧穿，则在急性炎症控制后作常规根管充填即可。

5. 根管充填后疼痛

结合病史和 X 线片所见，仔细分析引起疼痛的可能原因，进行不同处理。

（1）若根管充填后有较轻疼痛和叩痛，可不作处理，待其自行恢复。

（2）外伤冠折患牙、根尖完好而有疼痛者，可作理疗。

（3）感染根管或同时有根尖病变的患牙根管充填完善或超填者，如出现疼痛，不必取出根管内充填物，可作理疗，同时服用消炎药和止痛药。

（4）个别的超填患牙有较长时间疼痛，上述各种处理后不见缓解者，可考虑作根尖搔刮术。

八、术后组织反应与疗效判断

拔除活髓时，根髓多在根尖狭窄附近撕断，组织断面出血并有血凝块形成，开始有炎症反应，白细胞渗出并以吞噬活动清除撕裂面上的坏死组织。3～4 天后，创面的渗出停止，来自周围组织的成纤维细胞和其他细胞移入血块，血块机化变成肉芽组织，再转化为纤维结缔组织，分化出成牙骨质细胞，在根面沉积牙骨质，最终封闭根尖孔。有时纤维组织也可变为瘢痕组织，称为瘢痕愈合。

慢性根尖周炎时，在根尖周形成炎性肉芽组织，但经过完善的根管治疗后，根管内感染已消除，病变区便可以恢复。先是炎症成分被吞噬细胞移去，肉芽组织逐渐纤维化。纤维成分逐渐增加，细胞和血管逐渐减少，并在近牙骨质面分化出造牙骨质细胞，在根面逐渐沉积牙骨质；而在近骨面则分化出成骨细胞，在接近破坏的骨面形成骨质，逐渐将破坏区的骨质修复并形成硬骨板，此为理想的愈合。有时，增宽的牙周膜间隙中为瘢痕结缔组织，这也是根尖周病变愈合的一种形式。

慢性根尖周炎病变区的愈合需要数月至数年之久，年轻人修复能力强，可在数月中见到骨质新生；成年人则需要较长的时间，有时需要 2～5 年才能完全由骨质修复根尖病变的破坏区。

根管治疗后两年复查病例，如患牙无自觉症状，功能良好；临床检查正常，原窦道闭合，X 线片见根尖周组织正常，原病变区消失或是根尖牙周膜间隙增宽，硬骨板白线清楚，均为治疗成功的病例。如果要观察病损愈合的动态变化，可分别于术后 3 个月、6 个月、1 年、2 年复查病例，观察上述各项指标。

（李文波）

第三节　牙髓塑化治疗

一、原理

牙髓塑化治疗是将处于液态未聚合的塑化剂导入已基本去除牙髓的根管内，塑化剂渗入侧副根管和根管壁的牙本质小管内，在形成酚醛树脂聚合物的过程中将根管系统内剩留的感染物质及残髓组织包埋，凝聚后变为无害物质并严密封闭根管系统，达到消除病源、防止根尖周炎发生或治愈根尖周病损的目的。

二、适应证

（1）成年人后牙不可复性牙髓炎、残髓炎、牙髓坏死。

（2）后牙急性根尖周炎消除急性炎症后；有瘘或无瘘型慢性根尖周炎而根尖孔未吸收破坏的患牙。

（3）根管内器械断离，不能取出而又未出根尖孔的患牙。

（4）老年人已变色而根管又过分细窄的患病前牙。

三、塑化剂的配制与理化生物学性质

目前采用的塑化剂为甲醛配制的酚醛树脂。酚醛树脂聚合（凝固）反应的时间受以下因素影响：①酚和醛的体积比例，醛占比例过大，凝固时间延长；②氢氧化钠（催化剂）体积比例大则凝固快；③温度（室温）高则凝固快，故在小而深的、不易散热的容器中凝固较快，浅碟状易散热的容器中则凝固较慢；④还与配制的总体积有关，体积大，凝固较快。

与牙髓塑化治疗原理有关的酚醛树脂的性质有以下 7 点。

1. 塑化作用

酚醛树脂可以渗透到生活组织、坏死组织及组织液中，与组织一起聚合，成为酚醛树脂与组织的整体聚合物。镜下见组织和细胞保持原来的形态，但分不出酚醛与组织的界限。组织液与酚醛树脂混合时，也能聚合，但塑化剂的体积必须超过被塑化物质的体积方能塑化。

2. 抑菌作用

酚醛树脂在凝聚前和凝聚后均有较强的抑菌作用，塑化后数月的牙髓也仍有抑菌作用。

3. 渗透作用

酚醛树脂在未聚合时，渗透性较强，可以渗透到残髓组织、侧支根管和牙本质小管中（达管壁 1/3 ~ 全长）。

4. 体积改变

酚醛树脂凝固后在密封的环境中不发生体积改变。但若暴露于空气中则可逐渐失水，从树脂中心部出现裂缝，向根管壁方向收缩。

5. 刺激作用

酚醛树脂凝固前对组织有刺激作用，对软组织也有腐蚀性，因此在塑化治疗的操作过程中要防止塑化剂对黏膜的灼伤，避免将塑化剂压出根尖孔。

6. 无免疫源性

临床条件下，酚醛树脂的应用不会引起系统性免疫反应。

7. 无致癌性

遗传毒理学三种短期致突变筛检试验的结果显示基因突变、DNA 损伤和 SOS 反应均为阴性，初步预测酚醛树脂为非致突变、非致癌物。

四、操作步骤

（1）开髓，去髓室顶，尽量去除牙髓和根管内感染物。牙髓炎患牙可使用失活法，失活剂以金属砷封药两周为宜；也可在局部麻醉下一次拔髓后完成下一步塑化操作，若拔髓后出血较多，应先予以止血或行髓腔封樟脑酚（CP）棉球，3 ~ 5 天后再次就诊完成塑化。

根尖周炎患牙，如叩诊疼痛，根尖部牙龈扪痛、红肿，或根管内渗出物较多，应先行应急处理，待急性症状消除后经髓腔封甲醛甲酚（FC）棉球再进行下一步骤塑化；慢性根尖周炎患牙也可在髓腔封甲醛甲酚（FC）棉球，无症状后再行塑化。

（2）隔湿，在消毒液伴随下通畅根管，但不要扩大根管，对根管的要求仅为能用 15 号或更小号根管器械通畅到达近根尖处。操作过程中尤忌扩通根尖孔。干燥髓腔，较粗大的根管应擦干。原龋洞位于远中邻面牙颈部，龈壁较低者，为了防止塑化剂流失灼伤软组织，需用较硬的氧化锌丁香油糊剂做出临时性的远中壁（假壁）。

（3）用镊子尖端夹取塑化剂送入髓腔，也可用光滑髓针或较细的根管扩大器蘸塑化剂直接送入根管内，伸入根尖 1/3～1/4 处，沿管壁旋转和上下捣动，以利根管内的空气排出及塑化剂导入。然后用干棉球吸出髓腔内的塑化剂。重复上述导入过程，如此反复 3～4 次即可。最后一次不要再吸出塑化剂。

（4）以氧化锌丁香油糊剂封闭根管口，在糊剂上方擦去髓腔内剩余的塑化剂。擦干窝洞壁，用磷酸锌水门汀垫底，作永久充填。如需观察或窝洞充填有困难，可于塑化当日用氧化锌丁香油糊剂暂封，过 1～2 周就诊，无症状后，除去大部分暂封剂，作磷酸锌水门汀垫底及永久充填。

五、术中和术后并发症及其处理

1. 塑化剂烧伤

塑化剂流失到口腔软组织上或黏膜上，颜色改变、起皱，应即刻用干棉球擦去流失的塑化剂，并用甘油棉球涂敷患处。

2. 根尖周炎

因塑化剂少量出根尖孔引起的化学性根尖周炎常于塑化后近期发生。患者叙述该牙持续性痛，不严重，轻度咀嚼痛。检查有轻度叩痛，但牙龈不红，无扪痛。同时还应检查充填物有无高点，适当地调𬌗观察而不作其他处理；如疼痛较重，可用小剂量超短波处理，同时口服消炎止痛药。

如因治疗时机选择不当，感染未除净或器械操作超出根尖孔导致急性根尖周炎，则疼痛较重，牙龈红肿、扪痛或已有脓肿形成，应按急性根尖周炎处理。同时应重新打开髓腔，检查各根管的情况，是否有遗漏未做处理或塑化不完善的根管等。待急性炎症消退后，分别情况重作治疗。

3. 残髓炎

塑化治疗后近期或远期均可出现，多为活髓拔髓不充分或遗漏有残余活髓的根管未作处理或塑化不完善。须打开髓腔，仔细找出有痛觉的根髓，拔髓后再作塑化治疗。

4. 远期出现慢性根尖周炎

X 线片出现根尖周 X 线透射区或原有病损区扩大，出现窦道或原有窦道未愈合。除因为遗漏根管未作处理或塑化不完善以外，还可能因原根尖周炎症造成根尖孔有吸收、破坏，致使塑化剂流失，根尖部封闭不严密，感染不能控制。根据根尖孔粗细决定再治疗方法：根尖孔粗大的患牙，改作根管治疗，必要时作根尖手术治疗。

六、术后组织反应与疗效判断

根管内残髓组织被塑化，以及塑化剂限制在根尖孔内时，与其邻近处的牙周膜内早期有轻度炎症细胞浸润，并有含酚醛树脂颗粒的吞噬细胞。3 个月后，炎症细胞逐渐消失，原炎症组织被正常的结缔组织代替，根尖孔附近有牙骨质沉积，组织修复过程与成功的根管充填后相似。但若未被塑化的残髓较多，或塑化剂未达到根尖 1/3 部分，则可出现残髓炎或根尖周炎，导致治疗失败。

如果少量塑化剂超出根尖孔，根尖周部分组织被塑化，其外围组织出现局限性的化学性炎症反应。3~6个月后炎症逐渐消退，9~12个月后开始修复。延缓了根尖周组织的修复过程。

牙髓塑化治疗后两年复查，如果患牙无自觉症状，功能良好；临床检查正常，原有窦道消失；X线片见根尖周组织正常，原根尖周病损消失，或仅有根尖周牙周膜间隙增宽，硬骨板清晰，根周牙槽骨正常，则为治疗成功病例。

如果要观察根尖周组织病损修复的动态过程，可在术后3个月、6个月、1年、2年分别复查患牙。在术后3~6个月时，如果临床无明显症状，但X线片却发现根尖周病变较术前似有扩大，不一定表明病变在发展，可能是根尖周组织对溢出根尖孔的塑化剂的反应。应该继续观察，部分病例的根尖周病损可能以后仍会逐渐缩小，直至消失。

（李文波）

第四节 牙髓炎相关问题

一、牙髓炎的病因

牙髓位于牙齿内部，周围被矿化程度较高的牙本质所包围，外界刺激不易进入牙髓腔，引起牙髓病变，只有在刺激强度极大时，才可能使牙髓受到损害。牙髓组织通过一个或数个窄小的根尖孔与根尖周组织密切联系，牙髓中的病变产物和细菌很容易通过根尖孔向根尖周组织扩散，使根尖周组织发生病变。

在大多数情况下，牙髓的病变是在牙釉质、牙骨质和牙本质被破坏后产生的。牙髓的感染多用由细菌引起，这些细菌都来自口腔，多数是来自深龋洞中，深龋洞是一个相当缺氧的环境，有利于厌氧菌的生长繁殖，当龋洞接近牙髓或已经穿通牙髓时，细菌或其产生的毒素可进入髓腔引起牙髓炎。其他一些近牙髓的牙体硬组织非龋性疾病，如外伤所致的牙折，楔状缺损过深使牙髓暴露，畸形中央尖，磨损后露髓，畸形舌侧窝，牙隐裂，严重的磨损等也可引起牙髓炎。牙齿患牙周病时，深达根尖的牙周袋可以使感染通过根尖孔或侧支根管进入髓腔，引起逆行性牙髓炎。另外菌血症或脓血症时，细菌可随血液循环进入牙髓，引起牙髓炎。除感染外，一些不当的刺激也会引起牙髓炎，如温度骤然改变，骤冷骤热便会引起牙髓充血，甚至转化为牙髓炎；治疗龋病时，某些充填材料含刺激性物质，会引起牙髓病变；消毒窝洞的药物刺激性过强，牙髓失活剂使用不当，备洞时操作不当产热过多等。

二、急性牙髓炎的应急措施

俗话说"牙痛不算病，痛起来真要命"，这是急性牙髓炎的典型写照，急性牙髓炎发病急，疼痛剧烈。在没有受到任何外界刺激的情况下，可突然发生自发性锐痛，阵发性发作或加剧，牙髓化脓时可出现跳痛。夜间疼痛较白天剧烈，患者常因牙痛难以入眠，或从睡眠中痛醒。冷热刺激可激发或加剧疼痛，冷刺激可使之疼痛缓解，这是由于牙髓的病变产物中有气体，热刺激可使其膨胀，髓腔内压力增加，疼痛加重，冷刺激使其体积收缩，压力减少，疼痛缓解。疼痛呈放射性，可沿三叉神经分布区放射至患牙同侧的上下颌牙或头、颊、面部等，患者大多不能明确指出患牙的位置。检查时可发现，患牙有深龋或其他接触牙髓的牙体硬组织疾病，或可见有充填体，或可查到深牙周袋，叩诊可有不适或轻度疼痛。当患有急性牙髓炎，疼痛难忍又不能去医院时，患者可采取些自我救治的方法。口服镇痛剂有一定的镇痛效果；掐按双侧的合谷穴或周侧的平安穴（耳屏与口角边线的中点），效果较好，上颌牙可加按太阳穴；清除龋洞内嵌塞的食物，把浸有止痛药物如牙痛水、细辛、花椒等的棉球放入洞内，也能收到止痛的效果。患急性牙髓炎时，应当及时到医院就诊，因牙髓急性发炎时，体积膨胀，炎症渗出物积聚，使髓腔压力明显增加，牙髓腔周围都是硬壁，牙髓仅通过狭窄的根尖孔与根尖周组织相通，压力得不到缓解，加上毒素的作用，使牙髓受到强烈刺激，疼痛剧烈。治疗的关键在于迅速止痛，最有效的方法是注射麻醉药后，在牙齿表面离牙髓最近的地方，用牙钻打一个洞，让炎症渗出物从洞口流出，称为开髓引流。当牙髓已坏死时，还要尽可能消除发炎坏死的牙髓，然后在髓腔内放入消炎镇痛的药物。经过上述治疗后，绝大多数患者可收到立竿见影的效果，此外还可以再给患者口服一些止痛药物。当急性炎症控制以后，再进行彻底的牙髓治疗，如塑化术、根管治疗等，使患牙得以保存。

三、什么是开髓治疗

为了减轻髓腔的压力，消除或减少牙髓组织所受到的刺激，缓解剧烈疼痛，医生常常在龋洞的底部或患牙的咬合面上，用牙钻钻开一个孔通到牙髓腔内，使髓腔内的渗出物或脓液排出，冲洗髓腔后，龋洞内放入樟脑酚棉球，它有安抚镇痛的作用。

人们经常对开髓有恐惧心理，认为开髓十分疼痛，因而牙痛也不肯去医院。开髓时的疼痛程度取决于牙髓的状态。牙髓已经坏死的，牙神经失去了活力，开髓时患者根本就没有疼痛感。当牙髓部分坏死或化脓时，在钻针穿通髓腔的瞬间，患者有疼痛感，但一般都能耐受。在牙髓活力正常而敏感时，患者会感到锐痛难忍，这种情况医生会使用局部麻醉剂，达到抑制痛觉的作用，即使出现疼痛，也很轻微且持续时间短。

开髓时，患者应尽力与医生配合。首先应张大口，按医生要求摆好头部姿势，让医生在最佳视野、体位下操作。其次，开髓时医生一般使用高速涡轮钻磨牙，钻针锋利，转速高达每分钟 25 万 ~ 50 万转，切割力很强，患者在医生操作时，切忌随便乱动，以免损伤软组织。若想吐口水或有其他不适，可举手或出声示意，待医生把机头从口中取出后再吐口水或说话。

四、急性牙髓炎开髓后仍然剧烈疼痛的原因

急性牙髓炎疼痛的机制可分为外源性和内源性两个方面。急性牙髓炎时，由于血管通透性增加，血管内血浆蛋白和中性粒细胞渗出到组织中引起局部肿胀，从而机械压迫该处的神经纤维引起疼痛，这就是引起疼痛的外源性因素。另外，渗出物中各种化学介质如 5-羟色胺、组胺、缓激肽和前列腺素在发炎牙髓中都能被检出，这些炎性介质是引起疼痛的内源性因素。据报道有牙髓炎症状时患者牙髓内炎性介质浓度高于无症状患者牙髓内浓度。

急性牙髓炎时行开髓引流术能降低髓腔内压力而缓解疼痛，但不能完全去除炎性介质，加上开髓时物理刺激和开放髓腔后牙髓组织受污染，有些患者术后疼痛加重。有研究表明急性牙髓炎开髓引流术疼痛缓解率为 78.2%，术后疼痛加重率为 21.8%。

五、常用于治疗牙髓炎的方法

1. 牙髓失活术

牙髓失活术即"杀神经"，是用化学药物使发炎的牙髓组织（牙神经）失去活力，发生化学性坏死。多用于急、慢性牙髓炎的治疗。失活药物分为快失活剂和慢失活剂两种，临床上采用亚砷酸、金属砷和多聚甲醛等药物。亚砷酸为快失活剂，封药时间为 24～48 小时；金属砷为慢失活剂，封药时间为 5～7 天；多聚甲醛作用更加缓慢温和，一般封药需 2 周左右。

封失活剂时穿髓孔应足够大，药物应准确放在穿髓孔处，否则起不到失活效果。邻面洞的失活剂必须用暂封物将洞口严密封闭，以防失活剂损伤牙周组织。封药期间，应避免用患牙咀嚼，以防对髓腔产生过大的压力引起疼痛。由于失活剂具有毒性，因此应根据医生嘱咐的时间按时复诊，时间过短，失活不全，给复诊时治疗造成困难；时间过长，药物可能通过根尖孔损伤根尖周组织。封药后可能有暂时的疼痛，但可自行消失，如果疼痛不止且逐渐加重，应及时复诊除去失活剂，敞开窝洞，待症状有所缓解后再行失活。

（1）拔髓通常使用拔髓针。拔髓针有 1 个"0"、2 个"0"和 3 个"0"之分，根管粗大时选择 1 个"0"的拔髓针，根管细小时，选择 3 个"0"的拔髓针。根据笔者临床经验，选择拔髓针时，应细一号，也就是说，如根管直径应该使用 2 个"0"的拔髓针，实际上应使用 3 个"0"的拔髓针。这样使用，可防止拔髓针折断在根管内。特别是弯根管更要注意，以防断针。

（2）活髓牙应在局部麻醉下或采用牙髓失活法去髓。为避免拔髓不净，原则上应于术前拍 X 线片，了解根管的结构，尽量使用新的拔髓针。基本的拔髓操作步骤如下：拔髓针插入根管深约 2/3 处，轻轻旋转使牙髓绕在拔髓针上，然后抽出。牙髓颜色和结构，因病变程度而不同，正常牙髓拔出呈条索状，有韧性，色粉红；牙髓坏死者则呈苍白色，或呈瘀血的红褐色，如为细菌感染则有恶臭。

（3）对于慢性炎症的牙髓，组织较糟脆，很难完整拔出，未拔净的牙髓可用拔髓针或 10 号 K 形锉插入根管内，轻轻振动，然后用 3% 过氧化氢和生理盐水反复交替冲洗，使炎症物质与新生态氧形成的泡沫一起冲出根管。

（4）正常情况下，对于外伤露髓或意外穿髓的前牙可以将拔髓针插到牙根 2/3 以下，尽量接近根尖孔，旋转 180° 将牙髓拔出。对于根管特别粗大的前牙，还可以考虑双针术拔髓。

双针术：先用 75% 的酒精消毒洞口及根管口，参照牙根实际长度，先用光滑髓针，沿远中根管侧壁，慢慢插入根尖 1/3 部，稍加晃动，使牙髓与根管壁稍有分离，给倒钩髓针造一通路。同法在近中制造通路，然后用两根倒钩髓针在近远中沿通路插至根尖 1/3 部，中途如有阻力，不可勉强深入，两针柄交叉同时旋转 180°，钩住根髓拔除。操作时避免粗暴动作，以免针断于根管内，不易取出。双针术在临床实践中能够较好地固定牙髓组织，完整拔除牙髓组织的成功率更高，避免将牙髓组织撕碎造成拔髓不全，不失为值得推广的一种好方法。

（5）后牙根管仅使用拔髓针很难完全拔净牙髓，尤其是后牙处在牙髓炎晚期，牙髓组织朽坏，拔髓后往往容易残留根尖部牙髓组织，这会引起术后疼痛，影响疗效。具体处理方法是：用小号挫（15～20号，建议不要超过25号）稍加力，反复提拉（注意是提拉）。这样反复几次，如果根管不是很弯（小于30°），一般都能到达根尖，再用2个"0"或3个"0"的拔髓针，插到无法深入处，轻轻旋转，再拉出来，通常能看到拔髓针尖端有很小很小的牙髓组织。

（6）如根管内有残髓，可将干髓液（对苯二酚的乙醇饱和液）棉捻在根管内封5～7天（根内失活法），再行下一步处置。

（7）拔髓前在根管内滴加少许乙二胺四乙酸（EDTA），可起到润滑作用，使牙髓更容易从根管中完整拔出。这是一种特别有效的方法，应贯穿在所有复杂的拔髓操作中。润滑作用仅仅是EDTA的作用之一，EDTA有许多其他的作用。①与Ca螯合使根管内壁的硬组织脱钙软化，有溶解牙本质的作用。既可节省机械预备的时间，又可协助扩大狭窄和阻塞的根管，具有清洁作用，最佳效能时间15分钟。②具有明显的抗微生物性能。③对软组织中度刺激，无毒，也可用作根管冲洗。④对器械无腐蚀。⑤使牙本质小管管口开放，增加药物对牙本质的渗透。

EDTA作用广泛，是近年来比较推崇的一种口内用药。如果临床复诊中不可避免地出现因残髓而致的根管探痛，应在髓腔内注射碧兰麻，然后将残髓彻底拔除干净。最后补充一点就是，拔髓针拔完牙髓后很难将拔髓针清洗干净，有一种快速的清洗办法，具体操作如下：右手拿一根牙刷，左手拿拔髓针，用牙刷从针尖向针柄刷，同时用水冲。最多两下就可以清洗干净。如果不行，左手就拿针顺时针旋转两下，不会对拔髓针有损坏。

（8）砷剂外漏导致牙龈大面积烧伤的处理方法：在局部麻醉下切除烧伤的组织直至出现新鲜血，再用碘仿加牙周塞止血，一般临床普遍用此法，使用碘仿纱条时应注意要多次换药，这样效果才会好一点。

防止封砷剂外漏的方法：止血；尽可能地去净腐质；一定要注意隔湿，吹干；丁氧膏不要太硬；棉球不要太大。注意：尽可能不用砷剂，用砷剂封药后应嘱患者，如出现牙龈瘙痒应尽快复诊以免出现不良后果。医生应电话随访，以随时了解情况。

2. 盖髓术

盖髓术是保存活髓的方法，即在接近牙髓的牙本质表面或已经露髓的牙髓创面上，覆盖具有使牙髓病变恢复效应的制剂，隔离外界刺激，促使牙髓形成牙本质桥，以保护牙髓，消除病变。盖髓术又分为直接盖髓术和间接盖髓术。常用的盖髓剂有氢氧化钙制剂、氧化锌丁香油糊剂等。

做盖髓术时，注意把盖髓剂放在即将暴露或已暴露的牙髓部位，然后用氧化锌丁香油糊剂暂时充填牙洞。作间接盖髓术需要观察两周，如果两周后牙髓无异常，可将氧化锌去除部分后行永久充填；若出现牙髓症状，有加重的激发痛或出现自发痛，应进行牙髓治疗。作直接盖髓术时，术后应每半年复查1次，至少观察两年，复诊要了解有无疼痛，牙髓活动情况，叩诊是否疼痛，X线片表现，若无异常就可以认为治疗成功。

当年轻人的恒牙不慎受到外伤致使牙髓暴露，以及单纯龋洞治疗时意外穿髓（穿髓直径不超过0.5 mm）可将盖髓剂盖在牙髓暴露处再充填，这是直接盖髓术。当外伤深龋去净腐质后接近牙髓时，可将盖髓剂放至近髓处，用氧化锌丁香油黏固剂暂封，观察1～2周后若无症状再做永久性充填，这是间接盖髓术。

无明显自发痛，龋洞很深，去净腐质又未见明显穿髓点时，可采取间接盖髓术作为诊断性治疗；若充填后出现疼痛，则可诊断为慢性牙髓炎，进行牙髓治疗。盖髓术成功的病例，表现为无疼痛不适，恢复咀嚼功能，牙髓活力正常，X线片示有钙化牙本质桥形成，根尖未完成的牙齿，根尖继续钙化。但应注意的是，老年人的患牙若出现了意外穿髓，不宜行直接盖髓术，可酌情选择塑化治疗或根管治疗。

直接盖髓术的操作步骤如下。

（1）局部麻醉，用橡皮障将治疗牙齿与其他牙齿分隔，用麻醉剂或灭菌生理盐水冲洗暴露的牙髓。

（2）如有出血，用灭菌小棉球压迫，直至出血停止。

（3）用氢氧化钙覆盖暴露的牙髓，可用已经配制好的氢氧化钙，也可用当时调配的氢氧化钙（纯氢氧化钙与灭菌水、盐水或麻醉剂混合）。

（4）轻轻地冲洗。

（5）用树脂改良型玻璃离子体水门汀保护氢氧化钙，进一步加强封闭作用。

（6）用牙釉质/牙本质黏结系统充填备好的窝洞。

（7）定期检查患者的牙髓活力，并拍摄X线片。

3. 活髓切断术

活髓切断术是指在局部麻醉下将牙冠部位的牙髓切断并去除，用盖髓剂覆盖于牙髓断面，保留正常牙髓组织的方法。切除冠髓后，断髓创面覆盖盖髓剂，形成修复性牙本质，可隔绝外界刺激，根髓得以保存正常的功能。根尖尚未发育完成的牙齿，术后仍继续钙化完成根尖发育。较之全部牙髓去除疗法，活髓切断术疗效更为理想，也比直接盖髓术更易成功，但疗效并不持久，一般都在根尖孔形成后，再作根管治疗。

根据盖髓剂的不同，可分为氢氧化钙牙髓切断术和甲醛甲酚牙髓切断术。年轻恒牙的活髓切断术与乳牙活髓切断术有所不同，年轻恒牙是禁止用甲醛甲酚类药物的，术后要定期复查，术后3个月、6个月、1年、2年复查X线片，观察牙根继续发育情况，成功标准为无自觉症状，牙髓活力正常，X线片有牙本质桥形成，根尖继续钙化，无根管内壁吸收或根尖周病变。

活髓切断术适用于感染局限于冠部牙髓、根部无感染的乳牙和年轻恒牙。深龋去腐质时意外露髓，年轻恒牙可疑为慢性牙髓炎，但无临床症状，年轻恒牙外伤露髓，但牙髓健康，畸形中央尖等适合做活髓切断术。病变发生越早，活髓切断术成功率越高。儿童的身体健康情况也影响治疗效果，所以选择病例时，不仅要注意患牙情况，还要观察全身状况。

（1）活髓切断术的操作步骤。活髓切断术的操作步骤为除去龋坏组织、揭髓室顶、进入髓腔、切除冠髓、放盖髓剂、永久充填。为了避免破坏过多的牙体组织，应注意各类牙齿进入髓腔的部位。①切牙和尖牙龋多发生于邻面，但要揭开髓顶，应先在舌面备洞。用小球钻或裂钻从舌面中央钻入，方向与舌面垂直，钻过釉质后，可以感到阻力突然减小，此时即改变牙钻方向，使之与牙长轴方向一致，以进入髓腔。用球钻在洞内提拉，扩大和修复洞口，以充分暴露近、远中髓角，使髓室顶全部揭去。②上颌前磨牙的牙冠近、远中径在颈部缩窄，备洞时可由颌面中央钻入，进入牙本质深层后，向颊、舌尖方向扩展，即可暴露颊舌髓角，揭髓室顶。注意备洞时近远中径不能扩展过宽，以免造成髓腔侧穿。③下颌前磨牙的牙冠向舌侧倾斜，髓室不在颌面正中央下方，而是偏向颊尖处。颊尖大，颊髓线角粗而明显，钻针进入的位置应偏向颊尖。④上颌磨牙近中颊、舌牙尖较大，其下方的髓角也较为突出。牙冠的近远中径在牙颈部缩窄，牙钻在𬌗面备洞应形成一个颊舌径长，颊侧近、远中径短的类似三角形。揭髓室顶应从近中舌尖处髓角进入，然后扩向颊侧近远中髓角，注意颊侧两根管口位置较为接近。⑤下颌磨牙牙冠向舌侧倾斜，髓室偏向颊侧，颊髓角突出明显，备洞应在𬌗面偏向颊侧近颊尖尖顶处，窝洞的舌侧壁略超过中央窝。揭髓室顶也应先进入近中颊侧髓角，以免造成髓腔舌侧穿孔。

（2）活髓切断术的应用指征和疗效。①临床上根髓的状况可根据断髓面的情况来判断。如断面出血情况，出血是否在短时间内可以止住。另外从龋齿的深度，患者有没有自发症状等情况辅助判断。②疗效方面，有学者认为成功率比较高，对乳牙来说，因为要替换所以效果还可以，但是恒牙治疗远期会引起根管钙化，增加日后根管治疗的难度。所以如果根尖发育已经完成的患牙，有学者建议还是做根管治疗。如果根尖发育未完成，可以先做活髓切断，待根尖发育完成后改做根管治疗，这样可以减轻钙化程度。

乳牙牙髓感染，常处于持续状态，易成为慢性牙髓炎。本来牙髓病的临床与病理诊断符合率差别较大，又因乳牙牙髓神经分布稀疏，神经纤维少，反应不如恒牙敏感，加上患儿主诉不清，使得临床上很难提出较可靠的牙髓病诊断。因此在处理乳牙牙髓病时，不宜采取过于保守的态度。临床明确诊断为深龋的乳牙，其冠髓组织病理学表现和牙髓血常规表示，分别有82.4%和78.4%的冠髓已有慢性炎症表现，因此也提出采用冠髓切断术治疗乳牙近髓深龋，较有实效。

（3）常用的用于活髓切断术的盖髓剂有FC、戊二醛和氢氧化钙。①FC断髓术：FC法用于乳牙有较高的成功率，虽然与氢氧化钙断髓法的临床效果基本相似，但在X线片上显示，FC断髓法的成功率超过氢氧化钙断髓法。采用氢氧化钙的乳牙牙根吸收是失败的主要原因，而FC法可使牙根接近正常吸收而脱落。②戊二醛断髓术：近年来发表了一些甲醛甲酚有危害性的报道，认为FC对牙髓组织有刺激性，从生物学的观点看不太适宜。且有报道称成功率只有40%，内吸收的发生与氢氧化钙无明显差异。因此提出用戊二醛做活髓切断的盖髓药物。认为它的细胞毒性小，能固定组织不向根尖扩散，且抗原性弱，成功率近90%。③氢氧化钙断髓术：以往认为有根内吸收的现象，但近年来用氢氧化钙或氢氧化钙碘仿做活髓切断术的动物试验和临床观察，都取得了较好的结果，也是应用最广泛的药物。

4. 干髓术

用药物使牙髓失活后，磨掉髓腔上方的牙体组织，除去感染的冠髓，在无感染的根髓表面覆盖干髓剂，使牙髓无菌干化成为无害物质，作为天然的根充材料隔离外界的刺激，根尖孔得以闭锁，根尖周组织得以维持正常的功能，患牙得以保留，这种治疗牙髓炎的方法叫干髓术。常用的干髓剂多为含甲醛的制剂，如三聚甲醛、多聚甲醛等。

做干髓术时要注意将干髓剂放在根管口处，切勿放在髓室底处，尤其是乳磨牙，以免药物刺激根分叉的牙周组织。一般干髓术后观察两年，患牙症状及相关阳性体征，X线片未见根尖病变者方可认为成功。

干髓术的远期疗较差，但是操作简便，经济，在我国尤其是在基层仍被广泛应用。干髓术适用于炎症局限于冠髓的牙齿，但临床上不易判断牙髓的病变程度，所以容易失败。成人后牙的早期牙髓炎或意外穿髓的患牙；牙根已形成，尚未发生牙根吸收的乳磨牙牙髓炎；有些牙做根管治疗或塑化治疗时不易操作，如上颌第三磨牙，或老年人张口受限时，可考虑做干髓术。

由于各种原因引起的后牙冠髓未全部坏死的各种牙髓病可行干髓术。干髓术操作简便，便于开展，尤其是在医疗条件落后的地区。随着我国口腔事业的发展，干髓术能否作为一种牙髓治疗方法而继续应用存在很大的争议。干髓术后随着时间延长疗效呈下降趋势，因此，行干髓术必须要求如下。

（1）严格控制适应证，干髓术后易变色，仅适用于后牙且不伴根尖周炎，故对严重的牙周炎、根髓已有病变的患牙、年轻恒牙根尖未发育完成者禁用。

（2）配制有效的干髓剂，以尽可能保证治疗效果，不随意扩大治疗范围。

（3）严格操作规程，对失活剂用量、时间及干髓剂的用量、放置位置均严格要求。

（4）术后适当降殆，严重缺损的可行冠保护。

六、牙髓炎治疗过程中可能出现的并发症

治疗牙髓炎可采用干髓术、塑化术、根管治疗等方法，治疗过程中可能出现一些并发症。

1. 封入失活剂后疼痛

封入失活剂后一般情况下可出现疼痛，但较轻可以忍受，数小时即可消失。有些患牙因牙髓急性炎症未得缓解，暂封物填压穿髓孔处太紧而出现剧烈疼痛，此时应去除暂封药物，以生理盐水或蒸馏水充分冲洗窝洞，开放安抚后再重新封入失活剂或改用麻醉方法去除牙髓。

2. 失活剂引起牙周坏死

当失活剂放于邻面龋洞时，由于封闭不严，药物渗漏，造成龈乳头及深部组织坏死。

3. 失活剂引起药物性根尖周炎

主要是由于失活剂封药时间过长造成患牙有明显的咬合痛、伸长感、松动，应立即去除全部牙髓，用生理盐水冲洗，根管内封入碘制剂。因而使用失活剂时，应控制封药时间，交代患者按时复诊。

4. 髓腔穿孔

由于髓腔的形态有变异，术者对髓腔解剖形态不熟悉，或开髓的方向与深度掌握失误，根管扩大操作不当等原因造成。探入穿孔时出血疼痛，新鲜穿孔可在用生理盐水冲洗、吸干后，用氢氧化钙糊剂或磷酸锌黏固粉充填。

5. 残髓炎

干髓术后数周或数年，又出现牙髓炎的症状，可诊断为残髓炎，这是由于根髓失活不全所致，是干髓术常见的并发症。塑化治疗的患牙也可出现残髓炎，是由于塑化不全，根尖部尚存残髓未被塑化或有遗漏根管未做处理。若出现残髓炎，应重新治疗。

6. 塑化剂烧伤

牙髓塑化过程中，塑化液不慎滴到黏膜上，可烧伤黏膜，出现糜烂、溃疡，患者感觉局部灼痛。

7. 术后疼痛、肿胀

由于操作过程中器械穿出根尖孔或塑化液等药物刺激所致根尖周炎症反应所致。

8. 器械折断于根管内

在扩大根管时使用器械不当，器械原有损伤或质量不佳；或当医生进行操作时患者突然

扭转头等原因，可导致器械折断于根管内。

9. 牙体折裂

经过牙髓治疗后的患牙，牙体硬组织失去了来自牙髓的营养和修复功能，牙体组织相对薄弱，开髓制洞时要磨去髓腔上方的牙齿组织，咀嚼硬物时易致牙折裂，所以在治疗时要注意调整咬合，并防止切割牙体组织过多。必要时要注意洞整咬合，并防止切割牙体组织过多，必要时作全冠保护，并嘱患者不要咬过硬的食物。

七、牙髓—牙周联合病变的治疗

1. 原发性牙髓病变继发牙周感染

由牙髓病变引起牙周病变的患牙，牙髓多已坏死或大部坏死，应尽早进行根管治疗。病程短者，单纯进行根管治疗，牙周病变即可完全愈合。若病程长久，牙周袋已存在，则应在根管治疗后观察 3 个月，必要时再行常规的牙周治疗。

2. 原发性牙周病变继发牙髓感染

原发性牙周病继发牙髓感染的患牙能否保留，主要取决于该牙周病变的程度和牙周治疗的预后。如果牙周袋能消除或变浅，病变能得到控制，则可做根管治疗，同时开始牙周病的一系列治疗。如果多根牙只有一个牙根有深牙周袋而引起牙髓炎，且患牙不太松动，则可在根管治疗和牙周炎控制后，将患根截除，保留患牙。如牙周病已十分严重则可直接拔除之。

3. 牙髓病变和牙周病变并存

对于根尖周病变与牙周病变并存，X 线片显示广泛病变的牙，在进行根管治疗与牙周基础治疗中，应观察半年以上，以待根尖病变修复；若半年后骨质仍未修复，或牙周炎症不能控制，则再行进一步的牙周治疗，如翻瓣术等。总之，应尽量查清病源，以确定治疗的主次。在不能确定的情况下，死髓牙先做根管治疗，配合一般的牙周治疗，活髓牙则先做牙周治疗和调𬌗，若疗效不佳，再视情况行根管治疗。

在牙髓—牙周联合病变的病例中，普遍存在着继发性咬合创伤，纠正咬合创伤在治疗中是一个重要环节，不能期待一个有严重骨质破坏的牙，在功能负担很重的情况下发生骨再生和再附着。

牙髓—牙周联合病变的疗效基本令人满意，尤其是第一类，具有相当高的治愈率，而第二类和第三类，其疗效则远不如前者。

八、恒牙髓腔解剖特点及开髓方法

1. 上颌前牙

（1）髓腔解剖特点：一般为单根管，髓室与髓腔无明显界限，根管粗大，近远中纵剖面可见近远中髓角突向切方，唇舌向纵剖面可见髓室近舌隆凸部膨大，根管在牙颈部横断面呈圆三角形。

（2）开髓方法：在舌面舌隆凸上方垂直于舌面钻入，逐层深入，钻针应向四周稍微扩展，以免折断。当有落空感时，调整车针方向与牙体长轴方向一致进入髓腔，改用提拉动作揭去髓室顶，形成一顶向根方的三角形窝洞。

2. 下颌前牙

（1）髓腔解剖特点：与上颌前牙基本相同，只是牙体积小，髓腔细小。

（2）开髓方法：开髓时车针一定要局限于舌隆凸处，勿偏向近远中，开髓外形呈椭圆形，进入髓腔方向要与根管长轴一致，避免近远中侧穿。

3. 上颌前磨牙

（1）髓腔解剖特点：髓室呈立方形，颊舌径大于近远中径，有两个细而突的髓角分别伸入。颊舌尖内，分为颊舌两个根管，根分歧部比较接近根尖 1/3 部，从洞口很难看到髓室底，上颌第一前磨牙多为两个根管，上颌第二前磨牙可为一个根管，约 40% 为双根管。

（2）开髓方法：在颌面作呈颊舌向的椭圆形窝洞，先穿通颊舌两髓角，不要将刚穿通的两个髓角误认为根管口，插入裂钻向颊舌方向推磨，把颊舌两髓角连通，便可揭开髓室顶。

4. 下颌前磨牙

（1）髓腔解剖特点：单根管，髓室和根管的颊舌径较大，髓室和根管无明显界限，牙冠向舌侧倾斜，髓腔顶偏向颊侧。

（2）开髓方法：在颌面偏颊尖处钻入，切勿磨穿近远中壁和颊舌侧壁，始终保持车针与牙体长轴一致。

5. 上颌磨牙

（1）髓腔解剖特点：髓腔形态与牙体外形相似，颊舌径宽，髓角突入相应牙尖内，其中近中颊髓角最高，颊侧有近远中 2 个根管，根管口距离较近，腭侧有一粗大的根管，上颌第二磨牙可出现 2 个颊根融合为一个较大的颊根。

（2）开髓方法：开髓洞形要和牙根颈部横断面根管口连线一致，作成颊舌径长、近远中径短的圆三角形，三角形的顶在腭侧，底在颊侧，其中一边在斜嵴的近中侧与斜嵴平行，另一边与近中边缘嵴平行。

6. 下颌磨牙

（1）髓腔解剖特点：髓腔呈近远中大于颊舌径的长方体。牙冠向舌侧倾斜，髓室偏向颊侧。髓室在颈缘下 2 mm，髓室顶至底的距离为 2 mm，一般有近远中两根，下颌第一磨牙有时有 3 根，近中根分为颊舌两根管，远中根可为一粗大的根管，也可分为颊舌两根管。下颌第二磨牙有时近远中两根在颊侧融合，根管也在颊侧融合，根管横断面呈"C"形。

（2）开髓方法：在颌面近远中径的中 1/3 偏颊侧钻入。开髓洞形为近远中边稍长、远中边稍短，颊侧洞缘在颊尖的舌斜面上，舌侧洞缘在中央沟处，开髓洞形的位置应在颊舌向中线的颊侧，可避免造成舌侧颈部侧穿和髓底台阶。

九、牙髓炎患者的心理护理

1. 治疗前的心理护理

首先为患者提供方便、快捷、舒适的就医环境，以"一切以患者为中心，将患者的利益放在首位"为服务宗旨，热情接待患者，以简洁的语言向患者介绍诊疗环境，手术医师和护士的姓名、资历，治疗过程、术中配合及注意事项，以高度的责任心和同情心与患者交谈，耐心解答患者所担心的问题，通过交谈了解病情及病因，根据患者的病情及要求，讲明治疗的必要性，不同材料的优缺点，治疗全过程所需费用及疗效。对经济条件差的患者，尽量提供经济实用的充填材料。其次美学修复可以改变牙齿的外观，在一定程度上可以改善牙齿的颜色和形态，但无法达到与自然牙一致。因此对美学修复方面要求较高的患者，应注意调整患者对手术的期望值，治疗前向患者讲明手术的相对性、局限性，慎重选择，避免出现治疗后医生满意而患者不满意的情况。提高患者对术后效果的承受力，必要时向他们展示已治疗患者的前后照片，使其增强自信心。这样在治疗前使患者对治疗全过程及所需费用，有了充分的了解和心理准备，以最佳的心理状态接受治疗。

2. 治疗中的心理护理

临床发现80%以上的患者有不同程度的畏惧心理，主要是害怕疼痛。对精神过于紧张、年老体弱、儿童患者允许家属守护在旁，对于老年人应耐心细致解释治疗中可能出现的情况，由于不同的人疼痛阈值不同，不能横向比较，说伤害患者自尊心的话；而对于患儿在治疗过程中多与患儿有身体接触，给以安全感，但不要帮助患儿下治疗椅，减少其依赖性，树立自信心，不必和患儿解释牙科治疗问题，与患儿讨论一些他们所感兴趣的问题，对患儿的配合给予鼓励。无家属患者护士应守护在旁，减轻对"钻牙"的恐惧，医护人员操作要轻，尽量减少噪声，在钻牙、开髓术中，如患者感到疼痛难忍或有疑问，嘱其先举手示意，以免发生意外，同时密切观察患者的脉搏、血压，轻声告知治疗进程，随时提醒放松的方法，使医、护、患配合默契，顺利地实施治疗。根据患者治疗进程，告知患者下次复诊时间，在根管预备或根管充填后可能会出现疼痛反应，多数是正常反应。如果疼痛严重，伴有局部肿胀和全身反应，应及时复诊，酌情进一步治疗。

3. 治疗后的心理护理

患者治疗结束后，征求患者意见，交代注意事项，稳定患者情绪。牙髓治疗后的牙齿抗折断能力降低，易劈裂，嘱患者避免使用患牙咀嚼硬物或遵医嘱及时行全冠或桩核冠修复。美学修复可以改变牙齿的外观，但不会改变牙齿抵抗疾病的能力，因此此术后更要注重口腔保健的方法和效率。教给患者口腔保健知识，养成良好的口腔卫生习惯，有条件者应定期口腔检查、洁牙，防止龋病和牙周病的发生。

十、C 形根管系统的形态、诊断和治疗

1. C 形根管系统的形态与分类

C 形根管系统可出现于人类上、下颌磨牙中，但以下颌第二磨牙多见。下颌第二磨牙 C 形根管系统的发生率在不同人种之间差异较大，在混合人群中为 8%，而在中国人中则高达 31.5%。双侧下颌可能同时出现 C 形根管系统，Sahala 等对 501 例患者的全口曲面断层片进行回顾性研究，结果显示在下颌第二磨牙出现的 C 形根管中有 73.9% 呈现对称性。

C 形牙根一般表现为在锥形或方形融合牙根的颊侧或舌侧有一深度不一的冠根向纵沟，该纵沟的存在使牙根的横断面呈 C 形。一般认为，Hertwig 上皮根鞘未能在牙根舌侧融合可导致牙根舌侧冠根向纵沟的出现。从人类进化的角度讲，下颌骨的退化使牙列位置空间不足，下颌第二磨牙的近远中根趋于融合而形成 C 形牙根，C 形牙根中的根管系统为 C 形根管系统。C 形根管最主要的解剖学特征是存在一个连接近远中根管的峡区，该峡区很不规则，可能连续也可能断开。峡区的存在使整个根管口的形态呈现 180°弧形带状外观。

Melton 基于 C 形牙根横断面的研究，发现 C 形根管系统从根管口到根尖的形态可发生明显变化，同时提出了一种分类模式，将所有 C 形根管分为三型：C1 型表现为连续的 C 形，近舌和远中根管口通常为圆形，而近颊根管口呈连续的条带状连接在它们之间，呈现 180°弧形带状外观或 C 形外观；C2 型表现为分号样，近颊根管与近舌根管相连而呈扁长形，

同时牙本质将近颊与远中根管分离，远中根管为独立圆形；C3 型表现为 2 个或 3 个独立的根管。有学者等对具有融合根的下颌第二磨牙根管系统进行研究，结果显示 C 形根管从根管口到根尖的数日和形态可发生明显变化。

2. C 形根管系统的诊断

成功治疗 C 形根管系统的前提是正确诊断 C 形根管系统，即判断 C 形根管系统是否存在及其大致解剖形态。仅仅从临床牙冠的形态很难判断是否存在 C 形根管系统，常规开、拔髓之后可以探清根管口的形态。敞开根管口后，用小号锉进行仔细探查可更准确地了解 C 形根管口的特点。手术显微镜下，增强的光源和放大的视野使 C 形根管口的形态更清晰，诊断更容易、准确。

Cooke 和 Cox 认为通过术前 X 线片很难诊断 C 形根管，所报道的 3 例 C 形根管的 X 线片均表现为近远中独立的牙根。第一例 C 形根管是在根管治疗失败后进行意向再植时诊断的，第二和第三例则是因为根管预备过程中持续的出血和疼痛类似第一例而诊断。最近的研究表明可以通过下颌第二磨牙术前 X 线表现诊断 C 形根管的存在和了解整个根管系统的大致形态。具有 C 形根管系统的牙根多为从冠方向根方具有连续锥度的锥形或方形融合根。少数情况下由于连接近远中两根的牙本质峡区过于狭窄，C 形根管的 X 线影像表现为近远中分离的两个独立牙根。将锉置于近颊根管内所摄的 X 线片似有根分叉区的穿孔，这种 X 线特征在 C1 型 C 形根管中更多见。

3. C 形根管系统的治疗

C 形根管系统的近舌及远中根管可以进行常规根管预备，峡区的预备则不可超过 25 号，否则会发生带状穿孔。GG 钻也不能用来预备近颊根管及峡区。由于峡区存在大量坏死组织和牙本质碎屑，单纯机械预备很难清理干净，使用小号锉及大量 5.25% 的次氯酸钠结合超声冲洗是彻底清理峡区的关键。在手术显微镜的直视下，医师可以看清根管壁及峡区内残留的软组织和异物，检查根管清理的效果。

C 形根管系统中，近舌及远中根管可以进行常规充填。放置牙胶以前应在根管壁上涂布一层封闭剂，采用超声根管锉输送技术比手工输送技术使封闭剂在根管壁上的分布更均匀。为避免穿孔的发生，C 形根管的峡区在预备时不可能足够敞开，侧方加压针也不易进入峡区很深的位置，采用侧方加压充填技术往往很难致密充填根管的峡区，用热牙胶进行充填更合适。热牙胶垂直加压充填可以使大量的牙胶进入根管系统，对峡区和不规则区的充填比侧方加压和机械挤压效果好。Liewehr 等采用热侧方加压法充填 C 形根管取得了较好的效果。手术显微镜下，医师可以清楚地观察到加压充填过程中牙胶与根管壁之间的密合度，有利于提高根管充填的质量。因此，要有效治疗 C 形根管系统须采用热牙胶和超声封闭剂输送技术。

C 形根管系统治疗后进行充填修复时，可以将根管口下方的牙胶去除 2~4 mm，将银汞充入髓室和根管形成银汞桩核；也可以在充填银汞前在根管壁上涂布黏结剂以增加固位力和减少冠方微渗漏的发生。如果要预备桩腔，最好在根管充填完成后行即刻桩腔预备，以减少根管微渗漏的发生。桩腔预备后，根管壁的厚度应不小于 1 mm 以防根折，根尖区至少保留 4~5 mm 的牙胶。桩钉应置入呈管状的远中根管，因为桩钉与根管壁之间的适应性以及应力的分布更合理，而在近舌或近颊根管中置入桩钉可能导致根管壁穿孔。所选用桩钉的宽度应尽可能小，以最大限度保存牙本质和增加牙根的强度。

4. C形根管系统的治疗预后

严格按照生物机械原则进行根管预备、充填和修复，C形根管的治疗预后与一般磨牙没有差别。随访时除观察患牙的临床症状和进行局部检查外，应摄 X 线片观察根分叉区有无病变发生，因为该区很难充填，而且常常有穿孔的危险。由于 C 形牙根根分叉区形态的特殊性，常规根管治疗失败后无法采用牙半切除术或截根术等外科方法进行治疗。可以视具体情况选择根管再治疗或意向再植术。

十一、髓腔和根管口的解剖规律

（1）髓室底的水平相当于釉牙骨质界的水平，继发牙本质的形成不会改变这个规律，所以，釉牙骨质界可以作为寻找和确认髓室底的固定解剖标志。

（2）在釉牙骨质界水平的牙齿横截面上，髓腔形状与牙断面形状相同，并且位于断面的中央，就是说，髓室底的各个边界距离牙外表面是等距离的。

（3）继发性牙本质形成有固定的位置和模式，在髓腔的近远中颊舌 4 个侧壁，髓室顶和髓室底表面呈球面状形成。

（4）颜色规律。①髓室底的颜色比髓腔壁的颜色深，即髓室底的颜色发黑，髓腔壁的颜色发白，黑白交界处就是髓室底的边界。②继发性牙本质比原发性牙本质颜色浅，即继发性牙本质是白色的，原发性牙本质是黑色的。

（5）沟裂标志。根管口之间有深色地沟裂相连，沟裂内有时会有牙髓组织。当根管口被重重地钙化物覆盖时，沿着沟裂的走向去除钙化物，在沟裂的尽头就能找到根管，这是相当快速而安全的技巧。

（6）根管口一定位于髓腔侧壁与髓室底交界处。

（7）根管口一定位于髓室底的拐角处。

（8）根管口分布对称性规律。除了上颌磨牙之外的多根牙，在髓室底画一条近远中方向的中央线，根管口即分布在颊舌两侧，并且为对称性排列。就是说，颊舌根管口距离中央线的距离相等，如果只有一个根管口，则该根管口一定位于中线上或其附近而不会偏离很大。根据这个规律可以快速地判断下磨牙是否存在远中舌根管。

十二、寻找根管口的几种方法

（1）多根管牙常因增龄性变化或修复性牙本质的沉积，或髓石，或髓腔钙化，或根管形态变异等情况，而使根管口不易查找时，可借助于牙齿的三维立体解剖形态，从各个方向和位置来理解和观察牙髓腔的解剖形态；并采用多种角度投照法所拍摄的 X 线片来了解和指出牙根和根管的数目、形状、位置、方向和弯曲情况；牙根对牙冠的关系；牙根及根管解剖形态的各种可能的变异情况等。

（2）除去磨牙髓腔内牙颈部位的遮拦根管口的牙本质领圈，以便充分暴露髓室底的根管口。

（3）采用能溶解和除去髓腔内坏死组织的根管冲洗剂，彻底清理髓室后，根管口就很可能被察觉出来。

（4）探测根管口时，应注意选择髓室底较暗处的覆盖在牙骨质上方的牙本质和修复性牙本质上作彻底地探查。并且还应注意按照根管的方向进行探查。

（5）髓室底有几条发育沟，都与根管的开口方向有关，即沿髓室底的发育沟移行到根管口。所以应用非常锐利的根管探针沿着发育沟搔刮，可望打开较紧的根管口。

（6）当已经找出一个根管时，可估计其余根管的可能位置，必要时可用小球钻在其根管可能或预期所存的发育沟部位除去少量牙本质，然后使用锐利探针试图刺穿钙化区，以找出根管口，除去牙颈部的牙本质领圈以暴露根管口的位置。注意钻磨发育沟时不要过分地加深或磨平发育沟，以免失去这些自然标志而向侧方磨削或穿刺根分叉区。

（7）在髓室底涂碘酊，然后用稍干的酒精棉球擦过髓底以去碘，着色较深的地方常为根管口或发育沟。

（8）透照法。使用光导纤维诊断仪的光源透照颊舌侧牙冠部之硬组织，光线通过牙釉质和牙本质进入髓腔，可以看到根管口是个黑点；而将光源从软组织靠近牙根突出处进行透照，光线通过软组织、牙骨质和牙本质进入髓腔，则显示出根管口比附近之髓底部要亮些。

（李文波）

第五节　牙髓病常用药物

一、氟化物制剂

氟化物制剂的应用是口腔医学领域的重大进展，它在防龋、脱敏等方面应用极广。氟化物的作用包括：①抑制致龋菌生长；②减少牙菌斑内酸的形成；③降低釉质的溶解度；④促进脱钙釉质的再矿化。氟化物控制在一定浓度和剂量时对防龋有效。如果剂量或浓度过大，则可吸引起氟中毒。氟为细胞原浆性毒物，当使用剂量过大、浓度过高或使用不慎时，将给机体造成严重后果。6～8 mg/kg（体重）的氟，即可致人死亡。曾有报道，一次口服100 mg氟，即导致急性氟中毒。长期摄入过量的氟，可致机体发生慢性氟中毒。

急性氟中毒极少见，可引起急性肠胃道刺激症状；氟与血清钙结合可形成不溶性的氟化钙，其结果是造成肌肉痉挛、虚脱和呼吸困难等；慢性中毒可影响牙齿、骨或其他组织。饮水中氟含量为2～4 mg/L时可能引起氟牙症；4～14 mg/L时可引起氟骨症、佝偻病、贫血和关节病变等。所有在饮水中加适量氟化物或用氟化物通过其他途径来防龋，必须应用得当，避免不良反应发生。氟化物的联合使用，既可降低局部氟的使用量，又可提高防龋效果，是值得提倡的防龋手段。

二、脱敏制剂

1. 极固宁

阿尔法韦士曼制药公司产品，包装：2×7 mL 瓶/盒。

（1）主要成分：绿瓶内为液体1（无色）：含磷酸钾、碳酸钾、羟苯甲酯钠、无离子水；橙瓶内为液体2（无色）：含氯化钙、氯化锶、苯甲酸钠、无离子水。极固宁具有双重脱敏作用：①深度封闭牙本质小管；②抑制牙神经纤维的去极化作用，阻止刺激的传播。

（2）适应证：①深龋的洞衬患者；②桩核预备时牙本质暴露患者；③嵌体预备时牙本质暴露患者；④牙颈部缺损或酸蚀患者；⑤牙龈退缩和釉质—牙骨质界暴露或牙颈部根面外露；⑥口腔保健前后使用（如刷牙、漂白牙齿等）。

（3）使用方法：①用消毒剂清洁治疗面，用气枪仔细吹干约 10 秒；②用小刷子或小海绵将液体 1 涂擦于干燥面上约 10 秒；③立即用同种方法涂擦液体 2；④对于非常敏感的患者重复治疗 2 次。

（4）注意事项：不要将两种液体混合，这将使材料失效。目前尚无明显禁忌证和不良反应，但仅供专业使用。室温下保存（24 ℃），保存时盖紧瓶盖。

2. GLUMA 脱敏剂

1×5 mL/瓶，为贺利氏古莎公司生产。主要成分：1 000 mg GLUMA 脱敏剂含 361 mg 2-羟乙基甲基丙烯酸酯，51 mg 戊二醛，无离子水。

（1）适应证：消除暴露的牙颈部的过敏症状，减轻和预防因牙本质预备而引起的牙齿过敏症状。

（2）使用方法：①清洁牙齿，冲洗干燥，有效隔离；②蘸少量 GLUMA 脱敏剂涂布于过敏牙齿表面，然后保持 60 秒；③用气枪轻轻吹干牙面，使液体薄膜消失，牙齿表面不再发亮，水冲洗；④可重复治疗 2 次。

3. Seal & Protect

1×45 mL/瓶，为 Dentsply 公司生产。主要成分：二甲基或三甲基丙酸酯，功能性无定型硅，光引发剂，稳定剂，十六胺氢氟酸，三氯苯氧氯酚，醋酮酸。

（1）适应证：牙齿过敏患者，洞衬。

（2）使用方法：①清洁牙齿，冲洗干燥，有效隔离；②蘸足量 Seal & Protect 液，涂布于过敏牙面 20 秒；③气枪吹去溶剂；④光固化 10 秒；⑤再次涂布 Seal & Protect 液，即刻用气枪吹干；⑥光固化 10 秒。

（3）禁忌证：对脱敏剂中任何一种成分过敏的患者、牙髓炎患者。

三、水门汀类制剂

1. 氢氧化钙

（1）种类。氢氧化钙通常有粉液剂型和双糊剂型两种。组成中的氢氧化钙是材料的活性成分，为碱性，具有杀菌和促进牙本质中钙沉积作用，氧化锌具有弱收效和消毒作用，二氧化钛是惰性填料，硬脂酸锌是固化反应加速剂，钨酸钙具有 X 线阻射能力。

（2）凝固原理。粉剂与液剂或 A 糊剂与 B 糊剂调拌后发生螯合反应，最后形成水杨酸 β-丁醇酯与 Ca^{2+} 的螯合物，并包裹过量未反应的氢氧化钙及其他物质。此反应速度极慢，加入微量硬脂锌或水分能使其在数分钟内凝固。

（3）性能。①强度：氢氧化钙水门汀凝固后的强度较低，其抗压强度为 6～30 MPa，直径抗拉强度为 10～31 MPa，因此，用它垫底时，需做二次垫底。②凝固时间：在室温下及 80% 湿度下，凝固时间为 3～5 分钟，调拌好后，在口腔潮湿环境中能加速其凝固。粉液剂型的材料极易受空气湿度影响，湿度大凝固速度快，湿度小凝固速度慢。双糊剂型受影响较小。③溶解性：可溶于水、唾液中，在水中可逐渐崩解。接触 37% 磷酸溶液 60 秒，溶解值为 2%～3%。将该材料浸入水中 1 个月，溶解值为 28%～35%，浸入水中 3 个月，溶解值为 32%～48%。④抗菌性：氢氧化钙水门汀具有强碱性，对龋坏牙本质的细菌有一定的杀菌及抑菌作用。可杀死及抑制龋洞中或根管中残留的细菌。⑤对牙髓的影响：由于该水门汀的强碱性，用它进行深洞垫底时，初期水门汀对牙髓产生中等程度的炎症反应，以后逐渐减轻，并有修复性牙本质的作用。用该材料盖髓时，最初使与材料接触的牙髓组织发生凝固性坏死，坏死区域下有胶原屏障形成。以后胶原矿化，有骨样组织和前期牙本质样的组织形成，最终形成修复性牙本质。实验证明，氢氧化钙能够促进牙本质和牙髓的修复反应，可诱导龋坏牙本质再矿化，促进牙本质桥的形成。

（4）临床应用。①盖髓剂：包括间接盖髓或直接盖髓剂。②根管消毒剂：可作为根管消毒剂，通常使用粉液剂型，易取出。③根管充填剂：用氢氧化钙水门汀充填根管，可以早期诱导根尖封闭，在根尖孔形成骨样组织及钙化区域，而且根尖周的炎症也较轻。④牙本质脱敏：可用于牙颈部及根面的脱敏。其可能的原理有 3 个：可以阻塞牙本质小管；具有矿化作用；可以刺激继发性牙本质的形成。应用时，将调和好的氢氧化钙水门汀黏附于过敏处，任其自然脱落。

2. 氧化锌丁香油水门汀（ZOE）

（1）组成。氧化锌丁香油水门汀由粉、液两部分组成。

（2）凝固原理。粉剂与液剂混合后发生螯合反应，最后生成无定形的丁香酚锌的螯合物，反应极缓慢，约 12 小时，加入微量醋酸盐能使其在数分钟内初步结固。已结固的水门汀中，含有未反应的氧化锌、松香等，它们被螯合物形成的基质所包埋。

（3）性能。①强度：强度比较低，普通型的抗压强度在 25 ~ 35 MPa 范围内，不足承受咀嚼力，故用其作基底时，尚需在其上垫一层磷酸锌水门汀。增强型的抗压强度较高，在 45 ~ 55 MPa 范围内。我国医药行业标准规定，氧化锌丁香油水门汀的抗压强度应不低于 25 MPa。②凝固时间：凝固时间为 3 ~ 10 分钟，调和后在口腔潮湿环境中能加速其凝固。③溶解性：可溶于水、唾液中，在水中的溶解性较高，仅次于氢氧化钙水门汀，主要是由于丁香油的析出。但是，氧化锌丁香油水门汀在凝固过程中体积收缩小（0.1%），短期内与洞壁的密合度是基底料中最好的，故常用它作为暂封材料使用。④对牙髓的影响：在基底材料中，对牙髓刺激性最小，并具有安抚、抗炎、抑菌作用，能保护牙髓免受磷酸锌类水门汀及热、电的刺激，因此，常用作接近牙髓的深洞基底料以及根管充填材料。氧化锌丁香油水门汀还可用于小穿髓点的盖髓。

（4）适应证。主要用于接近牙髓的深洞基底料、意外穿髓的盖髓剂、暂封材料、根管充填材料及牙周术后的牙周敷料，也用做暂时冠、桥的封固材料。

3. 玻璃离子体水门汀（GIC）

GIC 是新型水门汀类材料，是在聚羧酸锌水门汀的基础上发展起来的。由于其独特的美观性能和黏接性能，一经问世便引起广泛注意，随后得到迅速的发展。目前临床上可选择的玻璃离子体水门汀种类较多，应用范围也有了很大的扩展。

（1）分类。①国际标准化组织（ISO）根据用途将 GIC 分为 3 型，Ⅰ 型用于冠、桥、嵌体等固定修复体的黏固，Ⅱ 型用于牙体缺损的修复，Ⅲ 型用于洞衬及垫基底。②GIC 根据剂型可分为粉液型、粉液胶囊型、单粉水硬型和单糊剂型。③GIC 根据固化方式可分为一般酸碱反应固化型、光固化与酸碱反应固化双重固化型。④GIC 根据树脂改性情况可分为一般玻璃离子水门汀（即粉液型酸碱反应固化玻璃离子水门汀）、粉液型光固化玻璃离子水门汀（光固化与酸碱反应固化双重固化型，又称为树脂增强玻璃离子水门汀）和复合体（单糊剂型光固化玻璃离子水门汀，又称为聚酸改性复合树脂）。

（2）组成。传统的玻璃离子体水门汀为粉液剂型，粉剂为氟铝硅酸钙玻璃粉，液剂为聚丙烯酸或聚丙烯酸与依康酸共聚物的水溶液，其浓度一般不超过 50%。此外，液体中还加有少量的酒石酸，以改善其操作性能和凝固性能。与聚羧酸锌水门汀相似，聚丙烯酸可做成粉状，与铝硅酸钙玻璃粉混合，使用时与水混合即可，此为单粉剂型玻璃离子体水门汀。

光固化玻璃离子体水门汀是一种树脂改性产品，既可以是粉液型，也可以是单糊剂型。粉液型产品的粉剂主要是氟铝硅酸钙玻璃粉，并含有聚合反应促进剂（有机叔胺）。液剂主要是具有多个羟基的甲基丙烯酸酯、甲基丙烯酸 β-羟乙酯、光引发剂和水。这类产品既具有复合树脂的一些特点，又具有玻璃离子水门汀的一些特性，被称为聚酸改性复合树脂，又称为复合体。

（3）性能。①色泽：与聚羧酸锌水门汀相比，由于选用了玻璃粉，玻璃离子体水门汀凝固后具有半透明性，色泽也与牙齿相似，可以用作前牙牙体缺损修复。光固化玻璃离子体水门汀可有多种不同颜色的材料供选择，可使修复体颜色与牙齿颜色更加匹配，达到美观修复的目的。一般的粉液型玻璃离子体水门汀凝固后，材料中含有较多的气泡，不易抛光，容易黏附色素，影响美观。单糊剂型材料含气泡较少，抛光性明显改善，尽管如此，这类材料仍易受咖啡、茶等染色。②黏接性：一般的玻璃离子体水门汀与釉质的黏接强度为 30 ～ 50 MPa，与牙本质的黏接强度为 20 ～ 40 Mpa。光固化玻璃离子体水门汀与釉质的黏接强度可达 60 MPa，与牙本质的黏接强度可达 55 Mpa，使用表面处理剂后，与釉质的黏接强度可达 100 MPa，与牙本质的黏接强度可达 75 Mpa。由于材料中加入了带有羧基的树脂单体成分，黏接时又使用底涂剂及黏合剂，单糊剂型光固化玻璃离子体水门汀（复合体）与牙釉质的黏接强度可达10 ～ 17 MPa，与牙本质的黏接强度可达 7 ～ 12 MPa。③吸水性及溶出性：一般玻璃离子体水门汀在凝固过程中有较强的吸水性，吸水后材料呈白垩状，溶解性增加，容易被侵蚀。只有在凝固后才具有良好的强度和低溶出率，所以，临床上充填牙齿后，一般需在材料表面涂一层保护剂，以防凝固过程接触水分。一般的玻璃离子体水门汀水中吸水率（6 个月）为 5% ～ 9%，溶出率为 0.07% ～ 0.35%。粉液型光固化玻璃离子水门汀在浸水后早期吸水率较大，7 天吸水率可达89%，6 个月吸水率为 93%。单糊剂型光固化玻璃离子水门汀吸水率较小，6 个月吸水率为 30%。玻璃离子水门汀吸水后体积膨胀，能补偿固化过程中的体积收缩，提高修复体的边缘密封性能。④强度：一般的玻璃离子水门汀在凝固后 1 小时，抗压强度可达 100 ～ 140 MPa，24 小时后可达 140 ～ 200 MPa，完全凝固（数日）后强度达到最大。光固化玻璃离子体水门汀 24 小时抗压强度可达 200 ～ 300 MPa，尤其是单糊剂型强度最好。复合体的力学性能处于玻璃离子水门汀和复合树脂之间。⑤凝固特性：一般初步凝固时间为 25 ～ 60 分钟，24 小时后初步完全固化，7 天后达到完全固化。由于引入了光固化树脂成分，光固化玻璃离子体水门汀早期固化程度高，强度好，不怕水。⑥边缘封闭性：由于玻璃离子体水门汀吸水后有一定的膨胀以及对牙齿有一定的化学黏接性，该材料的边缘闭性较好，优于磷酸锌水门汀，其中光固化玻璃离子体水门汀优于一般的玻璃离子体水门汀，尤其以单糊剂型玻璃离子体水门汀边缘封闭性能最好。⑦牙髓刺激性：与聚羧酸锌水门汀相似，玻璃离子体水门汀的牙髓刺激性很小。在保留牙本质厚度不小于 0.1 mm 时，该材料对牙髓几乎无刺激作用。⑧防龋作用：现在的玻璃离子体水门汀大多含有氟化物，在口腔唾液中能缓慢释放氟离子，这也是该材料的优点之一。所释放的氟离子可与紧邻的牙齿硬组织中的羟基磷灰石中的羟基进行交换，提高牙齿硬组织中的氟含量，从而提高牙齿的抗龋能力。

　　（4）应用。Ⅰ型玻璃离子体水门汀主要用于冠、桥、嵌体等固定修复体的黏固，Ⅱ型主要用于牙体缺损的修复，如乳牙的充填修复，恒牙颈部楔状缺损的修复及Ⅴ类、Ⅳ类洞的充填修复，Ⅲ型主要用于洞衬及垫基底。用玻璃离子体水门汀垫底，一般只需垫一层即可。光固化玻璃离子体水门汀可用于楔状缺损、Ⅲ类洞、Ⅴ类洞及桩核修复。单糊剂型光固化玻璃离子体水门汀可用于楔状缺损、Ⅲ类洞、Ⅴ类洞、小Ⅰ类洞、儿童的Ⅰ类、Ⅱ类洞修复，不能用于恒牙咬合面较大面积缺损修复。在玻璃离子体水门汀中混入银合金粉可以显著增强玻璃离子体水门汀的强度，可用于后牙咬合面小缺损及桩核修复，由于呈银灰色，该材料的应用范围受到限制。

四、酚制剂

　　1. 樟脑酚（CP）

　　主要由樟脑、酚和乙醇配制而成，为白色晶体，味臭，轻度挥发，微溶于水，易溶于乙醇、乙醚。本制剂镇痛性能较好，渗透力较强，腐蚀性和防腐蚀性能均较低，主要用于窝洞和根管轻度感染的消毒以及牙髓安抚剂等，作为局部封药使用。

　　2. 木馏油

　　为多种酚类的混合物，包括愈创木酚、木馏酚、甲酚等，淡黄色，味异臭，易溶于乙醇、乙醚、氯仿等。具有酚类的抗菌作用，有防腐、消毒、轻度镇痛和除臭功能，遇脓、血、坏死组织时仍有消毒作用。常用于根管消毒。

　　3. 麝香草酚

　　无色或白色结晶体粉末，具特异芳香味，难溶于水，易溶于乙醇、乙醚、氯仿。对真菌和放线菌有较强的杀菌作用，杀菌作用比苯酚强 30 倍，而毒性则为苯酚的 1/10，对革兰阴性菌作用较弱，主要用于窝洞和根管消毒。

五、牙髓失活剂

　　1. 多聚甲醛失活剂

　　为甲醛的聚合物，为白色结晶体，常温下缓慢挥发甲醛，具有较强的杀菌力，渗透性较好，作用持久，对组织刺激性较小。多聚甲醛的主要成分为多聚甲醛、适量的表面麻醉剂（如可卡因、丁卡因等）、氮酮。

　　操作方法：对需做牙髓失活的牙髓病患者，在露髓的牙髓表面，放置 4~6 号球钻大小的多聚甲醛失活剂，以丁香油水门汀暂时封闭窝沟，一定时间后复诊抽出牙髓。

　　牙髓失活作用：多聚甲醛失活剂由于没有砷失活剂剧烈的不良反应，失活作用缓慢且较安全，习惯上常用于乳牙的牙髓失活，又称为乳牙失活剂。用于恒牙时效果常不稳定，有时需再次封药。有研究指出，经过改进后的失活剂，其可靠性与砷制剂基本相似，且可失活整个牙髓。

　　2. 蟾酥制剂

　　于 20 世纪末开始用于无痛切髓，主要成分：蟾酥 700 mL/L 乙醇提取物粉与可卡因按 2∶1 重量比混合后，加入适量 950 mL/L 乙醇、甘油（1∶1）调制成膏状。

　　操作方法：暴露穿髓点，取 5 号球钻大小药物置于穿髓点，暂封约 1 小时后去除封药，揭髓室顶，切除冠髓（或同时拔除根髓），清理髓室，行一次法干髓术（或去髓术）。

蟾酥制剂能够用于快速无痛切髓的机制可能是由于蟾酥内含有作用较强的局部麻醉成分——脂蟾毒配基类物质（其中，蟾毒灵的表面麻醉效力为可卡因的近90倍）。由于该类物质在其麻痹作用发生前有一定的刺激，可引起组织疼痛反应，故在蟾酥制剂内加入一定量的可卡因，以减少该刺激引起的疼痛反应。

（李文波）

第五章

根尖周病

第一节　根尖周病病因

根尖周病主要继牙髓病而来，所以凡能引起牙髓病的因素都能直接或间接引起根尖周病。

一、感染

来自坏死牙髓和根管中的细菌感染物质是根尖周病的主要致病因素。在有细菌存在的环境里，暴露的牙髓受到细菌感染而产生炎症进而坏死，导致根尖区的炎症病变。造成牙髓感染的细菌主要是一些厌氧菌，如普氏菌、卟啉单胞菌、真细菌和消化链球菌。有些卟啉单胞菌只能从感染的牙髓中分离到。在坏死牙髓中，丙酸菌、真细菌和梭状杆菌是优势菌，而双歧杆菌、乳杆菌、放线菌和韦荣菌也能分离出来，但所占比例较小。

感染根管中大多是多细菌混合感染，最多时从一个根管中可以分离出 20 种不同的细菌，这些细菌中大多数是专性厌氧菌，其中的优势菌包括消化链球菌、普氏菌、真细菌和梭状杆菌。关于感染根管内细菌的种类，有许多研究表明厌氧菌所占比例相当高，占根管内细菌的 70% 以上。有人从 18 例感染根管中共分离出 88 种细菌，其中 83 种为专性厌氧菌。在密封的根管中，专性厌氧菌占优势，在开放的根管中，则有较多的兼性厌氧菌和一些需氧菌。越靠近根尖取样培养，专性厌氧菌所占比例越大。专性厌氧菌中、产黑色素普氏菌和牙髓卟啉单胞菌对导致根尖周病起重要作用。专性厌氧菌的细菌群比兼性厌氧菌细菌群引起更重的炎症。有研究发现，从急性根尖周炎的根管中分离出牙髓卟啉单胞菌，而顽固性慢性根尖周炎和再治疗的根管中常分离出粪肠球菌和放线菌。

定量分析的结果显示感染根管含细菌量为 10^8 个/克。在感染根管中有人认为不存在螺旋体，也有人观察到有螺旋体，但其数量低于 10%！目前尚未发现病毒。感染不但存在于主根管中，还存在于侧支根管和牙本质小管中，其深入牙本质小管的深度为 0.2 ~ 0.5 mm。离根管口越近的地方，细菌入侵牙本质小管的深度也越深，而近根尖处则牙本质小管内的感染较表浅。

感染根管中的专性厌氧菌多为革兰阴性菌，其产物内毒素为脂多糖，是致病的主要物质。内毒素为非特异性弱抗原，不易被抗体中和，能激活补体系统，对中性粒细胞产生趋化作用。并能使肥大细胞分解和释放肝素和组胺，组胺使血管通透性增高，而且在内毒素和组胺同时存在时，明显抑制蛋白质的合成。内毒素能刺激巨噬细胞释放白细胞介素，还能激活 Hageman 因子，形成缓激肽，缓激肽是作用很强的疼痛介质，有疼痛症状时，根尖区内毒素的含量较高。

产黑色素普氏菌是根管中常见的病原菌，为革兰阴性菌，有荚膜和纤毛，有较强的抗吞噬作用和附着能力。骨和结缔组织的细胞间质为基质和胶原两种成分组成，产黑色素普氏菌能产生透明质酸酶和胶原酶，能同时破坏透明质酸和胶原，具有较强的破坏力。产黑色素普氏菌能合成磷酸酯酶，参与前列腺素介导骨吸收过程。它不但具有很强的致病力，对机体的防御系统还有很强的抵抗力。但是单独的产黑色素普氏菌不能引起化脓性感染，在其他细菌的协同作用下才引起弥散的化脓性感染。

感染根管中常见的革兰阳性细菌有链球菌、丙酸菌和放线菌，其细胞壁成分包括肽葡聚糖（黏肽）和脂磷壁酸，能激活补体，并能刺激巨噬细胞和淋巴细胞。淋巴细胞释放淋巴毒素，如破骨细胞激活因子、成纤维细胞激活因子和前列腺素，与炎症和骨质破坏有关（图 5-1）。

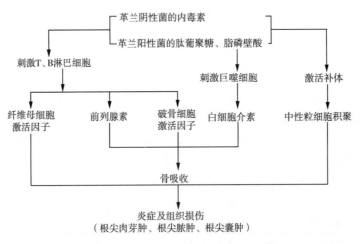

图 5-1　细菌成分致病机制

二、创伤

创伤常是急性根尖周炎的诱发因素。例如在慢性根尖周炎的基础上，患牙在受到碰撞、猛击的暴力时，可引起急性根尖周炎。创伤造成牙髓坏死或炎症，如夹杂感染，即引起根尖周炎。此外，在进行牙髓治疗时，若操作不当，如清理和成形根管时将根管内容物推出根尖孔，或根管器械超预备穿出根尖孔，或在根管充填时根充物超出根尖孔，均能引起根尖周炎。上述不当的操作不但可对根尖周组织造成机械刺激和损伤，同时还可能将感染带到根尖周区。

三、化学刺激

在治疗牙髓病和根尖周病时，若使用药物不当，将造成化学刺激，引起根尖周炎。在进行牙髓失活时，封砷剂时间过长，药物继续作用达根尖周组织，引起炎症和坏死。在进行牙髓塑化治疗时，将塑化剂导入根尖周区，或选择适应证不当，对根尖孔粗大的患牙作塑化治疗，使塑化剂由粗大的根尖孔流失到根尖周区，塑化剂刺激根尖周组织引起炎症。根管治疗时，使用强刺激的消毒剂封入根管，并使其作用穿过根尖孔，例如用蘸有甲醛甲酚合剂饱和棉捻充满在根管内的封药法，会有药液穿出根尖孔，激发根尖周炎。

操作不当时，往往造成多因素的刺激，如机械预备根管使根尖孔被扩大，器械损伤根尖周组织，并可将感染带出根尖孔，这时若再于根管内封入强烈消毒剂，就使根尖周组织承受感染、化学刺激和机械刺激，这种复杂的刺激因素造成的炎症较难治愈。

四、免疫学因素

根尖部被牙槽骨包围，虽然血运丰富，但因有这一道硬组织屏障，可使根尖周组织作为抗原长期停留的区域。由于咀嚼压力的影响，使少量抗原进入淋巴或血循环中，激发抗体的形成及局部淋巴结产生淋巴细胞，同时也使根尖周组织致敏，逐渐产生病变。微生物及其成分作为抗原与机体之间的相互作用即构成免疫学反应，根尖周组织的炎症反应基本体现了免疫学现象。

除微生物及其产生的毒素可以作为抗原外，在牙髓治疗中一些常用的低分子化学药物，如酚类、醛类等，可以成为半抗原，这些药物在体内与组织内的蛋白质结合成为全抗原，激发引起变态反应，产生过敏性炎症。此外根管充填用的氧化锌、预备根管用的 EDTA 和过氧化氢，局部麻醉剂及抗生素（特别是青霉素）都有可能引起变态反应。

（董肖婷）

第二节　急性根尖周炎

一、病理变化

急性根尖周炎（AAP）的初期，表现为浆液性炎症变化，即牙周膜充血，血管扩张，血浆渗出形成水肿。这时根尖部的牙槽骨和牙骨质均无明显变化。炎症继续发展，则发生化脓性变化，即急性根尖脓肿（AAA），有多形核白细胞溢出血管，浸润到牙周膜组织中。牙周膜中的白细胞被细菌及其产生的毒素所损害而坏死，坏死的细胞溶解、液化后形成脓液。脓液最初只局限在根尖孔附近的牙周膜中，炎症细胞浸润主要在根尖附近牙槽骨的骨髓腔中。若炎症继续发展，则迅速向牙槽骨内扩散，脓液通过骨松质达牙槽骨的骨外板，并通过骨密质上的营养孔而达到骨膜下；脓液在骨膜下积聚达到相当的压力时，才能使致密结缔组织所构成的骨膜破裂，然后脓液流注于黏膜之下，最后黏膜破溃，脓液排除，急性炎症缓解，转为慢性炎症。当机体抵抗力减低或脓液引流不畅时，又会发展为急性炎症。

急性根尖周炎的发展过程，大多按上述规律进行，但并非都是如此典型。当脓液积聚在根尖附近时可能有以下 3 种方式排出。

1. 通过根尖孔经根管从龋洞排脓

这种排脓方式对根尖周组织的损伤最小，但是只有在根尖孔粗大且通畅及龋洞开放的患牙，炎症才容易循此通路引流。

2. 通过牙周膜从龈沟或牙周袋排脓

这种情况多发生在有牙周病的患牙，因根尖脓灶与牙周袋接近，脓液易突破薄弱的牙周膜从此途径排出，常造成牙周纤维破坏，使牙齿更加松动，最后导致牙齿脱落，预后不佳。儿童时期乳牙和年轻恒牙发生急性根尖周炎时，脓液易沿牙周膜扩散由龈沟排出，但是因处于生长发育阶段，修复再生能力强，且不伴有牙周疾病，当急性炎症消除并经适当的治疗后，牙周组织能愈合并恢复正常。

3. 通过骨髓腔突破骨膜、黏膜向外排脓

这种排脓方式是急性根尖周炎最常见的自然发展过程，脓液必然向阻力较弱的骨髓腔扩散，最终突破骨壁，破口的位置与根尖周组织解剖学的关系密切。一般情况，上颌前牙多突破唇侧骨板及相应的黏膜排脓；上颌后牙颊根尖炎症则由颊侧排脓，腭根由腭侧突破；下颌牙齿多从唇、颊侧突破。牙根尖弯曲时，排脓途径变异较大。脓液突破骨膜后，也可以不突破口腔黏膜而经皮下突破颌面部皮肤进行排脓。图 5-2 显示可能发生的排脓途径。

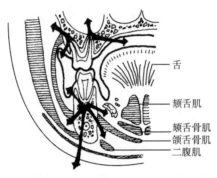

舌
颏舌肌
颏舌骨肌
颌舌骨肌
二腹肌

图 5-2　牙槽脓肿脓液排泄的通道

（1）穿通唇、颊侧骨壁：唇、颊侧的骨壁较薄，脓液多由此方向穿破骨的外侧壁在口腔前庭形成骨膜下脓肿、黏膜下脓肿，破溃后排脓于口腔中。破溃于口腔黏膜的排脓孔久之则形成窦道，叫作龈窦。有少数病例不在口腔内排脓，而是穿通皮肤，形成皮窦。下切牙有时可见在相应部位下颌骨的前缘穿通皮肤；上颌尖牙有时在眼的内下方穿透皮肤形成皮窦。

（2）穿通舌、腭侧骨壁：若患牙根尖偏向舌侧，则脓液可由此方向穿破骨壁及黏膜，在固有口腔内排脓。上颌侧切牙和上颌磨牙的腭根尖常偏向腭侧，这些牙的根尖脓肿多向腭侧方向扩张。但腭黏膜致密、坚韧，脓肿不易自溃。下颌第三磨牙舌侧骨板较薄，因此脓液也常从舌侧排出。

（3）向上颌窦内排脓：多发生于低位上颌窦的患者，上颌前磨牙和上颌磨牙的根尖可能突出在上颌窦中，尤其是上颌第二前磨牙和上颌第一、第二磨牙。不过这种情况较为少见，如果脓液排入上颌窦，会引起上颌窦炎。

（4）向鼻腔内排脓：这种情况极为少见，只有上中切牙的牙槽突很低而牙根很长时，根尖部的脓液才能穿过鼻底沿骨膜上升，在鼻孔内发生脓肿并突破鼻黏膜排脓。

排脓孔久不愈合，特别是反复肿胀破溃者，在急性根尖周炎转为慢性时，便形成窦道。窦道口的位置多在患牙根尖的相应部位，但有时也可以出现在远离患牙的其他牙齿的根尖部，有的窦道口还可以出现在近龈缘处，或与患牙相邻缺失牙的牙槽嵴处。

急性根尖周炎的病理学表现为根尖部牙周组织中显著充血，有大量渗出物，并伴有大量中性粒细胞浸润。在脓肿的边缘区可见有巨噬细胞、淋巴细胞集聚，周围有纤维素沉积形成包绕屏障。当脓液到达骨膜下时，局部有较硬的组织浸润块。脓液从骨质穿出后，相应部位的软组织出现肿胀，即疏松结缔组织发生炎症，称为蜂窝织炎。如上切牙可引起上唇肿胀；上颌前磨牙及磨牙可引起眶下、面部肿胀；下颌牙则引起颏部、下颌部肿胀；有时下颌第三磨牙的根尖周化脓性炎症可引起口底蜂窝织炎。

二、临床表现

急性根尖周炎是从根尖周牙周膜有浆液性炎症反映到根尖周组织的化脓性炎症的一系列反应过程，症状由轻到重，病变范围由小到大，是一个连续过程。实际上在病程发展到高峰时，已是牙槽骨的局限性骨髓炎，严重时还将发展为颌骨骨髓炎。病损的进行虽然为一连续过程，但由于侵犯的范围不同，可以划分为两个阶段。每一个发展阶段都有基本的临床表现，可以采用不同的治疗措施以求取得良好的效果。

1. 急性浆液期（急性浆液性根尖周炎）

此期是急性根尖周炎的开始阶段，常为一较短暂的过程，临床上表现为患牙牙根发痒，或只在咬合时有轻微疼痛，也有患者反映咬紧患牙时，能缓解疼痛。这是因为咬合压力暂时将充血血管内的血液挤压出去之故。此时如果接受适当治疗，则急性炎症消退，症状缓解。否则炎症很快即发展为化脓性炎症。

2. 急性化脓期（急性化脓性根尖周炎或急性牙槽脓肿）

急性浆液期的轻咬合痛很快发展为持续性的自发性钝痛，咬合时不能缓解而是加重疼痛，因为这时牙周膜内充血和渗出的范围广泛，牙周间隙内的压力升高，咬合时更加大局部压力而疼痛。自觉患牙有伸长感，对𬌗时即有疼痛，此时即已开始了炎症的化脓过程，可根据脓液集中的区域再划分为3个阶段（图5-3）。

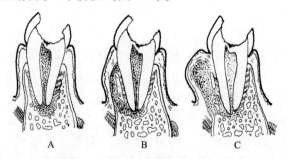

图5-3　急性牙槽脓肿的典型过程
A. 根尖脓肿阶段；B. 骨膜下脓肿阶段；C. 黏膜下脓肿阶段

（1）根尖脓肿阶段：由于根尖部牙周间隙内有脓液聚集，得不到引流，故有剧烈疼痛。患牙的伸长感加重，以致咬合时首先接触患牙，并感到剧痛，患者更加不敢对𬌗。患牙根尖部黏膜潮红，但无肿胀，有扣痛。所属淋巴结可以扪及，有轻微痛。全口牙列除下颌切牙及尖牙影响颏淋巴结外，其他牙齿均影响下颌下淋巴结。

（2）骨膜下脓肿阶段：由于脓液已扩散到骨松质，且由骨松质内穿过骨壁的营养孔，在骨膜下聚集。骨膜是致密、坚韧的结缔组织，脓液集于骨膜下便产生很大压力，患者感到极端痛苦，表现为持续性、搏动性跳痛。病程发展到此阶段，疼痛达最高峰，患者感到难以忍受。患牙浮起、松动，轻触患牙，如说话时舌、颊接触患牙也感到疼痛。牙龈表面在移行沟处明显红肿，移行沟变平，有明显压痛及深部波动感。所属淋巴结肿大、压痛。相应颌面部形成蜂窝织炎而肿胀，引起面容改变。病情发展到这一阶段，逐日加剧的疼痛，影响到睡眠及进食，患者呈痛苦面容，精神疲惫。此时多伴有全身症状，白细胞增多，计数多在 $10\,000 \sim 12\,000/mm^3$，体温升高达 38 ℃左右。若白细胞、体温继续升高，则应考虑并发颌骨骨髓炎或败血症的可能。

（3）黏膜下脓肿阶段：如果骨膜下脓肿未经切开，脓液压力加大可穿透骨膜流注到黏膜下。由于黏膜下组织较松软，脓液达黏膜下时的压力大为降低，疼痛也随之减轻，患牙的松动度和咬合痛也明显减轻，根尖部扪诊有明显的波动感。这时所属淋巴结仍可扪及，有压痛。白细胞计数和体温升高也有所缓解。

三、诊断

急性根尖周炎诊断主要根据症状，患牙多有牙髓炎病史，叩诊患牙时疼痛较剧烈，温度测试或电活力测试患牙无反应或反应极为迟钝。

若为多根牙，有时会出现牙髓炎并发急性根尖周炎，临床上则兼有牙髓炎和根尖周炎的症状，如温度刺激引起疼痛，同时叩诊疼痛较重。

若为急性化脓性根尖周炎，诊断则主要根据疼痛的程度；患牙多有松动而不存在牙周袋，有触痛、浮起；根尖部牙龈潮红或有黏膜下脓肿，扪及根尖肿胀处疼痛，并有波动感；叩诊时轻叩即引起疼痛；一般牙髓已失去活力等。

急性根尖周炎可以由牙髓病继发而来，也可以由慢性根尖周炎转化而来，后者又称为慢性根尖周炎急性发作。两者的鉴别主要依靠 X 线检查，由慢性根尖周炎转化来的，在 X 线像上可见根尖部骨质有透射区。多有反复肿胀的历史，疼痛的剧烈程度略轻。

四、治疗

急性根尖周炎的治疗原则是消炎止痛，症状缓解后采用根管治疗或牙髓塑化治疗。

消炎止痛的措施为：调整咬合，使患牙脱离对殆接触；用手指扶住患牙开髓（轻柔操作以减轻振动）、拔髓，用消毒液（如次氯酸钠）浸泡、冲洗根管，准确测量工作长度后，可用小号根管器械于根尖狭窄部轻穿刺根尖孔，使根尖周组织的炎症渗出液通过根管引流，缓解压力；有条件时可完成根管预备，再用固醇类（如氢化可的松）加广谱抗生素（如金霉素）糊剂封入根管并使药物接触根尖组织，有助于局部抗炎；或擦干根管，在髓腔中放置一个松软的棉球，暂封洞口，使根尖周的炎症有引流的空间。如果疼痛仍不能缓解，可在复诊时根据情况行根管清洗换药或开放髓腔。但后者，口腔细菌可能会进一步污染患牙根管，进而形成顽固性生物膜，影响治疗效果。在口腔局部处理的同时，应全身给予抗生素、抗炎药及止痛药物，还可辅以维生素等支持疗法。

若为骨膜下脓肿或黏膜下脓肿，临床上已检查出有根尖部的波动感，除上述处理外，还应切开脓肿以便脓液引流。

急性根尖周炎从浆液期到化脓期是连续的发展过程，是移行过渡的，不能截然分开，临床上只能相对地识别这些阶段，选用对应的消炎措施。例如骨膜下脓肿的早期，也可能是根尖脓肿的晚期，如尚未发现明显的深部波动感时，可采用开放髓腔或环钻术来引流根尖部骨质内的炎症渗出物或脓液。

慢性根尖周炎急性发作的治疗原则与急性根尖周炎同。

（董肖婷）

第三节 慢性根尖周炎

慢性根尖周炎（CAP）多无明显的自觉症状，有的患者可能在咀嚼时轻微痛，有的患者可能诉有牙龈起小脓包，也有的患者无任何异常感觉，有的患者在身体抵抗力降低时易转化为急性炎症，因而有反复疼痛、肿胀的病史。

一、病理变化

由于根管内存在感染和其他病源刺激物，根尖孔附近的牙周膜发生慢性炎症反应，主要表现为根尖部牙周膜的炎症，并破坏其正常结构，形成炎症肉芽组织。在肉芽组织的周围分化破骨细胞，并逐渐吸收其邻近的牙槽骨和牙骨质。炎症肉芽组织中有大量淋巴细胞浸润，同时成纤维细胞也增多，这种反应也可以看作是机体对抗疾病的防御反应。慢性炎症细胞浸润可以吞噬侵入根尖周组织内的细菌和毒素。成纤维细胞也可以增殖产生纤维组织，并常形成纤维被膜，防止和限制感染及炎症扩散到机体的深部。慢性炎症反应可以保持相对稳定的状态，并可维持较长时间。当身体抵抗力较强或病源刺激物的毒力较弱时，肉芽组织中的纤维成分增加，可以在肉芽组织的周围形成被膜。牙槽骨吸收也暂时停止，甚至可以产生成骨细胞，在周围形成新生的骨组织，原破坏的骨组织有所修复，病变区缩小。相反，当身体抵抗力较弱，或病源刺激物的毒力较强时，则肉芽组织中的纤维成分减少，炎症成分增多，产生较多的破骨细胞，造成更大范围的骨质破坏，骨质破坏的地方为炎症肉芽组织取代。由于炎症肉芽组织体积增大，从血运来的营养难以到达肉芽组织的中心部，在根尖孔附近的肉芽组织可发生坏死、液化，形成脓腔，成为慢性脓肿。发育期间遗留的牙周上皮剩余，经慢性炎症刺激，可以增殖为上皮团块或上皮条索。较大的上皮团块的中心由于缺乏营养，上皮细胞发生退行性变、坏死、液化，形成囊肿。囊腔与根管相通者，称为袋状囊肿；囊腔不与根管通连而独立存在者，又称为真性囊肿。有研究表明，根尖周病变中59.3%为根尖肉芽肿，22%为根尖周囊肿，12%为根尖瘢痕及6.7%的其他病变。概括以上所述，慢性根尖周炎的主要病理变化是根尖周有炎症组织形成，破坏牙槽骨。这种组织变化过程不是单一的破坏，是破坏与修复双向进行的。但是如果不清除病源刺激物，虽有骨质修复过程，但根尖病变区只能扩大、缩小交替进行，不能完全消除。

另外，在身体抵抗力较强的患者，患牙受到的刺激又极微弱时，根尖部牙槽骨不发生吸收，而是增殖在局部形成围绕根尖周的一团致密骨，称为致密性骨炎（图5-4F）。

1. 根尖肉芽肿

是根尖周受到来自感染根管的刺激产生的一团肉芽组织。镜下可见有坏死区，肉芽组织中有慢性炎症细胞浸润，主要是淋巴细胞和浆细胞，成纤维细胞也增多。毛细血管在病变活动时增多，接近纤维化时减少。肉芽组织的周围常有纤维被膜，被膜与牙周膜相连。

肉芽肿的形成与从根尖孔、侧支根管孔来的感染刺激紧密相关，因而可发生在与这些部位相应的地方，可发生在根尖，也可以发生在根侧，磨牙可以发生在根分叉处（图5-4A、

— 97 —

图 5-4B、图 5-4C)。

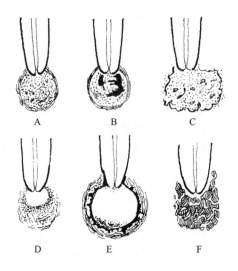

图 5-4　慢性根尖周炎的病理解剖类型

A. 单纯性肉芽肿；B. 上皮性肉芽肿；C. 肉芽性骨炎；D. 根尖脓肿；E. 根尖周囊肿；F. 致密性骨炎

2. 慢性根尖脓肿（慢性牙槽脓肿，图 5-4D）

可以由根尖肉芽肿转化而来，也可由急性牙槽脓肿转化而来。肉芽肿中央的细胞坏死、液化，形成脓液，脓液中多是坏死的多形核白细胞。肉芽组织周围缺乏纤维被膜。

慢性牙槽脓肿有两型，即有窦型和无窦型。无窦型在临床上难以和根尖肉芽肿鉴别；有窦型则有窦道与口腔黏膜或颌面部皮肤相通连。

窦道可能是急性牙槽脓肿自溃或切开后遗留的，也可能是根尖部脓液逐渐穿透骨壁和软组织而形成的。窦道壁有上皮衬里，上皮可来源于肉芽肿内的上皮团，也可由口腔黏膜上皮由窦道口长入。上皮下的结缔组织中有大量炎症细胞浸润。

3. 根尖周囊肿（图 5-4E）

可以由根尖肉芽肿发展而来，也可由慢性根尖脓肿发展而来。在含有上皮的肉芽肿内，由于慢性炎症的刺激，上皮增生形成大团块时，上皮团块的中央部得不到来自结缔组织的营养，因而发生变性、坏死、液化，形成小的囊腔。囊腔中的渗透压增高，周围的组织液渗入，成为囊液。囊液逐渐增多，囊腔也逐渐扩大。肉芽组织内的上皮也可以呈网状增殖，网眼内的炎症肉芽组织液化后形成多数小囊肿，小囊肿在增大的过程中互相融合，形成较大的囊肿。

囊肿也可由慢性脓肿形成，即脓肿附近的上皮细胞沿脓腔表面生长，形成腔壁的上皮衬里而成为囊肿。根尖周囊肿由囊壁和囊腔构成，囊腔中充满囊液。囊壁内衬以上皮细胞，外层为致密的纤维结缔组织，囊壁中常有慢性炎症细胞浸润。囊液为透明褐色，其中含有含铁血黄素，由于含有胆固醇结晶漂浮其中而有闪烁光泽。囊液在镜下直接观察时，可见其中有很多菱形或长方形的胆固醇结晶，是从上皮细胞变性分解而来（图 5-5）。

由于慢性炎症的刺激，引起细胞变性、坏死，囊液中含有这些内容而使渗透压增高，周围的组织液渗透入囊腔中。囊腔内液体增加的同时，囊腔也逐渐增大。囊肿增大的压力压迫周围牙槽骨，使其吸收，同时在颌骨的外表则有新生骨质补充，因此有些较大的囊肿往往在表面膨隆处尚有较薄的一层骨质。囊肿再增大时，可使其周围某一处骨壁完全被吸收而长入软组织中，这时囊肿就会发展很快。由于囊肿的发展缓慢，周围骨质受到这种缓慢刺激而形成一种致密骨板。

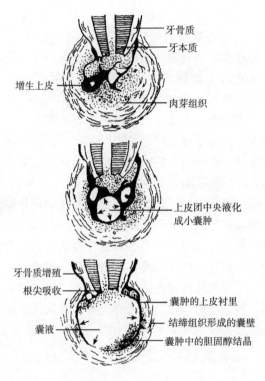

图5-5 从上皮性根尖肉芽肿发展成为根尖周囊肿的步骤

从慢性根尖脓肿发展而来的囊肿囊液中含有脓液，较为浑浊。根尖周囊肿可以继发感染，形成窦道，或表现为急性炎症。

4. 致密性骨炎（图5-4F）

表现为根尖周局部骨质增生，骨小梁的分布比周围的骨组织更致密些。骨髓腔极小，腔内有少许纤维性的骨髓间质，纤维间质中仅有少量的淋巴细胞浸润。有时硬化骨与正常骨组织之间并无明显分界。

二、临床表现

慢性根尖周炎一般无自觉症状。由于是继发于牙髓病病，故多有牙髓病史。有些病例可曾转化为急性炎症又有缓解，故有反复疼痛，或反复肿胀的历史。患牙多有深龋洞，无探痛，牙体变为黯灰色。有窦型慢性根尖脓肿在相应根尖部有窦道，有时窦道口呈乳头状，窦道口也可出现在离患牙较远的地方。大的根尖周囊肿在患牙根尖部有半球形膨隆，黏膜不红，扣时不痛，有乒乓球感。有的患牙在咀嚼时有不适感。

三、诊断

诊断慢性根尖周炎可根据有反复疼痛、肿胀的病史，牙体变色，牙髓失去活力或活力反应极其迟钝，或已出现窦道或局部无痛膨隆等临床表现。诊断的关键是依据 X 线片上所显示的根尖周骨密度减低影像。因此，临床上比较容易做出诊断。但是要辨别属于何种类型则较困难，X线片所显示根尖透射区影像的特点可以作为鉴别的参考。

根尖肉芽肿在X线片的特点是：根尖部有较小、规则的圆形或椭圆形透射区，边界清晰，周围骨质影像正常或略致密，透射区的直径一般不超过0.5 cm。肉芽肿和小囊肿在X线片上不易区别，若透射区周围有致密骨形成的白线，且透射区与非透射区的骨密度反差大，则应怀疑为小囊肿；若开髓时有囊液从根尖孔引流出来，可证实为囊肿。慢性根尖脓肿除可能发现窦道口外，在X线片上的影像也有其特点，透射区边界不清，形状不规则，透射区周围的骨质影像模糊，这是因为周围骨质有进行性破坏的缘故。根尖周囊肿在X线片上的影像一般范围较大（其直径超过1 cm），为圆形，边界清楚、有白线围绕。除X线片上的表现外，大囊肿可见相应部位有半球形隆起，扣时不痛，有乒乓球感。

X线诊断慢性根尖周炎时，必须结合临床症状及其他诊断指标才能和那些非根尖周炎的根尖区病损鉴别。例如非牙源性的颌骨内囊肿和其他肿物，在X线片上呈现与各型慢性根尖周炎极为相似的影像，这些病损与慢性根尖周炎的主要鉴别是牙髓活力正常、缺乏临床症状，并且仔细观察时可见根尖区牙周间隙与其他部位的牙周间隙呈连续、规则的黑线影像。根旁囊肿时，囊肿的透射影像与侧支根管感染造成的慢性根尖周炎者极为相似，但患牙牙髓活力正常。有些解剖结构，如颏孔、切牙孔等，其影像易与相应部位牙齿的根尖区重叠，但是这些牙齿牙髓活力正常，牙周间隙影像连续、规则。有的慢性根尖周炎的窦道口出现的部位与患牙的关系不甚明确，例如窦道口在两个相邻无髓牙根尖区的中间，或在远离患牙的部位时，可以从窦道口插入牙胶尖作为示踪诊断丝拍摄X线片，从牙胶尖影像所指的部位便可确定窦道来源的患牙。

四、治疗

根尖周病的治疗原则是消除病源刺激物，杜绝再感染的途径，为机体修复被炎症破坏的组织提供有利的生物学环境，促使根尖周组织愈合、恢复健康。根尖周炎主要的病源刺激物来自感染根管，因此消除根管内的感染，是治愈根尖周病的首要条件。由于牙髓坏死，根管内已失去血液及淋巴循环，为一储存坏死组织、感染物质的无效腔，不能为机体的自身免疫能力所消除，故必须依靠相应的治疗措施才能除去病源。根尖周骨质的破坏、肉芽组织的出现可以看作是机体对抗病源的防御性反应，但是这种反应不能消除病源，只能相对地防止感染的扩散。一旦病源被除去后，病变区的炎症肉芽组织即转化为纤维结缔组织，从而修复已破坏的牙槽骨和牙骨质，并使牙周膜重建。消除病源的有效措施是根管治疗，即用机械和化学的方法对根管进行清创，再通过严密地封闭根管，防止再感染。

在消除病源刺激物的前提下，病变才有可能愈合。病变能否被修复，还受一些因素的影响，病变性质、病变范围及部位、患者年龄和全身健康状况等都与病变的愈合有密切关系。因此制订治疗方案时，必须考虑这些因素，采取相应的措施才能治疗成功。破坏范围较小的、局限于根尖部的病变，预后较好；病变范围较大、发生在根分叉处者，预后较差。当较大的根尖周囊肿单纯用根管治疗难以治愈时，可采用根尖外科手术以除去病变。全身健康不佳的患者，在治疗时容易并发急性炎症，治疗后病变愈合慢或恢复困难，治疗时应加以注意。如果患有风湿病或神经、眼、心脏等疾病而怀疑患牙病变为病灶时，应当及时拔除患牙，以免造成病灶感染的蔓延。另外，对于病变严重破坏牙槽骨，或牙冠严重破坏而难以修复者，也应拔除患牙。

（赵　越）

第六章

牙周疾病

牙周炎和牙龈炎一样，都是由牙菌斑生物膜引起的牙周组织慢性炎症。牙龈炎的病变局限于牙龈软组织，而牙周炎则是炎症波及深部的支持组织（牙槽骨、牙周膜和牙骨质），造成支持组织的破坏。若治疗不及时，病变加重，可导致牙松动、脱落（或拔除），影响咀嚼功能和美观。牙周炎患者的炎症和组织破坏经过规范的治疗可以控制和停止，软硬组织恢复为健康状态，甚至有少量组织修复，但牙龈和牙槽骨的高度不可能完全恢复到正常水平，它与牙龈炎的治疗后可逆性是不同的。已有资料证明，长期存在牙龈炎症的牙齿，其日后丧失的概率为牙龈无炎症者的64倍。可以明确地说，牙龈炎是牙周炎的危险因素和前驱。然而，并非所有牙龈炎患者都会进展为牙周炎，其转变的机制尚不完全明了，可能与牙菌斑中微生物的种类、毒性以及数量等有关，更与个体对微生物反应的差异有关，牙周组织的局部条件以及全身、环境因素都可能参与其中。

第一节　牙周炎的流行情况和趋势

牙周炎是人类最古老、最普遍的疾病之一，世界各地出土的古人颅骨上均可见到牙槽骨破坏。牙周炎在儿童少见，35岁以后患病率明显增高。性别无明显差异。某些类型的牙周炎有种族倾向，如侵袭性牙周炎在非洲裔人群中较多发。可以说，牙周炎是不同地域、种族、性别、年龄均可发生的疾病。

中国口腔健康发展报告（2022）（以下简称报告）表明我国是牙周病的高发国家，牙龈炎和牙周炎的检出率高于龋患率。

国内外的研究表明牙周炎是成人拔牙的首位原因（约为40%），因牙周炎拔牙的高峰年龄为50~60岁。我国已进入老龄化社会，牙周炎的患病率和严重程度将日益增加，防治需求日益迫切。报告还显示我国居民的刷牙率虽有提高，但口腔卫生情况仍较差，刷牙效果不理想，公众对牙周病的知晓率较低，这也是导致我国牙周病患病率较高的重要原因之一。提高公众的牙周保健意识和提供积极规范的牙周治疗是口腔医务工作者的重要任务。

近三四十年来，以西方发达国家为主的流行病学调查资料表明，随着口腔公共卫生和医疗服务的普及和改善，居民的牙周健康率明显提升，牙龈炎和轻度牙周炎患病率下降，然而重度牙周炎的患病率未明显下降，仍保持在10%~15%。我国有关的流学病学调查结果表明有深牙周袋者为4.9%（中年人组）~10.1%（老年人组），说明重度牙周炎集中发生在少数人身上，具有个体特异性，也提示可能有一些复杂的因素影响着重度牙周炎的发生。

发达国家的大量经验表明，绝大多数牙周病是可防、可治、可控的。据文献报道，由于口腔保健的进步，瑞典 30 年间 20～80 岁的居民中牙周健康者从 8% 增加到 44%；挪威 30 年间 35 岁人群中无牙槽骨吸收者从 46% 增加到 76%。这也是我国口腔医务工作者的努力目标。

（许艳璐）

第二节　牙周炎病因

牙周炎是一种特殊的慢性感染性疾病，这是由牙周组织的结构和组织学特点所决定的。牙冠暴露于半开放、有菌的口腔环境中，唾液中的微生物容易附着于牙齿表面，形成菌斑生物膜。牙龈附着于牙颈部，起着封闭和屏障作用，防止外界的生物学、物理学或化学刺激直接损害上皮下方的软硬组织。牙根则是通过牙周支持组织直立在牙槽骨内，支持组织内的血管、神经、淋巴组织等与机体有着密切的联系，对于菌斑中的微生物及其产物具有广泛、复杂的防御和反应能力。机体的防御体系若能抗衡致病因素，则不发病或仅有轻度的牙龈炎；若致病菌的毒力过于强大，机体的保护作用不够或免疫系统过激反应，引起广泛的炎症反应，则可能造成牙周组织的破坏，引发牙周炎。

牙周炎是一种慢性、多因素的感染性疾病，龈下菌斑生物膜是必不可少的致病因素，还有一些能促进菌斑滞留的局部促进因素。除此之外，宿主反应在发病中也起极其重要的作用。能促进牙周炎发病的全身性因素和环境因素称为易感（易患）因素，包括遗传、内分泌、白细胞数目和功能、某些全身疾病（如糖尿病等）、吸烟等。

一、牙菌斑

光滑坚硬的牙齿为细菌提供了一个稳定而不脱落的附着表面，加上有些部位不易清洁，使菌斑生物膜得以积聚，最初形成龈上菌斑。堆积日久的菌斑会引起牙龈炎症，使龈沟加深、龈沟液增多，菌斑也逐渐向龈下延伸发展。龈下环境的氧分压低，有利于厌氧菌及螺旋体等的繁殖生长，加上有丰富的龈沟液提供营养，又不易受刷牙等机械性干扰。因此，龈下菌斑得以发展成为对牙周组织有较大毒力的生物膜。本节主要介绍龈下菌斑。

（一）龈下菌斑的结构

龈下菌斑可分为附着菌斑和非附着菌斑两部分。前者附着于牙根和龈下牙石表面，与龈上菌斑相延续，其细菌成分及结构均与龈上菌斑相似。其中一些细菌能产酸和产生其他致龋物质，导致根面龋，也可矿化后形成龈下牙石。非附着菌斑是位于附着菌斑表面的、松散而无一定排列结构的细菌群，其中主要为革兰阴性细菌、大量螺旋体和有活动能力的细菌。非附着菌斑与上皮和接近结合上皮处的牙根面接触，有些细菌能进入上皮内和（或）上皮下的结缔组织。在一些发展迅速的牙周炎，非附着菌斑明显增厚，其中革兰阴性厌氧菌和螺旋体增多，这些微生物的毒性较大，使炎症和破坏加剧进行。

近年来认为牙菌斑是一种生物膜，其中的细菌相互黏附成无氧的小团块，包裹在由自身分泌的基质内。基质中有液体通道，起输送氧气、营养和代谢物的作用。菌斑生物膜的这种结构不利于宿主的防御成分，如白细胞、抗体、补体等接近并消灭微生物，使细菌得到自我保护，因此须用机械方法清除菌斑。关于牙周致病菌虽然还了解得不够，但这方面的研究受到极大重视。因为这对不同类型牙周炎的诊断和鉴别、疾病活动期的判断、了解病因及机制、预防和控制疾病等均有很重要的意义。

（二）菌斑微生物的特异性

在 20 世纪 70 年代以前，人们一直认为在牙周健康者与牙周病患者之间、患病的不同个体之间及同一个体的不同牙位之间，其菌斑成分是相似的；导致牙周疾病的原因主要是细菌数量增多，或机体抵抗力降低，此为非特异菌斑学说。然而此观点却不能解释为何有的个体长期存在大量菌斑和牙龈炎症，却不发展为牙周炎；而另一些人则菌斑量少、炎症较轻，但牙槽骨吸收却很严重。之后随着厌氧微生物培养技术的发展，使菌斑中的厌氧菌得以被分离检测出来，由此了解到龈下菌斑和龈上菌斑的成分有很大不同。目前估计口腔和牙菌斑中的微生物已达 700 多种，但其中还有约 1/2 不能被培养分离出来，在深牙周袋中革兰阴性厌氧菌达 70% 以上。不同个体之间，甚至同一人的不同牙位，菌斑微生物的成分有很大差别。Loesche 提出特异性菌斑学说，该学说认为牙周疾病可能是一组病因和临床进程各异而症候相似的疾病，菌斑中大多数细菌不会致病，只是某些特殊细菌数目增多或占优势时，才导致牙周病发生。迄今为止的牙周微生物学研究报道，虽然结果不尽一致，但总的规律支持此学说，即健康牙位的菌斑成分与牙周疾病处大不相同，各类牙周疾病的优势菌群也各不相同。

1. 健康牙龈

牙周健康者的龈沟很浅，其龈上和龈下菌斑的内容大致相似。主要为革兰阳性球菌和杆菌，也有少数革兰阴性菌，很少出现螺旋体和能自主运动的细菌（能动菌），正常龈沟内螺旋体不超过 2%～3%。经常清除龈上菌斑可抑制陈旧、致病力强的"成熟"菌斑，也有利于防止龈下菌斑的形成。

2. 慢性龈缘炎

龈上菌斑的厚度和细菌数目均大大超过正常部位，且以革兰阴性杆菌为主。在长期的龈缘炎患者中，革兰阴性菌，如牙龈卟啉单胞菌（Pg）、中间普氏菌（Pi）、具核梭杆菌（Fn）和螺旋体（Td）的比例明显增高，螺旋体可达 25%～45%。

3. 慢性牙周炎

牙周袋形成后，龈下菌斑的成分变得更复杂。患处的龈上菌斑与慢性牙龈炎时的龈上菌斑无大区别，但其深牙周袋中的菌斑中厌氧菌可达 70%～90%。如牙龈卟啉单胞菌、福赛坦菌、中间普氏菌、具核梭杆菌等，螺旋体占龈下微生物的 40%～50%。袋内非附着性菌斑不同于附着性菌斑，没有细胞外基质，与软组织袋壁有较多接触。随着牙周袋的加深，菌斑的营养环境也发生了变化。唾液中的成分难以渗透，菌斑的主要营养来源于牙周组织和血液。

4. 侵袭性牙周炎

龈下菌斑中，虽然革兰阴性厌氧菌占 65% 左右，但菌斑总量一般较慢性牙周炎少，且主要为非附着菌斑。欧美学者报道本型牙周炎的主要致病菌为伴放线聚集杆菌（Aa），但我国和日本的该型患者中此菌的检出率很低，且多为低毒性株，而牙龈卟啉单胞菌、中间普氏菌、螺旋体等为优势菌。

1999 年，Socransky 等对取自 160 名牙周炎患者和 25 名牙周健康者的共 13 261 份龈下菌斑样本进行 DNA 鉴定，并分析它们与牙周病的关系。结果将牙菌斑微生物归类为 6 个"复合体"，其中牙龈卟啉单胞菌、福赛坦菌、齿垢密螺旋体被归入红色复合体，它们与牙周炎关系最密切；橙色复合体包括具核梭杆菌、中间普氏菌、产黑色素普氏菌等，它们的毒性略次于红色复合体，但却是支持红色复合体存在的重要成员。其中红色复合体与牙周临床参数，特别与牙周袋深度和探诊出血紧密相关，橙色复合体与牙周袋深度也相关，红色与橙色复合体之间有密切联系，在牙周病的诊断方面富有意义。改变红色复合体，会影响其他复合体，改变橙色复合体也会阻止红色复合体的定植。这些毒性较大的微生物在众多的口腔菌群中只占6~12种，也并非每个患者都能检出。牙周炎的形成和发展，可能是几种微生物在不同阶段相互影响和相互作用的结果，而且更强调微生物、微环境、局部因素、宿主间的相互作用。

（三）细菌入侵牙周组织

在重症牙周炎患牙的牙周袋壁上皮和结缔组织内，其至牙槽骨表面均可见到有细菌入侵，包括螺旋体、产黑色素普氏菌群、伴放线聚集杆菌等。这些微生物多具有抵御白细胞吞噬的能力，因而能越过机体防御线而进入牙龈组织。这些微生物会成为牙周治疗后微生物再定植的来源。因此，有人主张在治疗侵袭性牙周炎时，除了消除龈下菌斑及牙石外，还应全身使用抗生素或用手术方法彻底消除入侵到牙周组织内的微生物，才能防止细菌重新定植牙面而使病变复发。

二、𬌗创伤

𬌗创伤的字面含义是指由于不正常的咬合力造成咀嚼系统某些部位的病理性损害或适应性变化。过大的咬合力可造成牙周组织病变、牙体硬组织磨损或折裂、牙根吸收、牙髓病变、颞下颌关节功能紊乱及咀嚼肌群痉挛疼痛等。

（一）牙周组织对过大咬合力的反应

正常的咬合功能刺激对于保持牙周组织的正常代谢和结构状态是必需的，牙周组织也对咬合力有一定的适应调整能力，这种适应能力因人而异，也因力的大小、方向、频度及持续时间等而异，其中以力的作用方向最为重要。当牙周组织受到与牙齿长轴一致的力时，占牙周膜主纤维束中最大数量的斜纤维处于张力状态，可将力传递到牙槽骨壁，促使新骨形成；而根尖区的牙周膜纤维则处于受压状态，可导致骨吸收。牙周组织对水平方向（侧方）或扭转力的耐受性较差，易造成损伤。持续的压力或频繁地受压力均对牙周组织损伤较大。

当𬌗力超过牙周组织的适应能力时，即发生牙周组织的损伤，称为𬌗创伤。可能导致𬌗创伤的咬合关系称为创伤性𬌗。𬌗创伤不是临床诊断名词，而是指组织学所见到的损伤性变化，与咬合力的大小以及咬合关系不一定完全相关。

𬌗创伤可分为原发性和继发性，前者指异常的力作用于正常的牙周组织，如过高的修复体、基牙受力不当、牙齿倾斜、正畸加力过大等；继发性𬌗创伤是指正常或过大的力作用于病变的牙周支持组织，或虽经治疗但支持组织已减弱的牙齿，这种原来可以耐受的正常强度的𬌗力对患牙来说已成为超负荷，因而导致继发性𬌗创伤。在临床上，牙周炎患者常常并存原发性和继发性𬌗创伤，难以区分，也无必要严格区分。

（二）𬌗创伤与牙周炎的关系

20世纪早期的一些简单的动物试验或尸体解剖研究使人们认为咬合创伤是牙周病的病

因。后有学者对于牙槽骨的角形吸收和骨下袋的形成有不同的观点。Glickman 认为咬合创伤会改变炎症的扩延途径，造成牙槽骨的垂直（角形）吸收。而 Waerhaug 则从尸体标本上观察到，垂直性骨吸收也可发生于无殆创伤的牙齿邻面，而且骨吸收程度与龈下牙菌斑的范围一致。他认为垂直性和水平性骨吸收都是由牙菌斑引起的炎症所致，只是垂直吸收发生在牙槽间隔较宽处，在牙菌斑多而炎症重的一侧骨吸收多，而另一侧的炎症较轻，骨吸收较少，因此形成了垂直性骨吸收。

之后 Lindhe 和 Polson 分别用猎犬和猴进行了一系列试验，他们共同一致的结果是：对牙周组织正常的动物牙施以多方向的摇晃力，可出现牙槽嵴的垂直吸收、牙周膜楔形增宽和牙齿松动，但均不会形成牙龈炎或牙周袋，不发生附着丧失。另外，先给动物造成人工牙周炎，再对其治疗，形成健康但支持组织高度已降低的试验牙，然后加摇晃力，这些牙的组织学反应与正常牙相同，也不造成进一步的附着丧失。然而，对于已有牙周炎而未经治疗的动物，炎症持续存在的情况下，殆创伤会否加重牙周破坏和附着丧失，则有着不同的结果。Lindhe 等对已患有人工牙周炎的猎犬施加过大的咬合力后，牙周组织的破坏明显重于不加咬合创伤的牙周炎对照牙。而 Polson 等对猴的人工牙周炎施以过大力则未出现牙周破坏加重。这可能与各自所用动物不同以及加力方式和持续时间不同有关。后来 Polson 等又报道，对牙周炎和殆创伤并存的动物，如果只消除创伤而不治疗炎症，则牙周破坏继续发展，组织不能修复；只有当炎症和殆创伤均消除后，牙槽骨才能有适当的修复，牙齿动度也减轻。

归纳起来，目前关于殆创伤对牙周组织作用的认识如下。

（1）单纯的殆创伤不会引起牙龈的炎症或形成牙周袋，仅使受压侧的牙槽骨吸收，牙周膜间隙增宽，牙松动。当过大的力消除，或该牙因受力而移位，不再承受过大殆力时，牙槽骨可以修复，牙周膜宽度恢复正常，或虽仍较宽，但病变静止，此为适应性改变。正畸过程中牙周组织的改变就属于此。

（2）关于殆创伤与牙周炎进展的关系虽然尚缺乏确切的结论，但有部分临床研究表明咬合干扰可能是使牙周破坏加重的因素之一，在炎症控制后进行适当调殆，能提高疗效。这方面尚须更多随机对照的大样本临床研究加以验证。

三、全身易感因素

（一）遗传

尽管牙周炎的发生是细菌、毒素因子和机体间的防御功能的平衡被打破所致，但是近年来越来越多的研究表明，与遗传有关的宿主易感性可能是侵袭性牙周炎和（或）重度牙周炎发病的重要决定因素之一。其能影响和改变宿主对微生物的反应，并决定疾病的进展速度和严重程度及对治疗的反应。流行病学研究显示牙周炎尤其是侵袭性牙周炎（AgP）具有明显的人种聚集性和家族聚集性。国内外的研究报道显示侵袭性牙周炎具有多种遗传方式。①常染色体显性遗传。②常染色体隐性遗传。③X 染色体连锁隐性遗传等。单纯遗传因素不会引起牙周疾病，但某些遗传因素可增加宿主对牙周病的易感性。遗传因素对牙周炎易感性的影响已得到国内外学者的广泛认同，其科学依据来自以下 4 个方面。①Michalowicz 等对慢性牙周炎（CP）的双生子研究表明，同卵双生同胞对的各项临床指标都比异卵双生同胞对更为相似，人群中 CP 这一疾病的表型差异约有 50% 是由遗传造成的。②早发性牙周炎患者的家族聚集性。一些特定染色体的特异基因位点的单核苷酸多态性与牙周炎的易感性增加有关，目前已识别出一些相关基因。③牙周炎与特异性遗传疾病的关系。一些研究定位了与牙周炎有关的综合征的遗传缺陷，如掌跖角化—牙周破坏综合征、Chediak-Higashi 综合征等，在这些综合征里，牙周炎的症状很早就表现出来。④动物实验的研究。最近对一些动物模型（特别是鼠的动物模型）的研究表明，遗传因素调节宿主对微生物感染的免疫反应。尽管国内外的许多研究已证实一些与调控炎症介质、免疫炎症反应和骨代谢有关的基因与牙周炎有关，然而大量的研究表明，无论侵袭性牙周炎还是慢性牙周炎均不是单基因疾病，其发病可能是多个基因相互关联、多因素（如微生物、吸烟、精神压力等其他因素）协同作用所致。

（二）白细胞异常

中性多形核白细胞是宿主对抗感染的重要的一线防御机制。由于先天或后天原因使白细胞的数目减少或功能异常，均可使患者处于牙周炎易感状态。如有的青少年牙周炎（现称侵袭性牙周炎）患者有先天性（有的是家族性的）中性多形核白细胞功能低下，主要由于其中性多形核白细胞表面对趋化物的受体数目减少及一种具有信号传递功能的表面糖蛋白 GP110 减少所致。但多数侵袭性牙周炎患者并不能检出白细胞功能异常。近来还有人报道青少年牙周炎（局限性）患者的中性多形核白细胞能吞噬伴放线聚集杆菌，却不能杀死该菌，而对其他细菌则能杀死，这可能解释为何这种患者通常不伴其他全身疾病。另外一些疾病，如白细胞黏附缺陷、糖尿病、唐氏综合征、掌跖角化—牙周破坏综合征等均存在中性多形核白细胞趋化缺陷，这些患者常伴有严重的牙周炎。

（三）吸烟

1946 年，有学者发现急性坏死性牙龈炎的发生与吸烟量有关。20 世纪 80 年代以来，由于一些大规模且严格设计的临床研究的发表，使人们逐渐认识到吸烟是影响牙周病发生和严重程度的重要危险因素之一。对吸烟者与不吸烟者的比较研究表明，吸烟者的牙石多、牙槽骨吸收重、深牙周袋多、附着丧失重，而炎症程度则与非吸烟者相似或甚至较轻。吸烟者对常规牙周治疗和牙周手术疗效也较差。烟草中含有 2 000 多种对牙周组织有害的物质，其中最主要的是尼古丁及其分解产物可替宁。尼古丁在高浓度时，可损害中性多形核白细胞的吞噬功能；尼古丁还使牙周组织中的成纤维细胞不易贴附根面，导致其形成胶原的能力下降。有不少报道表明，吸烟者的口腔内和血流中的中性多形核白细胞趋化和吞噬功能均降低，他们唾液中 SIgA 和血清中抗牙龈卟啉单胞菌及抗具核梭杆菌的 IgG 均减少。吸烟导致牙周病的机制可能有下列方面：①使局部小血管收缩，影响血运；②降低中性粒细胞的趋化和吞噬功能；③降低牙龈局部的氧张力，有害物质进入龈沟液，有利于龈下厌氧致病菌的生存；④吸烟者的口腔卫生一般较差，牙面的烟垢、牙石有碍牙菌斑控制；⑤抑制成纤维细胞生长，还可能抑制成骨细胞。吸烟时的温度上升及局部有害物质可能使牙龈上皮角化增厚。

（四）精神压力

大量的人类和动物研究表明，精神紧张及不幸事件能引起一系列神经内分泌和免疫系统的改变，波及多种器官和组织。处于严重紧张状态下的动物可出现牙槽骨疏松、牙周膜变性、上皮附着向根方迁移、伤口愈合延迟等。最明显的例子是急性坏死溃疡性牙龈炎的患者多为处于紧张压力下的年轻人，如考试、战争、工作疲劳等。有研究发现，精神压力中以经济拮据与牙周炎的附着丧失和骨吸收的关系最明显，然而个体对这种压力的应对能力更为重要。有人报道这种患者血液中皮质类固醇水平增高，它可抑制免疫系统功能，使患者易患牙周病。此外，在精神压力下，机体的行为、生活方式也可改变，如吸烟增多、忽视口腔卫生、酗酒等也会对牙周病产生影响。

（五）其他全身疾病

（1）一些长期重度消耗性疾病，如结核、慢性肾炎等可引起牙周组织的严重退行性变：牙周膜主纤维束消失，变为疏松结缔组织或有水样变性；牙槽骨广泛吸收，牙周组织新生障碍。这种退行性变的牙周组织在局部出现细菌等致病因素时，病变和破坏将会迅速发展。

（2）骨质疏松。雌激素对骨质有保护作用，妇女绝经期后由于雌激素水平下降，易使骨量减少、骨的脆性增加，虽不引起明显症状，但易发生骨折或骨的畸形。有学者报道，正常人下颌骨密度与脊柱和腕骨的骨量相关，骨质疏松者的下颌骨密度也低。然而，对于牙槽骨部位的骨密度与脊柱骨密度的比较尚缺乏可靠的手段，而且现有的关于骨质疏松与牙周炎关系的研究结果也缺乏一致性，两者的关系尚有待进一步研究。

（六）增龄的影响

随着年龄增大，牙周组织中的细胞和血管成分减少，牙槽骨和结缔组织内基质形成减少，骨质疏松，代谢率降低，修复和愈合能力下降，但牙根面却不断有新的牙骨质沉积。老年人经常出现牙龈退缩，牙槽嵴高度也有降低，这在过去被认为是生理现象，但近年的研究发现有些口腔卫生良好的老者并无牙龈退缩。目前认为增龄变化对牙周疾病的发生和进展有一定影响，但这主要不是由于老年人抵抗力的降低，而是反映了致病因素和疾病破坏过程随年代增加的积累作用。很多研究表明，在牙周病的发生中，机体本身的易感性比年龄因素更为重要。

根据上述各种局部和全身因素的论述，可以归纳如下：菌斑及其毒性产物是牙周疾病的始动因子，它引起牙周组织的炎症和破坏。当菌斑量较少、细菌毒力不强时，机体的防御功能可与之抗衡而不发生疾病，或轻度疾病长期存在而不发展；当细菌量增多或出现某些毒力强的致病菌，或存在一些有利于细菌堆积的条件（如牙石、不良修复体等），则此种平衡被打破；某些全身因素降低或改变牙周组织的防御功能时，也使牙周疾病易于发生或加重。总之，微生物是引发牙周病所必不可少的，但单有菌斑尚不足以致病，宿主的免疫反应参与调节和决定发病与否、疾病的类型和程度等，决定个体对牙周病的易感性。应该充分利用这些知识和手段来预防牙周疾病，治疗已经发生的牙周病，并防止其复发。

（许艳璐）

第三节　牙周炎病理特点

一、牙周袋形成及牙龈炎症

牙周袋是病理性加深的龈沟，是牙周炎最重要的临床和病理学表征之一。患牙龈炎时牙龈因炎症肿胀或增生，使龈缘的位置向牙冠方向变动，从而使龈沟加深，但龈沟底仍位于釉牙骨质界处，也就是说未发生结缔组织的附着丧失，此为龈袋或假性牙周袋。当炎症向牙根方向扩展，使牙龈结缔组织中的胶原纤维破坏，结合上皮向牙根方向增生迁徙，大量白细胞通过结合上皮进入龈沟，使上皮与牙面分离，形成牙周袋，此时的牙周袋底位于釉牙骨质界根方的牙根面上，造成牙周附着丧失，这是真性牙周袋。临床上的牙周袋大多是龈缘移向牙冠方向和袋底移向牙根方向并存的。

（一）牙周袋的组织病理学

1. 软组织壁

牙周袋壁的软组织有明显的炎症，袋内上皮显著增殖和变性，其中有大量白细胞浸润。由于上皮细胞的变性和坏死，牙周袋内壁溃疡，使下方炎症严重的结缔组织暴露。结缔组织中有炎症细胞密集浸润，以浆细胞（约 80%）和淋巴细胞为主，多形核白细胞散布其间。血管增多、扩张及充血。有的病例可见细菌侵入上皮细胞间隙，或深入结缔组织中。

牙周袋的软组织壁处于组织破坏和修复的动态变化中。在炎症性渗出和组织破坏的同时，存在着血管形成、胶原纤维新生等企图修复组织的现象，但由于局部刺激继续存在，组织无法彻底愈合。

炎症渗出与组织修复之间的强弱关系决定着牙周袋壁表面的颜色、致密度和表面结构。若炎症渗出占优势，则牙周袋壁表面呈黯红色或鲜红色，松软脆弱，表面光亮；若修复过程占优势，则牙周袋壁坚韧且呈粉红色，有点彩呈现。但是临床上不应只观察牙周袋的外表，因为牙周袋最严重的病变发生于内壁。有的牙周袋内壁有炎症和溃疡，而其表面侧则有胶原纤维包围，使牙龈外观似乎正常。这时，进行牙周袋探诊以观察探诊后有无出血，对了解牙周袋内壁的炎症状况很有帮助。

2. 牙周袋的内容物

牙周袋内主要是细菌及其产物（酶、内毒素及其他有害产物）、脱落的上皮细胞、食物残渣及尚有活力或已变性坏死的白细胞，后者即为脓液。牙周袋内的龈沟液量增多，其中含有多种具有防御功能的物质，如抗体、补体等，也含有组织分解和炎症的产物。将牙周袋的内容物及牙垢的过滤液注入动物皮下，能引起感染和脓肿，证明其含有毒性。牙周袋溢脓是牙周炎的常见症状，但脓的有无或多少与牙周袋的深度及支持组织破坏程度无直接关系。

3. 根面壁

根面壁是指暴露于牙周袋内的牙根面。未经治疗的牙周袋内的根面一般都有龈下牙石沉积，其表面永远有牙菌斑，可以使感染持续，使牙周治疗复杂化。在牙石下方的牙骨质可发生结构方面的改变。由于牙菌斑内细菌产酸，导致牙骨质脱矿、软化，还可发生根面龋。当牙龈退缩，牙根暴露于口腔时，唾液中的无机成分可使牙根面发生再矿化。牙骨质中也可渗入有害物质，如内毒素等，它会妨碍牙周组织重新附着，因此在治疗时除了刮除龈下牙石及其表面的牙菌斑外，还须除去受内毒素污染和变软的牙骨质表层。

（二）牙周袋的检查与分类

1. 探诊深度和附着丧失的关系

用牙周探针沿着牙面探入牙周袋，测量从龈缘到牙周袋底的距离，以确定牙周袋的深度，并了解牙周袋的范围。通常以 ≤3 mm 作为正常龈沟的深度。若探诊深度超过 3 mm，则应根据牙周袋底所在位置来判断其为真性或假性牙周袋。若已能探到釉牙骨质界，且牙周袋底在牙根面上，则为真性牙周袋；若釉牙骨质界尚未暴露，则为假性牙周袋。有时，牙周袋的形成可同时存在牙龈的退缩，此时即便探诊深度不大，但龈缘的位置已不在牙冠上，而在牙根上，说明已有附着丧失。因而不能单凭探诊所得的牙周袋深度来判断疾病的严重程度，而是应看牙周袋底在根面上的位置，即牙周附着丧失的程度。

2. 牙周袋的类型

（1）根据牙周袋底与相邻组织的关系，分为假性牙周袋和真性牙周袋，真性牙周袋又可分为骨上袋和骨下袋。

1）假性牙周袋：因龈缘向冠方延伸而使龈沟加深，其下方的结缔组织并无破坏，龈牙周袋底仍位于釉牙骨质界处，也称龈袋。

2）骨上袋：为真性牙周袋，其牙周袋底位于釉牙骨质界的根方，且位于牙槽骨嵴的冠方，牙槽骨呈水平型吸收。

3）骨下袋：为真性牙周袋，其牙周袋底位于牙槽骨嵴的根方，而牙周袋壁位于牙根面和牙槽骨之间。牙槽骨吸收类型为垂直型吸收（也称角形吸收）。

（2）根据牙周袋其累及牙面的情况分为3类。

1）单面袋：只涉及一个牙面的牙周袋。

2）复合袋：涉及两个以上牙面的牙周袋，例如波及颊面和近中面。

3）复杂袋：是一种螺旋形牙周袋，起源于一个根面，但扭曲回旋涉及一个以上的牙面，或涉及多根牙的根分叉区，临床检查中应避免遗漏复合袋及复杂袋。

二、牙槽骨吸收

牙槽骨吸收是牙周炎的另一个病理变化。由于牙槽骨的吸收和牙周膜纤维破坏，使牙齿失去支持而逐渐松动，最终脱落或拔除。牙槽骨是人体骨骼系统中代谢和改建最活跃的部分。在生理情况下，骨的吸收与新生是平衡的，故牙槽骨高度保持稳定。当骨吸收增加或骨新生减少，或两者并存时，即发生骨丧失。

（一）引起牙槽骨吸收的因素

牙周炎时的牙槽骨吸收主要是由局部因素即慢性炎症和咬合创伤所引起，全身因素的作用尚不明确。

1. 炎症

是引起牙槽骨吸收的最主要因素。当牙龈的慢性炎症向深部组织扩延达到牙槽骨附近时，骨表面和骨髓腔内有大量炎症细胞渗出、血管增生并分化出破骨细胞，发生陷窝状骨吸收，此即标志着从牙龈炎已发展为牙周炎。骨吸收使骨髓腔增大或使骨小梁吸收变细，随后牙槽骨高度降低。

有研究表明，牙槽骨的吸收与牙周袋底的炎症范围有一定的关系，菌斑性炎症引起邻近骨吸收的作用半径为 1.5～2.5 mm，也就是说从袋底的炎症区到骨吸收表面的距离大致为 2 mm 左右。当两牙之间的牙槽骨间隔宽度大于 2.5 mm 时，只在靠近有炎症牙的一侧有牙槽骨吸收，而靠近无炎症的邻牙一侧无骨吸收，就会形成所谓的角形吸收（骨下袋）；如果邻面牙槽间隔太窄（小于菌斑性炎症的作用半径），即使只有一侧牙齿有炎症，也会使嵴顶全部吸收而形成水平型破坏。由此可以理解角形吸收多发生于后牙的邻面，较少见于前牙区，因为前牙区的骨间隔一般较窄。牙槽骨破坏的速度因人、因牙而异，例如侵袭性牙周炎的破坏速度较快，又如当细菌入侵牙周袋壁或伴有其他局部因素时，骨吸收加重加快。

在距炎症中心较远处，可有骨的修复性再生。在被吸收的骨小梁的另一侧，也可见到代偿性的新骨沉积。骨吸收和修复性再生常在不同时期、不同部位出现，后者是牙周炎治疗后再生性修复的生物学基础。

2. 咬合创伤

在牙周炎时，常并存原发性或继发性咬合创伤。受压侧发生牙槽骨吸收，牙周膜间隙增宽，骨硬板消失，牙动度增加。当过大压力消除后，被吸收的部分可以修复。一般因咬合创伤引起的多为牙槽骨垂直吸收，形成骨下袋，但在牙槽间隔较宽时也可单纯因炎症而发生垂直吸收。

（二）牙槽骨吸收的形式

1. 水平型吸收

这是最常见的骨吸收方式。牙槽间隔、唇颊侧或舌侧的嵴顶边缘呈水平吸收，而使牙槽嵴高度降低，通常形成骨上袋。同一牙齿的不同面，牙槽骨破坏的程度不一定相等。

2. 垂直型吸收

牙槽骨发生垂直型或斜行的吸收，与牙根面之间形成角形的骨缺损。牙槽嵴顶的高度降低不多，而靠近牙根周围的骨吸收较多。垂直骨吸收多形成骨下袋（骨内袋），即牙周袋底位于骨嵴的根方。

骨下袋根据骨质破坏后剩余的骨壁数目，可分为下列 5 种。

（1）一壁骨袋：骨质破坏严重，仅存一侧骨壁，这种牙周袋常见于牙槽间隔区，因颊、舌侧骨壁均被破坏而仅有邻牙一侧的骨壁残留。若一壁骨袋发生在颊、舌侧，则为仅剩颊或舌侧的一个骨壁。

（2）二壁骨袋：骨下袋仅剩留两个骨壁。最多见于邻面骨间隔严重破坏，仅剩颊、舌两个骨壁。此外可有颊—邻骨壁或舌—邻骨壁。

（3）三壁骨袋：牙周袋的 1 个侧壁是牙根面，其他 3 个壁都是骨质，即邻、颊、舌侧均有骨壁存在。三壁骨袋的治疗效果最佳，能获得较多的骨质修复。这种三壁骨袋还常见于最后一个磨牙的远中区，由于该处牙槽骨宽而厚，较易形成三壁骨袋。

（4）四壁骨袋：牙根四周均为角形骨吸收，貌似具有颊、舌、近中、远中四面骨壁，但骨壁与牙根之间已无正常的组织相连，实质上相当于四面皆是一壁袋，治疗效果很差。

（5）混合壁袋：牙周手术中常见在同一骨下袋的各个骨壁高度不同，骨下袋的近根尖部分骨壁数目多于近冠端的骨壁数。例如：颊侧骨板吸收较多，在冠端仅剩舌、邻两个骨壁，而在根方可能尚为颊、舌、邻的三壁袋，此为混合壁袋。

3. 凹坑状骨吸收

牙槽间隔的骨嵴顶中央吸收较多，而颊、舌侧骨吸收较少，形成弹坑状或火山口状的骨缺损。它的形成是因为龈谷区牙菌斑易于堆积，又易受局部刺激而发生牙周破坏。此外，由于邻面接触关系不佳，造成食物嵌塞，也是引起凹坑状骨吸收的原因之一。有人报道，凹坑状骨吸收在下颌牙占 62%，后牙区的凹坑状骨吸收约为前牙区的 2 倍。

4. 其他形式的骨变化

由于各部位牙槽骨吸附不均匀，使原来整齐而呈薄刀状的骨缘变得参差不齐。正常情况下，邻面的骨间隔较高，而颊、舌侧骨嵴较低，呈波浪形。当邻面骨破坏多而下凹，而颊、舌面骨嵴未吸收，使骨缘呈现反波浪形的缺损。

由于外生骨疣或扶壁性骨增生、适应性修复等而使唇、颊面的骨质过度增生，使牙槽嵴顶呈"唇"形或骨架状增厚。这些虽是骨组织对破坏的代偿性修复表现，但常造成不利于牙菌斑控制的形态改变。

（三）牙槽骨吸收的临床表现

牙槽骨吸收的方式和程度可以用 X 线片来显示，但 X 线片主要显示牙齿近远中的骨质破坏情况，颊、舌侧骨板因与牙齿及其他组织重叠而显示不清晰。牙周炎最初表现为牙槽嵴顶的硬骨板消失，或嵴顶模糊呈虫蚀状，以后才发生牙槽骨高度降低。正常情况下，牙槽嵴顶到釉牙骨质界的距离为 1～2 mm，若超过 2 mm 则可视为有牙槽骨吸收。骨吸收的程度一般按吸收区占牙根长度的比例来描述，如骨吸收为根长的 1/3、1/2、2/3 等。邻面的角形吸收在 X 线片上很容易发现，但在 X 线片上难以确定是几壁骨袋，只有在手术翻开牙龈后才能确定。凹坑状骨吸收也难以在 X 线片上显示。应该指出，良好的 X 线片投照条件及正确的投照角度是提供正确临床诊断的保证。用长焦距球管的平行投照，可减少失真程度。用锥形束断层（CBCT）则可获得三维立体的牙槽骨形态，但后者不宜作为常规使用。

三、牙松动及病理性移位

（一）牙松动度

正常的牙有一定范围的动度，主要是水平向的，也有极微小的轴向动度，但临床不易观察到。生理性的动度随人而异，也随不同的时间而异。晨起时动度最大，日间动度较小。牙周炎的病程进展缓慢，早期牙并不松动，直到牙槽骨破坏到一定程度时牙才松动。临床医师易将没有严重骨吸收的牙松动与创伤等同起来。实际上，牙松动既可以反映检查当时存在着过度的功能，也可反映过去曾有的创伤经过组织改建已适应，后者可称为自限性松动。此时除牙松动和 X 线片显示牙周膜间隙增宽外，硬骨板是完整、连续的，甚至可以比正常增厚。此种情况应与进行性松动区别，后者是指创伤继续存在，松动度逐渐加重，硬骨板消失或模糊。

影响牙松动的因素如下：①支持骨减少；②咬合创伤及不正常的咬合习惯，如夜间磨牙、不自觉地咬紧牙；③牙周膜的急性炎症；④牙周手术后，松动度有暂时性增加；⑤妊娠期、月经期及应用激素类避孕药；⑥局部解剖因素，如牙根短小、接触点丧失等。

（二）病理性移位

牙齿在牙弓中的正常位置是由许多因素相互平衡着的，例如：①健康的牙周支持组织及其正常的高度；②施于牙齿的力，包括咬合力及来自唇、舌、颊的力相互平衡；③牙的形态及牙尖的倾斜度；④完整的牙列；⑤生理的近中移位倾向；⑥接触点的形状、位置和接触关系。其中任何一种或数种因素改变，都可能导致病理性移位。然而，牙周炎的患牙由于支持组织的破坏和丧失，是造成牙病理性移位的最常见原因。当牙槽骨高度降低后，易发生继发性咬合创伤，原来健康的牙周组织可以耐受的咬合力对患牙已成为过大的咬合力，使患牙发生移位。

病理性移位好发于前牙，也可发生于后牙。一般向受力方向移位，也可同时发生牙扭转。侵袭性牙周炎患者早期即可发生上、下颌前牙向唇侧移位，出现较大的牙间隙。缺失的牙若不及时修复，常造成邻牙向空隙倾斜或移位。这种移位并非都因牙周炎引起的，但牙周炎患牙更易发生，而且此种移位常易导致或牙周炎加重。

四、牙周炎病程进展及活动期

旧观念认为牙周炎的破坏过程是缓慢、直线进行性加重的。20世纪后期，学者们提出牙周病的自然进程及活动性的概念。Loe等对没有口腔保健的农场工人纵向观察15年，发现80%个体有缓慢加重的附着丧失，8%为快速加重，11%则停留在牙龈炎而不进展。国内外其他一些纵向研究结果也表明，有少数人的少数牙位发生新的附着丧失，牙周炎的发生和进展具有个体特异性和部位特异性。Socransky等提出牙周炎的进展可能有静止期和活动期，后者呈短期爆发性地发生在部分人的部分牙位，随后又进入静止期，在静止期甚至可以有部分修复。

目前尚缺乏理想的判断活动期的客观指标，一般以定期（每隔1~3个月）测量附着丧失程度来监测，若在两次测量的间隔期发现附着丧失加重（≥2 mm），则认为有活动性破坏发生。学者们正通过微生物学、免疫学、生化学和放射影像学等手段来寻找灵敏、准确可靠的标志物，以早期发现或预测活动期。

（许艳璐）

第四节　牙周炎的检查

对牙周炎患者的问诊和全面检查是作出准确诊断和制订正确治疗方案的基础。牙周炎常累及多个牙的软硬组织，需要用多项指标来作出诊断，而且每个牙的病情也不尽相同。在诊断为牙周炎后，还应确定其所患牙周炎的类型、各个患牙的组织破坏程度、目前是否处于疾病的活动期等，应通过问诊和检查发现有关的危险因素。在此基础上制订出完善的治疗计划，判断预后，然后将病情和治疗方案告知患者，在患者充分知情和配合下，医患共同完成治疗计划。

根据患者的主诉，进一步了解其牙周炎发展过程及既往病史（有无出血、急性肿痛、功能障碍，接受过何种牙周治疗及效果等），口腔卫生习惯（刷牙习惯、用何辅助工具等），口腔其他主要疾病及治疗史（正畸、龋齿、修复体等），失牙原因等。还应了解全身健康情况（如异常的出血倾向、高血压、心脏病、糖尿病、肝炎等传染性疾病），既往及目前用药情况，有无吸烟、夜磨牙等不良习惯，牙周病的家族史，等等。

一、检查菌斑、牙石以及局部促进因素

目前常用的菌斑指数均为检测龈上菌斑，着重观察龈缘附近及邻面的菌斑量，对龈下菌斑的量，尚缺乏有效的客观指标。

1. 菌斑指数（PLI）

由Silness和Loe提出。

0 = 在近龈缘处牙面无菌斑。

1 = 肉眼看不到龈缘区有菌斑，只有用探针尖的侧面划过牙面时才能发现。

2 = 在龈缘区或邻面看到中等量的菌斑。

3 = 在龈缘区及邻近牙面有大量软垢。

2. Quigley-Hein 菌斑指数

经 Turesky 等改良。

0 = 牙面无菌斑。

1 = 在龈缘附近的牙面有斑点状散在的菌斑。

2 = 牙颈部的菌斑呈薄而连续的带状，但不超过 1 mm 宽。

3 = 牙颈部菌斑超过 1 mm 但未超过牙冠的 1/3。

4 = 菌斑覆盖牙面超过 1/3，但未超过 2/3。

5 = 菌斑覆盖牙面超过 2/3。

本指数较适用于临床试验中观察某一疗法对菌斑量的影响。为了显示菌斑，可用 2% 碱性品红溶液涂布于牙面，等待数秒钟后嘱患者漱口，牙面留有菌斑处染为红色。

日常临床还可用有菌斑覆盖的牙面占全口牙面的百分数来反映口腔卫生状况，一般以有菌斑的牙面占总牙面 ≤（15% ~ 20%）为合宜。

同时还应检查有无其他加重菌斑、牙石堆积的局部因素，如不良修复体、食物嵌塞、解剖异常等。

二、检查牙龈的色、形、质

擦干牙龈，观察全口牙龈的颜色、外形有无肿胀或退缩、质地松软或坚韧、表面有无点彩、是否易出血或有自动出血、有无脓肿、附着龈的宽度、龈缘的位置（有无退缩或增生）等。临床常以牙龈指数或出血指数来客观地表示牙龈炎症的程度。

1. 牙龈指数（GI）

由 Loe 和 Silness 提出。

0 = 正常牙龈。

1 = 牙龈轻度水肿和颜色改变，探诊后不出血。

2 = 中度炎症，牙龈发红、水肿，探诊后出血。

3 = 重度炎症，牙龈明显发红、水肿，有溃疡或自动出血倾向。

2. 出血指数（BI）

0 = 正常牙龈。

1 = 牙龈轻度水肿，探诊不出血。

2 = 牙龈有炎症，探诊后有点状出血。

3 = 牙龈有炎症，探诊后有线状出血。

4 = 牙龈炎症明显，探诊后流血溢出龈沟（袋）。

5 = 牙龈炎症明显，有自动出血倾向。

出血指数的优点是较为客观，而且能够反映牙周袋内壁实际炎症的情况，因为有少数牙周袋（尤其是经过初步治疗后）表面炎症不明显，实际牙周袋内壁和深部的炎症并未消除，此时探诊后出血可提示需要进一步治疗。探诊时探针一般不直插入牙周袋底，而是轻触牙周袋内壁。

有的学者以患者有探诊后出血的位点占全口牙位的百分比，来反映该患者的牙龈炎症程度（BOP%），以不超过 10% 为轻度。

三、牙周袋探诊

探诊应包括牙周袋的位置、深度、类型及内容物等，应使用钝头、带刻度的牙周探针。探诊的力量为20~25 g，不可过大，以免穿透结合上皮。

为了探明不同牙面、不同形态的牙周袋（如复杂袋、窄而深的牙周袋等），应将牙周探针沿着牙体长轴对各个牙面进行探查。以颊侧为例，探针插入颊侧远中牙周袋内后，以提插滑行的方式向颊面中央和颊面近中移动，以探明同一牙齿上不同深度的牙周袋。

牙周探针应与牙长轴平行，探针尖端贴紧牙根面向牙周袋底方向深入，并提插移动。在探查邻面时，应将探针紧靠接触区，并保持与牙长轴平行。当邻面的龈谷区有骨吸收形成凹坑状骨袋时，应将探针紧靠接触点并向邻面中央略倾斜，以探得邻面牙周袋的最深处。

牙周袋探诊除了测得深度外，还应观察有无探诊后出血、龈下石的多少等。有时还需探查牙周附着水平，即从牙周袋底到釉牙骨质界的距离，这对了解牙周组织的破坏程度比较可靠。先用牙周探针探得牙周袋深度，然后将探针沿牙根面退出，同时用探针尖端"寻找"釉牙骨质界，到达釉牙骨质界时，得到一个由釉牙骨质界到龈缘的毫米数。将牙周袋深度减去由釉牙骨质界到龈缘的距离，即为该部位附着丧失的程度。若两个读数相减为零，说明无附着丧失。若牙龈退缩使龈缘位于釉牙骨质界的根方，则应将两个读数相加，得出附着丧失的程度。

全口牙周袋探诊深度及附着水平的探测比较费时，根据条件及需要，可对每个牙只记录一个最严重的部位，也可记录每个牙齿的 4 个部位（颊面的近中、中央和远中，舌面中央），或 6 个部位（颊面和舌面各记录近中、中央及远中）。

四、根分叉病变的检查

用牙周探针探查多根牙的分叉区有无深牙周袋及分叉区骨质的破坏。在发现有根分叉病变时，可用牙科尖探针以水平方向探入分叉区，以确定病损的严重程度。还应注意根分叉的大小、根柱的长短、是否有釉突等，这些都关系到预后及疗效。X 线片在根分叉病变的诊断中有一定参考价值，但因影像重叠及投照角度的影响，通常实际病变要比 X 线片的表现更为严重。

五、牙松动度检查

将牙科镊的喙部并拢后，放在后牙𬌗面窝沟内，向颊舌方向或近远中方向轻摇牙冠，观察牙冠水平位移的方向和幅度。前牙可用镊子夹住切缘并摇动牙冠。

临床上确定松动度的标准如下。

1 度：略大于生理性动度，颊舌向动度相加小于 1 mm。

2 度：颊舌向或近远中向动度 1~2 mm。

3 度：颊舌向及近远中向动度大于 2 mm，并伴有垂直向松动。

六、𬌗关系及𬌗功能检查

包括上下颌闭合状态下的牙齿关系以及下颌运动时的状况。

1. 殆关系检查

观察牙列是否完整。当上下牙弓相对时，覆殆覆盖关系是否正常，有无深覆殆或反殆、对刃殆、锁殆等；上下前牙的中线是否一致；有无排列拥挤；殆关系的类型；牙齿有无过度的不均匀磨耗等。

2. 检查与咬合有关的颌位是否正常

嘱患者放松地端坐，做吞咽动作使下颌位于最后退位。此时上下牙微分开，再轻轻闭口，当上下牙任何一处刚有轻微接触时即停止闭口，此时即为肌位（MCP）。再嘱其将上下牙全部咬紧达到牙尖交错位（ICP），简称牙位。观察由肌位至牙位的过程中，牙齿有无滑动，下颌有无偏移。若无滑动或偏移，表示牙位与肌位一致；若由轻咬至重咬过程中牙有滑动或下颌偏移，则表示牙位与肌位不一致，不稳定。正常此滑动距离应≤1 mm。

3. 检查有无殆干扰

正常的咬合关系应在下颌水平运动中平滑无阻；前伸殆前牙接触时，后牙应无接触；工作侧后牙接触时，非工作侧后牙应无接触。如果非工作侧有接触，或前伸时后牙有接触，则形成殆干扰。

嘱患者下颌前伸至上下切牙的切缘相对，若前牙并非均匀接触而是有个别高点，则为前伸殆的前牙早接触；若后牙有接触，则为前伸殆干扰。可用薄型的脱色纸或蜡片来检查早接触点，也可用牙线或用血管镊夹住玻璃纸条放在后牙区，若前伸时后牙能咬住牙线或玻璃纸，说明后牙有殆干扰。

嘱患者下颌向一侧运动，先检查工作侧牙齿是否有均匀接触，有无高点（工作侧早接触）；再用牙线或玻璃纸条检查非工作侧有无殆干扰。

为了更准确地获得咬合状况，可使用电子感应的仪器来记录咬合力大小和分布等，但尚未在临床上普及应用。

七、X 线检查

X 线片对于了解牙周骨组织破坏的情况具有重要的参考价值，但它在很大程度上受 X 线片投照质量的影响，故应结合临床检查进行判断。殆翼片对于发现早期的牙槽骨吸收有较好的效果，用长焦距牙科 X 线机拍摄的牙片，由于 X 线与牙长轴垂直，使牙槽骨及牙根的影像比较接近实际，可减少因投照角度所造成的失真。曲面体层片的牙槽骨影像较模糊欠准确，一般不宜用于牙周炎患者牙槽骨的准确判断。

在分析牙周炎的 X 线片时，应注意以下各点：①牙冠、牙根的形态，牙根有无吸收或牙骨质增生；②牙槽嵴顶的高度及形态；③牙槽骨的吸收方式；④硬骨板有无增厚、连续性中断或消失；⑤骨小梁的排列和密度；⑥牙周膜间隙的宽度（正常为 0.15～0.38 mm）；⑦根分叉部有无病变；⑧根面牙石附着情况；⑨其他牙体、根尖周疾病及修复体的情况等。

八、特殊检查

上述各项是牙周病的常规检查内容，对于确诊牙周炎以及确定患病的严重程度十分有用，但对于牙周炎的分型以及活动期的确定则尚感不足。近年来有不少新发展的检查方法，能在一定程度上辅助常规检查的不足，尤其是在临床研究方面。

1. 微生物学检查

用厌氧培养法来分离和鉴定龈下菌群对了解患处致病菌的种类和量、判断疗效及监测活动期和复发，有重要意义。但其方法复杂、费时，且目前对哪些菌能引起牙周炎尚不够明确，还有大量的微生物尚不能用培养法分离。临床可用暗视野显微镜或相差显微镜观察龈下牙菌斑涂片中螺旋体和能动菌的百分比，若超过15%则提示有较重的感染，球菌的百分比越高，则越接近健康。也可用2%刚果红负染色法，计数螺旋体和球菌的百分比。其他如用DNA探针、单克隆抗体、聚合酶链反应（PCR）和细菌酶等来快速检测某些致病菌，也是十分有前景的方法。

2. 恒压电子探针检查

牙周探诊深度与牙周组织炎症程度及胶原纤维破坏的程度有关，也受探诊力量大小、探针直径等因素的影响。同一部位在不同时间，甚至同一时间由不同医师探诊所得结果的重复性较差（经常在1 mm左右）。因此，国外研制了能固定探诊压力（一般为20～25 g）的电子探针，与计算机相连，能自动记录探诊深度和釉牙骨质界。这些使牙周探诊的误差能明显减少。但探针放置的位置及角度仍会影响结果，因此在一些严格设计的纵向临床试验中还须采用固定的参照物，如特制的树脂垫等。

3. 血清、龈沟液和唾液中的生化成分检查

牙周炎是复杂的疾病，在其发生、发展和愈合过程中，微生物和宿主之间的"交战"是错综复杂的，包括微生物的毒性成分和产物、机体的防御机制——局部或全身的免疫炎症反应、组织破坏过程的产物等，例如多种来自细菌或机体的酶、炎症介质、细菌毒素以及遗传基因等都可以在血清、龈沟液或唾液中存在。人们通过研究希望能发现一些与牙周炎病程有关的标志物，以帮助监测病情或预测活动期、判断预后和疗效等。目前这些还属于研究探索阶段。

4. 放射学检查

对于治疗前和治疗后不同时期所拍摄的X线片，可采用数字减影技术进行骨密度和骨量的精细比较，它要求采用前后拍摄条件一致、重复性好的标准投照方法，然后用计算机软件进行精确测量。锥形束CT可以三维分析牙体和牙槽骨的形态，有助于制订治疗计划。但应考虑放射剂量和价格，严格按适应证选用。

（邓舒文）

第五节　慢性牙周炎

牙周炎在临床上可表现为不同类型（发病年龄、疾病进展速度和转归、危险因素等），慢性牙周炎是其中最常见的类型，约占牙周炎患者的95%，多由长期存在的慢性牙龈炎向深部牙周组织扩展而引起。35岁以后患病率明显增高，性别无明显差异。本病在20世纪初期曾被称为不洁性脓漏、牙槽脓漏等，1989年以后称为成人牙周炎（与其相对的为早发性牙周炎）。1999年国际牙周病分类研讨会将其更名为慢性牙周炎，理由是此类牙周炎虽最常见于成年人，但也可发生于儿童和青少年，不应以年龄划界，而且由于本病的进程缓慢，通常难以确定真正的发病年龄。大部分慢性牙周炎呈缓慢加重，但也可出现间歇性的活动期。此时牙周组织的破坏加速，随后又可转入静止期。大部分慢性牙周炎患者根本不出现爆发性

的活动期。

一、临床表现及分度

1. 菌斑牙石的堆积

慢性牙周炎是在牙龈炎的基础上缓慢、隐匿地发展而来的，一般都有较明显的菌斑牙石堆积，口腔卫生较差，尤其在一些牙列拥挤、不良修复体、牙齿解剖异常、邻面不易清洁处等，牙菌斑滞留而炎症明显。临床主要的症状为刷牙或进食时出血，或口内有异味，但因早期无明显不适，通常不引起患者的重视。直至形成深牙周袋后，出现牙松动、咀嚼无力或疼痛，甚至发生急性牙周脓肿等，才去就诊，此时多已为晚期。

2. 牙周袋形成和附着丧失

与牙周袋相应处的牙龈呈现不同程度的慢性炎症，颜色黯红或鲜红、质地松软、点彩消失、边缘圆钝且不与牙面贴附。有些病程缓慢的患者牙龈表面炎症不明显，但探诊后牙周袋内有出血，也可有脓，说明牙周袋内壁有溃疡和炎症。牙周袋探诊深度（PD）超过 3 mm，且有附着丧失（AL），从牙周袋内可探到釉牙骨质界，若有牙龈退缩则釉牙骨质界已暴露在口腔。

本病一般侵犯全口多数牙齿，也有少数患者仅发生于一组牙（如前牙）或少数牙。发病有一定的牙位特异性，磨牙和下前牙以及牙的邻接面由于菌斑牙石易堆积，为好发区。

3. 慢性牙周炎分度及伴发症状

根据附着丧失和骨吸收的范围（患牙数）可分为局限型和广泛型。全口牙中有附着丧失和骨吸收的位点数占总位点数≤30%者为局限型；若 >30% 的位点受累，则为广泛型。也可根据牙周组织的炎症和破坏程度来分为轻度、中度和重度。

轻度：牙龈有炎症和探诊出血，牙周袋探诊深度≤4 mm，附着丧失 1～2 mm，X 线片显示牙槽骨吸收不超过根长的1/3。可有或无轻度口臭。

中度：牙龈有炎症和探诊出血，也可有脓。牙周袋深度≤6 mm，附着丧失 3～4 mm，X 线片显示牙槽骨水平型或角型吸收超过根长的1/3，但不超过根长的1/2。牙齿可能有轻度松动，多根牙的根分叉区可能有轻度病变。

重度：炎症较明显或发生牙周脓肿。牙周袋 >6 mm，附着丧失≥5 mm，牙槽骨吸收超过根长的1/2，多根牙有根分叉病变，牙多有松动。

慢性牙周炎患者除有上述特征外，晚期常可出现其他伴发症状，如：①牙松动、移位和龈乳头退缩，造成食物嵌塞；②牙周支持组织减少，造成继发性粭创伤；③牙龈退缩使牙根暴露，对温度敏感，并容易发生根面龋，在前牙还会影响美观；④深牙周袋内脓液引流不畅，或身体抵抗力降低时，可发生急性牙周脓肿；⑤深牙周袋接近根尖时，可引起逆行性牙髓炎；⑥牙周袋溢脓和牙间隙内食物嵌塞，可引起口臭。

二、诊断要点

（1）多为 35 岁以上的成年人，也可偶见于儿童或青少年。

（2）有明显的菌斑、牙石及局部刺激因素，且与牙周组织的炎症和破坏程度比较一致。

（3）根据累及的牙位数，可分为局限性（<30% 位点）和广泛型（>30%）；根据牙周附着丧失的程度，可分为轻度（AL1～2 mm）、中度（AL3～4 mm）和重度（AL≥

5 mm）。

（4）患病率和病情随年龄增大而加重，病情一般缓慢进展而加重，也可间有快速进展的活动期。

（5）全身一般健康，也可有某些危险因素，如吸烟、精神压力、骨质疏松等。

中度以上的慢性牙周炎诊断并不困难，但早期牙周炎与牙龈炎的区别不甚明显，须通过仔细检查而及时诊断，以免贻误正确的治疗。

对慢性牙周炎患者，还应通过仔细的病史询问和必要的检查，寻找相关的局部和全身易感因素，如全身疾病、吸烟等；根据病情和危险因素制订针对性的治疗计划和判断预后，并告知患者，以取得治疗期间患者的认真配合。

三、治疗

慢性牙周炎早期治疗的效果较好，能使炎症控制，病变停止进展，牙槽骨也可有少量修复。只要患者能认真清除菌斑，并定期复查，则疗效能长期保持。治疗应以消除菌斑、牙石等局部刺激因素为主，辅以手术等方法。由于口腔内各个牙的患病程度和病因刺激物的多少不一致，必须针对每个患牙的具体情况，制订全面的治疗计划。

（一）局部治疗

1. 控制菌斑

菌斑是牙周炎的主要病源刺激物，而且清除之后会不断在牙面堆积。因此必须向患者进行细致的讲解和指导，使其充分理解每天坚持不懈地通过有效刷牙和使用其他工具认真清除菌斑的重要性，并帮助其掌握正确方法。此种指导应贯穿于治疗的全过程，每次就诊时均应检查患者菌斑控制的程度，并告知患者和作记录。有菌斑的牙面应占全部牙面的 15% ~ 20% 以下才算合格。

2. 彻底清除龈上牙石

进行龈下清创术通过洁治术清除龈上牙石和菌斑，通过龈下刮治清除龈下牙石和菌斑，同时还将暴露在牙周袋内的含有内毒素和变软的病变牙骨质刮除，此过程称为龈下清创术。其目的除了清除龈下牙石外，主要是使微生物数量大大减少，并搅乱菌斑生物膜的结构，改变龈下的微环境，使细菌不易重新附着。牙龈结缔组织有可能重新附着于根面，形成新附着。

经过彻底的洁治和龈下清创术后，临床上可见牙龈的炎症和肿胀消退，出血和溢脓停止，牙周袋变浅、变紧。牙周袋变浅是由于牙龈退缩以及牙周袋壁胶原纤维新生，使牙龈变得致密，探针不再穿透结合上皮进入结缔组织内；也可能有新的结缔组织附着于根面。洁治和龈下清创术是牙周炎的基础治疗，其彻底与否和整体治疗效果密切相关，任何其他治疗手段只应在此基础上实施。在龈下清创术 6~8 周后复查时，如果还有个别深牙周袋和炎症，还可以选择再次清创或进行手术。

3. 牙周手术

上述治疗后，若仍有较深的牙周袋并出血，或根面牙石不易彻底清除，炎症不能控制，则可进行牙周翻瓣手术。其优点是可以在直视下彻底刮除根面的牙石及不健康的肉芽组织，必要时还可修整牙槽骨的外形或截除患根、矫正软组织的外形等。对于牙周基础治疗后遗留的一些病理状态如根分叉病变、牙龈退缩等，也可通过手术进行治疗和纠正。手术后牙周袋变浅、炎症消退、骨质吸收停止，甚至可有少量骨修复。理想的手术效果是形成牙周支持组织的重新附着，即牙周膜的结缔组织细胞在根面沉积于新的牙骨质，并形成新的牙周膜纤维束将牙根与牙槽骨连接。这就是牙周组织的再生性手术，是目前临床和理论研究的热点，临床取得一定的成果，但效果有待进一步提高。

4. 松动牙固定术

有些重症患牙的松动严重，影响功能，或患牙动度持续加重，需要用各种材料和方法制成牙周夹板，将患牙与其相邻的稳固牙齿连接在一起，分散和减少患牙承受的咬合力，以改善咀嚼功能并有利于牙周组织的修复，有些病例在固定数月后，X 线片可见牙槽骨硬骨板变得致密。

夹板的设计除了要有效地固定松牙外，一定要有利于患者的菌斑控制操作，在前牙区还要注意美观。如果患者有缺失牙齿需要修复，而基牙或邻近的患牙因松动而需要固定，可用设计合理、制作良好的可摘式或固定式修复体来固定松动牙。有些病理性移位的松牙还可先用正畸方法将患牙复位排齐后再用夹板固定。

5. 调𬌗

如果 X 线片显示牙槽骨角形缺损或牙周膜增宽，就要对该牙做有无𬌗干扰的检查，例如有无叩诊时震颤，有无正中𬌗、前伸𬌗和侧方𬌗时的早接触，用蜡片法或咬合纸法查明早接触点的部位及大小等。有些个别牙的咬合干扰是可以用选磨的方法来纠正的，但对一些全口、复杂的咬合创伤则不宜用选磨法。选磨法是不可逆的治疗方法，磨除的牙体组织不能再恢复，因此必须慎重。

6. 拔除不能保留的患牙

严重而无法挽救的患牙应该及早拔除，以免影响治疗和增加再感染的机会。拔牙创的愈合可使原来的牙周破坏停止而出现修复性改变，这一转机对邻牙的治疗有着良好的影响。

7. 坚持维护期治疗

慢性牙周炎经过正规治疗后，一般能取得较好的效果。但是，由于菌斑的不断形成，炎症很容易复发。加上牙周炎本身受机体条件和环境因素的影响，可有不确定的活动周期，需要定期监测病情。患者自我菌斑控制的好坏也是至关重要，而且需要定时监测并清除重新沉积的牙石。因此，牙周炎长期疗效的保持取决于是否能定期复查和进行必要的后续治疗。复查间隔时间的确定须根据患者的病情以及菌斑控制的好坏来定，每次复查均应对患者进行必要的口腔卫生指导和预防性洁治。若有病情未被控制或加重的牙位，则应进行相应的进一步治疗。总之，牙周炎的治疗绝非一劳永逸，维护期治疗是保持长期疗效的关键。

（二）全身治疗

慢性牙周炎除非出现急性症状，一般不需使用抗生素。对一些重症病例或对常规治疗反应不佳者可辅以抗生素。例如，口服甲硝唑 0.2 g，每天 3~4 次，共服 1 周，也可与阿莫西林同用。有些患者有慢性系统性疾病，如糖尿病、心血管疾病等，应与内科医师配合，积极治疗和控制全身疾病，此类患者在进行复杂的牙周治疗前可适当给予抗生素，以防感染等并发症。成功的牙周治疗对糖尿病的控制也有积极意义。老年患者一般有全身疾病并服用药物（如抗凝剂、降糖药等），在治疗计划中应予重视。

大多数慢性牙周炎患者经过恰当的治疗后，病情可得到控制，但也有少数患者疗效很差。Hirschfeld 等报道，对 600 名牙周炎患者追踪观察平均 22 年后，83% 患者疗效良好、

13%病情加重、4%则明显恶化。过去把后两类患者称为难治性牙周炎或顽固性牙周炎，这些患者可能有特殊的致病菌，或牙体和牙周病变的形态妨碍了彻底地清除病源刺激物。有人报道此类患者常为重度吸烟者。需要针对个体的特异危险因素制订相应的治疗方案。近40年以来，牙周治疗的手段有了明显的进步，牙周炎的远期疗效也有了明显的提高。

（陈奕苗）

第六节　侵袭性牙周炎

侵袭性牙周炎（AgP）是一组在临床表现和实验室检查（包括化验和微生物学检查）方面均与慢性牙周炎有区别的、相对少见的牙周炎。其主要特点是发生在较年轻者（青春期前后或30岁以下），且牙周支持组织破坏迅速而严重。在20世纪初曾称该病为牙周变性，认为是由于组织变性在先，炎症是继发的。但此观点缺乏科学依据。20世纪60年代，根据患者多为青少年，故命名为青少年牙周炎。1989年的分类又将青少年牙周炎与快速进展性牙周炎和青春前期牙周炎合称为早发性牙周炎。实际上这类牙周炎虽多发于青少年，但也可见于成年人；病情发展较迅猛，但也可转为间断性的静止期，而且临床上对发病时间和进展速度也不易准确判断。因此，学者们建议不以年龄为限，而强调病势的严重，故更名为侵袭性牙周炎。

一、病因

侵袭性牙周炎的病因尚不完全明了，大量的病因证据主要来源于过去对青少年牙周炎的研究结果。现在认为可能某些特定微生物的感染及机体防御能力的缺陷，是引起侵袭性牙周炎的两个主要因素。

（一）微生物

国外大量的研究表明伴放线菌聚集杆菌（Aa）是侵袭性牙周炎的主要致病菌，其主要依据如下。

（1）从局限性青少年牙周炎患牙的龈下菌斑中可分离出 Aa，阳性率高达 90% ~ 100%，而慢性牙周炎或健康人则检出率和比例明显降低。牙周治疗可使龈下菌斑中的 Aa 明显减少或消失，当病变复发时，该菌又复出现。

（2）Aa 产生多种对牙周组织有毒性和破坏作用的毒性产物，例如白细胞毒素，能损伤乃至杀死中性粒细胞和单核细胞，并引起动物的实验性牙周炎。Aa 还能入侵牙周组织，造成更严重的破坏。

（3）患者的血清和龈沟液中有明显升高的抗 Aa 抗体，牙龈局部和龈沟液内也产生大量的特异抗体（甚至高于血清水平），说明牙龈局部也可发生对该菌的免疫反应。多种细胞还可被 Aa 产生的内毒素激活而产生大量的细胞因子，引发炎症反应。

关于 Aa 的研究结果主要来自西方国家，尤其是非洲裔患者。而中国和日本等亚洲国家的研究则未能证实 Aa 为优势菌，或是所检出的 Aa 为低毒性株。国内学者主要分离出牙龈卟啉单胞菌、福赛坦菌、中间普氏菌、具核梭杆菌等。这可能是由于重症侵袭性牙周炎患者的深牙周袋微生态环境发生了改变，使一些专性厌氧菌成为优势菌，而 Aa 作为微需氧菌，不再占主导；也有可能确实存在种族和地区差异。

近年来有些学者报道，从牙周袋内分离出的病毒、真菌甚至原生动物，可能与本病有关。

（二）全身因素

1. 白细胞功能缺陷

曾有研究报道本病患者有外周血中的中性粒细胞和（或）单核细胞的趋化功能降低，吞噬功能也有障碍，而此种功能缺陷并不导致全身其他部位的感染性疾病。此种缺陷可能有家族性。国内的研究并未发现侵袭性牙周炎有白细胞功能障碍。

2. 遗传因素

本病有种族易感性的差异，如有人报道 15～19 岁的英国学生中，局限性青少年牙周炎的总患病率为 0.1%，其中白种人为 0.02%，非洲裔人为 0.8%，亚裔人为 0.2%。而且本病有家族聚集现象，同一家庭中可有数代人患病，或患者的同胞中有患本病者，说明可能有遗传背景。有关本病基因特点的研究方兴未艾，现被认为是多基因的复杂疾病。

3. 牙骨质和牙根发育异常

Gottlieb 曾提出本病的原因是牙骨质的形成受到抑制，妨碍了牙周膜纤维附着于牙体。此后有少量报道，发现局限性青少年牙周炎患者的牙根尖而细，牙骨质发育不良，甚至无牙骨质，不仅已暴露于牙周袋内的牙根如此，在其根方尚未发生病变处的牙骨质也有发育不良。说明这种缺陷不是疾病的结果，而是发育的问题。国内有报道侵袭性牙周炎患者出现单根牙牙根形态异常的概率高于牙周健康者和慢性牙周炎患者，有牙根形态异常的牙，其牙槽骨吸收重于形态正常者。

（三）环境和行为因素

吸烟的量和持续时间是影响年轻人牙周破坏范围的重要因素之一。吸烟的广泛型侵袭性牙周炎患者比不吸烟的广泛型侵袭性牙周炎患者患牙数目多、附着丧失量也多。吸烟对局限型患者的影响相对较小。口腔卫生的好坏也对疾病有影响。

总之，现代观点认为牙周炎不是由单一种细菌引起的，而是多种微生物共同和相互作用；高毒性的致病菌是必需的致病因子，而高易感性宿主的防御功能低下和（或）过度的炎症反应所导致的牙周组织破坏是发病的重要因素；吸烟、遗传基因等调节因素也可能起一定的促进作用。

二、组织病理学改变

光学显微镜下，侵袭性牙周炎的组织学变化与慢性牙周炎无明显区别，均为以浆细胞为主的慢性炎症细胞浸润。电镜观察到在牙周袋壁上皮、牙龈结缔组织甚至牙槽骨的表面可有细菌入侵，主要为革兰阴性菌及螺旋体。近年还有学者报道，中性粒细胞和单核细胞对细菌的过度反应，密集的白细胞浸润及过量的细胞因子和炎症介质表达，可能导致严重的牙周炎症和破坏。

三、临床表现

根据患牙的分布可将侵袭性牙周炎分为局限型（LAgP）和广泛型（GAgP）。局限型相当于过去的局限型青少年牙周炎；广泛型相当于过去的弥漫型青少年牙周炎和快速进展性牙周炎。局限型侵袭性牙周炎和广泛型侵袭性牙周炎的临床特征有相同之处，也各有其不同之处。在我国，典型的局限型侵袭性牙周炎较为少见，一方面可能由于患者就诊较晚，病变已蔓延至全口多个牙；另一方面可能由于种族背景差异。

（一）局限型侵袭性牙周炎

1. 年龄与性别

本病患者一般年龄在 30 岁以下，发病可始于青春期前后（有文献报道为 11～13 岁），也可发生于乳牙列。因早期症状不明显，患者就诊时常已 20 岁左右。患者女性多于男性，但也有人报道年幼者以女性为多，稍长后性别无差异。

2. 快速进展的牙周组织破坏

快速的牙周附着丧失和骨吸收是 AgP 的主要特点。严格来说，"快速"的确定应依据在两个时间点所获得的临床记录或 X 线片来比较和判断，然而此种资料不易获得。临床上常根据"严重的牙周破坏发生在较年轻的患者"来作出"快速进展"的判断。有人估计本型患者的牙周破坏速度比慢性牙周炎快 3～4 倍，患者常在 20 岁左右即已需拔牙或有患牙自行脱落。一部分患者的牙周破坏可自限或转入静止期。

3. 菌斑牙石的量

牙周组织的破坏程度与局部刺激物的量不成比例是本病一个突出的表现。患者的菌斑、牙石量很少，牙龈表面的炎症看似轻微，但却已有深牙周袋和骨质破坏；牙周袋内有牙石和菌斑，也有探诊后出血；晚期还可发生牙周脓肿。

4. 好发牙位

局限型侵袭性牙周炎的特征是"局限于第一恒磨牙或切牙的邻面有附着丧失，至少波及两个恒牙，其中一个为第一磨牙。其他患牙（非第一磨牙和切牙）不超过两个"。换言之，典型病例的病变局限于第一恒磨牙和上下切牙，多为左右对称。X 线片可见第一磨牙的近远中均有垂直型骨吸收，形成典型的"弧形吸收"，在切牙区多为水平型骨吸收。但早期不一定波及所有的切牙和第一磨牙。

5. 早期出现牙齿松动和移位

在表面炎症不明显的情况下，患牙已可出现松动、咀嚼无力。切牙可向唇侧远中移位，呈扇形散开排列，出现牙间隙，多见于上、下前牙。后牙可出现不同程度的食物嵌塞。

6. 家族聚集性

家族中常有多代、多人患本病，说明有一定的遗传背景。但也有一些学者认为是由于牙周致病菌在家族中的传播所致。临床上并非每位 LAgP 患者均有家族史。

7. 全身健康情况

侵袭性牙周炎患者一般全身健康，无明显的系统性疾病，但部分患者可能有中性粒细胞及（或）单核细胞的功能缺陷。多数患者对常规治疗如刮治和全身药物治疗有明显的疗效，但也有少数患者经积极治疗仍效果不佳，病情迅速加重直至牙齿丧失。

（二）广泛型侵袭性牙周炎

顾名思义，广泛型侵袭性牙周炎（GAgP）患者受累的患牙数较多，其特征为"广泛的邻面附着丧失，侵犯第一磨牙和切牙以外的牙数在三颗以上"，实际上本型通常累及全口大多数牙。主要发生于 30 岁以下的年轻人，但也可见于 35 岁以上者。性别无明显差异。全口牙龈有明显的炎症，呈鲜红色，并可伴有龈缘区肉芽性增殖，易出血，可有溢脓。多数患者有大量的菌斑和牙石，有些患者曾接受过不彻底的治疗（如只做龈上洁治或单纯服用抗生素），也可表现为龈上牙石不多、牙龈红肿不明显等，但龈下牙石较多，且探诊后出血明显，或有溢脓。X线片显示全口多数牙有牙槽骨破坏，范围超过切牙和第一磨牙。有一些广泛型侵袭性牙周炎患者显示在切牙和第一磨牙区的骨质吸收较其他牙为重，且呈现弧形吸收的方式，有人认为可能是由局限型侵袭性牙周炎发展而来。

患者一般对常规治疗如龈下清创术和全身药物治疗有很好的疗效，但也有少数患者经基础治疗后效果不佳，需要接受药物或手术等综合治疗。也有文献报道一些病例在重度病变的基础上可有间歇的静止期。

广泛型和局限型侵袭性牙周炎究竟是两个独立的类型，抑或广泛型侵袭性牙周炎是局限型发展和加重的结果，尚不肯定。有一些研究结果支持两者为同一疾病不同阶段的观点。例如：①局限型以年幼的围青春期者较多，而广泛型多为30岁左右的年轻人，患牙数目增多；②局限型患者血清中的抗Aa特异抗体IgG水平明显高于广泛型患者，起保护作用的IgG2亚类水平也高于广泛型；可能机体对致病菌挑战所产生的免疫反应使感染局限，而广泛型患者的抗体反应较弱，使感染得以扩散；③有些广泛型侵袭性牙周炎患者的第一磨牙和切牙病情较其他患牙重，且有典型的"弧形吸收"影像，提示这些患者可能由局限型病变发展而来。然而，"对病原菌的血清抗体反应较弱是广泛型AgP的特异性表现"一说，在国内的数项研究中并未得到证实。国内近期的研究显示，切牙、磨牙型AgP患者的抗Aa血清C型抗体滴度与非切牙—磨牙型AgP患者无显著性差异，这可能与Aa不是国人的主要致病菌有关。近来有学者提出局限型和广泛型侵袭性牙周炎可能是同一疾病的不同表型，或者说不同类型的AgP具有共同的临床表征。

四、诊断

患者初起时无明显症状，待就诊时多为晚期，因此应注重本病的早期发现和早期诊断。如果一名青春期前后的年轻患者，菌斑、牙石等刺激物不多，炎症不明显，但出现有少数牙松动、移位或邻面深牙周袋伴有附着丧失，局部刺激因子与病变程度不一致，则应引起重视。重点检查切牙及第一磨牙的邻面，并拍摄X线片，𬌗翼片有助于发现早期病变。早期诊断及治疗对保留患牙和控制病情极为重要。对于侵袭性牙周炎患者的亲属进行牙周检查，也有助于早期发现其他病例。

临床常以年龄（35岁以下）和全口大多数牙的重度牙周破坏，作为诊断侵袭性牙周炎的标准，也就是说牙周破坏程度与年龄不相称。但必须明确的是，并非所有年轻患者的重度牙周炎均可诊断为侵袭性牙周炎，应先排除一些明显的局部和全身因素。如：①是否有严重的错𬌗导致咬合创伤，加速了牙周炎的病程；②是否曾接受过不正规的正畸治疗，或在正畸治疗前未认真治疗已存在的牙周病；③有无食物嵌塞、邻面龋、牙髓及根尖周病、不良修复体等局部促进因素加重了菌斑堆积，造成牙龈炎症和快速的附着丧失；④有无伴随的全身疾病，如未经控制的糖尿病、白细胞黏附缺陷、HIV感染等。上述①～③的存在可以加速慢性牙周炎的牙槽骨吸收和附着丧失。如有④则应列入伴有全身疾病的牙周炎中，其治疗也不仅限于口腔科。如有条件检测患者外周血中的中性粒细胞和单核细胞的趋化及吞噬功能、血清IgG2水平，或行微生物学检测，则有助于诊断。有时阳性家族史也有助于诊断本病

（表 6-1）。

表 6-1 侵袭性牙周炎的诊断要点

1. 年龄一般在 35 岁以下，但也可见于年龄稍大者
2. 无明显的全身疾病
3. 年轻人严重的骨吸收和附着丧失
4. 牙周组织破坏程度与菌斑及局部刺激量不一致
5. 家族聚集性

注：慢性牙周炎与侵袭性牙周炎的鉴别主要应排除后者（AgP）。

广泛型侵袭性牙周炎与重度慢性牙周炎虽然被定义为不同类型的疾病，但由于对侵袭性牙周炎的病因尚不完全明确，缺乏严格的鉴别标志，临床上对一些个体患者难以做到严格准确的鉴别，一般尽量严格控制侵袭性牙周炎的诊断。

五、治疗

（一）早期治疗，控制感染及危险因素

本病常导致患者早年失牙，因此特别强调早期、彻底的治疗，主要是彻底消除感染。与慢性牙周炎一样，洁治、刮治和龈下清创术等基础治疗是必不可少的，且尽量在短时间内完成。多数患者有较好的疗效，但因为伴放线聚集杆菌及牙龈卟啉单胞菌等可入侵牙周袋壁，机械刮治不易彻底消除入侵的细菌，有的患者还需用药物或翻瓣手术清除组织内的微生物。还应尽量减轻和消除各种危险因素，例如戒烟、缓解精神压力等。有效地清除菌斑生物膜，并提高患者在自我控制菌斑和危险因素方面的依从性，是取得良好疗效的关键。

（二）应用抗生素

Slots 等曾报道，本病单纯用刮治术不能消除进入牙龈中的伴放线聚集杆菌，残存的微生物容易重新在牙根面定植，使病变复发，因此主张全身服用抗生素作为辅助疗法。文献报道在龈下刮治后口服甲硝唑（0.2 g，每天 3 次，共 7 天）和羟氨苄青霉素（阿莫西林 0.5 g，每天 3 次，共 7 天），可辅助提高疗效，两者合用效果优于单一用药。在根面平整后的深牙周袋内放置缓释的抗菌制剂，也有良好疗效。文献报道，可减少龈下菌斑的重新定植，减少病变的复发。但如果单独用药而不做龈下刮治，则药物不能充分达到菌斑内部起到杀灭微生物的作用，病因未除，病情仍易复发。因为只有通过刮治过程把龈下菌斑生物膜的结构搅乱并大量清除之，此时药物才容易发挥进一步清除菌斑的作用。因此，无论局部还是全身应用抗生素都只能是辅助作用，绝不能替代基础治疗，而是应在刮治后应用。

（三）调整机体防御功能

宿主对细菌感染的防御反应在侵袭性牙周炎的发病和发展方面起重要的作用。近年来人们试图通过调节宿主的免疫和炎症反应过程来减轻或治疗牙周炎。例如小剂量的多西环素可抑制胶原酶，非甾体抗炎药（NSAID）可抑制花生四烯酸产生前列腺素，阻断和抑制骨吸收，有良好的前景。中医学强调全身调理，国内有些学者报道用六味地黄丸为基础的固齿丸（膏），在牙周基础治疗后服用数月，可提高疗效和明显减少复发率。服药后，患者的白细胞趋化和吞噬功能以及免疫功能也有所改善。此外，吸烟是牙周炎的危险因素，应劝患者戒

烟。还应努力发现和调整其他全身因素及宿主防御反应方面的缺陷。

（四）综合治疗

重症牙周炎会造成失牙、牙松动移位、咀嚼功能降低、影响美观等，因此，治疗不仅限于控制感染，还应动用正畸、修复、种植、牙髓治疗等多种手段尽量恢复患牙的功能和美观。在炎症和组织破坏控制后，可用正畸方法将移位的牙复位排齐，但正畸过程中务必加强牙菌斑控制和牙周病情的监控，加力也宜轻缓。牙体或牙列的修复也要注意应有利于牙菌斑控制。

（五）定期维护，防止复发

一般认为侵袭性牙周炎病情"凶险"、进展较快，若治疗不及时或不当，会导致早年失牙的严重后果。因此，在治疗对策上应"从早、从快、求彻底"。广泛型侵袭性牙周炎治疗后较易复发（国外报道复发率约为 1/4），疗效能否长期保持取决于患者自我控制牙菌斑和定期复查的依从性，也就是说定期的病情监测和必要的后续治疗是保持长期疗效的关键。根据每位患者牙菌斑和炎症的控制情况，制定个体化的复查间隔期。基础治疗刚结束时约为每 1~2 个月一次，6 个月后若病情稳定可逐渐延长间隔。复查时若发现有炎症复发或病情加重的牙位，应重新全面评估局部和全身的危险因素和促进因子，并制定相应的治疗措施，如有必要再刮治、手术或用药等。

（张　华）

第七节　反映全身疾病的牙周炎

在牙周炎的分类法中，有一项"伴有全身疾病的牙周炎"，它是指一组伴有全身性疾病、有严重而迅速破坏的牙周炎，后将其名称改为"反映全身疾病的牙周炎"。这个改动似乎更强调它所涵盖的是一组以牙周炎作为其突出表征之一的全身疾病，而不仅仅是"相伴"或某些全身因素（如内分泌、药物等）对牙周炎的影响。

属于本范畴的牙周炎主要有两大类，即血液疾病（白细胞数量和功能的异常、白血病等）和某些遗传性疾病。本节重点介绍一些相对较常见而重要的全身疾病在牙周组织的表现。

一、掌跖角化—牙周破坏综合征

本病又名 Papillon-Lefèure 综合征，由 Papillon 和 Lefèure 首次报道。其特点是手掌和足跖部的皮肤过度角化、牙周组织严重破坏，故由此得名。有的病例还伴有硬脑膜的钙化。患者全身一般健康，智力正常。本病罕见，患病率约为（1~4）/100 万。

（一）病因

本症的菌斑成分与慢性牙周炎的菌斑较类似，而不像侵袭性牙周炎。在牙周袋近根尖区域有大量的螺旋体，在牙骨质上也黏附有螺旋体。有人报道，患者血清中有抗伴放线聚集杆菌的抗体，袋内可分离出该菌。

本病为遗传性疾病，属于常染色体隐性遗传。父母不患该病，但可能为血缘婚姻（约占 23%），双亲必须均携带常染色体基因才使其子女患本病。患者的同胞中也可有患本病者，男女患病概率均等。有人报道本病患者的中性粒细胞趋化功能异常。

（二）病理

与慢性牙周炎无明显区别。牙周袋壁有明显的慢性炎症，主要为浆细胞浸润，牙周袋壁上皮内几乎见不到中性粒细胞。破骨活动明显，成骨活动很少。患牙根部的牙骨质非常薄，有时仅在根尖区存在较厚的有细胞牙骨质。X 线片见牙根细而尖，表明牙骨质发育不良。

（三）临床表现

皮损及牙周病变常在 4 岁之前共同出现，有人报道，可早在出生后 11 个月出现症状。皮损包括手掌、足底、膝部及肘部局限的过度角化、鳞屑、皲裂，有多汗和臭汗。约 1/4 患者有身体其他部位的感染。牙周病损在乳牙萌出不久即可发生，深牙周袋炎症严重，溢脓，口臭，骨质迅速吸收，在 5~6 岁时乳牙即相继脱落，创口愈合正常。待恒牙萌出后又发生牙周破坏，常在 10 多岁时自行脱落或拔除。有的患者第三磨牙也会在萌出后数年内脱落，有的研究则报道第三磨牙不受侵犯。

（四）治疗

对于本病，常规的牙周治疗效果不佳，患牙的病情常持续加重，直至全口牙拔除。有人报道，对幼儿可将其全部乳牙拔除，当恒切牙和第一恒磨牙萌出时，再口服 10~14 天抗生素，可防止恒牙发生牙周破坏。若患儿就诊时已有恒牙萌出或受累，则将严重患牙拔除，重复多疗程口服抗生素；同时进行彻底的局部牙周治疗，每 2 周复查和洁治一次，保持良好的口腔卫生。在此情况下，有些患儿新萌出的恒牙可免于罹病。这种治疗的出发点是基于本病是伴放线菌聚集杆菌或某些致病微生物的感染，而且致病菌在牙齿刚萌出后即附着于该牙面。在关键时期（如恒牙萌出前）拔除一切患牙，造成不利于致病菌生存的环境，以防止新病变的发生。这种治疗取得了一定效果，但病例数尚少，仍须长期观察，并辅以微生物学研究。患者的牙周炎控制或拔牙后，皮损仍不能痊愈，但可略减轻。

二、唐氏综合征

本病又名先天愚型，或染色体 21-三体综合征。

（一）病因

为一种由染色体异常所引起的先天性疾病，分为两型：一型是典型的染色体第 21 对三体病，有 47 个染色体；另一型为只有 23 对染色体，第 21 对移到其他染色体上。本病可有家族史。患者的龈下牙菌斑微生物与一般牙周炎患者并无明显区别。牙周病情的快速恶化可能与中性粒细胞的趋化功能低下有关，也有报道显示白细胞的吞噬功能和细胞内杀菌作用降低。

（二）临床表现

患者有发育迟缓和智力低下。约 50% 患儿有先天性心脏病，约 15% 患儿于 1 岁以前夭折。患儿面部扁平、眶距增宽、鼻梁低宽、颈部短粗，常有上颌发育不足、萌牙较迟、错𬌗畸形、牙间隙较大、系带附着位置过高等。几乎 100% 的患者均有严重的牙周炎，且其牙周破坏程度远超过菌斑、牙石等局部刺激物的量。本病患者的牙周破坏程度重于其他非先天愚型的弱智者。全口牙齿均有深牙周袋及炎症，下颌前牙较重，有时可有牙龈退缩。病情迅速加重,有时可伴坏死性龈炎。乳牙和恒牙均可受累。

(三) 治疗

对本病的治疗无特殊。彻底的常规牙周治疗和认真控制菌斑,可减缓牙周破坏。但由于患儿智力低下,常难以坚持治疗。

三、糖尿病

有研究认为糖尿病可以影响牙周组织对细菌的反应性,并把"伴糖尿病的牙龈炎"列入"受全身因素影响的菌斑性牙龈病"中,然而在"反映全身疾病的牙周炎"中却未列入糖尿病。

(一) 病因

糖尿病是与多种遗传因素有关的内分泌异常。由于胰岛素的生成不足、功能不足或细胞表面缺乏胰岛素受体等机制,患者产生胰岛素抵抗,引起血糖水平升高,糖耐量降低。糖尿病与牙周病在我国的患病率都较高,两者都是多基因疾病,都有一定程度的免疫调节异常,两者之间的关系,是长期研究的课题。

(二) 临床表现

在口腔科临床上看到的大多为 2 型糖尿病患者,其糖尿病主要影响牙周炎的发病和严重程度。尤其是血糖控制不良的患者,其牙周组织的炎症较重,龈缘红肿呈肉芽状增生,易出血和发生牙周脓肿。牙槽骨破坏迅速,导致深牙周袋形成和牙松动,牙周治疗后也较易复发。血糖控制后,伴发的牙周病变会有所好转,但牙周炎不会消失。有学者提出将牙周炎列为糖尿病的第六并发症(其他并发症为肾病变、神经系统病变、视网膜病变、大血管病变、创口愈合缓慢)。

(三) 治疗

糖尿病患者中牙周炎的发生率和程度均高于非糖尿病人群,尤其是那些糖代谢控制不佳者,他们对常规牙周治疗的反应也欠佳。血糖控制极差的患者(空腹血糖 > 11.4 mmol/L)牙科治疗后感染概率增大,建议仅做对症急诊处理(脓肿切开引流),全身辅助抗生素应用,口腔卫生指导,局部用药(牙周袋内放置药物,冲洗,使用漱口剂),并建议到内分泌科就诊,待血糖控制后再开始牙周常规治疗。

血糖控制良好的糖尿病患者,其对基础治疗的疗效与无糖尿病、牙周破坏程度相似的患者无明显差别。近年来国内外均报道,彻底有效的牙周治疗不仅使牙周病变减轻,还可使糖尿病患者血液中的糖化血红蛋白(HbA1c)和 TNF-α 平显著降低,胰岛素的用量可减少,龈沟液中的弹力蛋白酶水平下降。这些报道支持牙周炎与糖尿病的密切关系。但也有学者认为,除牙周基础治疗外,还需全身或局部应用抗生素,才能使糖化血红蛋白下降。一般而言,对糖尿病患者的牙周治疗宜采取多次、短时、非手术治疗为主的基本原则。在初期以应急处理为主,待血糖水平控制较为稳定或内科治疗保障条件下再开始复杂治疗。

四、艾滋病

1987 年,Winkler 等首先报道艾滋病(AIDS)患者的牙周炎,患者在 3~4 个月牙周附着丧失可达 90%。目前认为与人类免疫缺陷病毒(HIV)有关的牙周病损主要有两种:线形牙龈红斑和坏死性溃疡性牙周病。

（一）临床表现与诊断

1. 线形牙龈红斑

在牙龈缘处有明显、鲜红、宽 2 ~ 3 mm 的红边，在附着龈上可呈瘀斑状，极易出血，此阶段一般无牙槽骨吸收。现认为该病变是由于白色念珠菌感染所致，对常规治疗反应不佳。对线形牙龈红斑的发生率报道不一，它有较高的诊断意义，可能为坏死性溃疡性牙周炎的前驱。但这种病损也可偶见于非 HIV 感染者，需仔细鉴别。

2. 坏死性溃疡性牙周病

目前的研究认为尚不能肯定坏死性溃疡性牙龈炎（NUG）和坏死性溃疡性牙周炎（NUP）是否是两个不同的疾病，因此主张将两者统称为坏死性溃疡性牙周病。

（二）鉴别诊断

AIDS 患者所发生的坏死溃疡性牙龈炎（NUG）临床表现与非 HIV 感染者十分相似，但病情较重，病势较凶，需结合其他检查来鉴别。坏死性溃疡性牙周炎（NUP）则可由于患者抵抗力极度低下而从坏死性溃疡性牙龈炎迅速发展而成，也可能是在原有的慢性牙周炎基础上，坏死性溃疡性牙龈炎加速和加重了病变。在 HIV 感染者中坏死性溃疡性牙周炎的发生率为 4% ~ 10%。坏死性溃疡性牙周炎患者的骨吸收和附着丧失特别严重，有时甚至有死骨形成，但牙龈指数和菌斑指数并不一定相应增高。换言之，在局部因素和炎症并不太重，而牙周破坏迅速，且有坏死性龈病损的特征时，应引起警惕，注意寻找其全身背景。有人报道，坏死性溃疡性牙周炎与机体免疫功能的极度降低有关，T 辅助细胞（CD4$^+$）的计数与附着丧失程度呈负相关。正常人的 CD4$^+$ 计数为 600 ~ 1 000/mm^3，而 AIDS 合并坏死性溃疡性牙周炎的患者则明显降低，可低至 100/mm^3 以下，患者的短期死亡率较高。严重者还可发展为坏死性溃疡性口炎。

AIDS 在口腔黏膜的表现还有毛状白斑、白色念珠菌感染、复发性口腔溃疡等，晚期可发生 Kaposi 肉瘤，其中约有 1/2 可发生在牙龈上，必要时可做病理检查以证实。

如上所述，线形牙龈红斑、坏死性溃疡性牙龈炎、坏死性溃疡性牙周炎、白色念珠菌感染等均可发生于正常的无 HIV 感染者，或其他免疫功能低下者。因此不能仅凭上述临床表征就作出艾滋病的诊断。口腔科医师的责任是提高必要的警惕，对可疑的病例进行恰当和必要的化验检查，必要时转诊。

（三）治疗

坏死性牙龈炎和坏死性牙周炎患者均可按常规的牙周病治疗，如局部清除牙石和牙菌斑，全身给以抗生素，首选为甲硝唑 200 mg，每天 3 ~ 4 次，共服 5 ~ 7 天，它比较不容易引起继发的真菌感染；还需使用 0.12% ~ 0.2% 的氯己定含漱液，它对细菌、真菌和病毒均有杀灭作用。治疗后疼痛常可在 24 ~ 36 小时内消失。线形牙龈红斑（LGE）对常规牙周治疗的反应较差，难以消失，常需全身使用抗生素。

（张　华）

第八节　牙周脓肿

牙周脓肿是发生于牙周袋壁的急性局限性化脓性炎症，并非独立的疾病，而是牙周炎发展到中、晚期出现深牙周袋后的一个常见的伴发症状，可以发生于任何一型牙周炎。

一、病因

在下列情况下，易发生急性牙周脓肿。

（1）深牙周袋内壁的化脓性炎症向深部结缔组织扩展，而脓液不得向袋内排出时，即形成袋壁软组织内的脓肿。

（2）迂回曲折、涉及多个牙面的深牙周袋，特别是累及根分叉区时，该处脓液及渗出物排出受阻。

（3）洁治或龈下刮治时，操作不当，感染或牙石碎片被推入牙周深部组织，或损伤牙龈组织。

（4）深牙周袋的刮治术不彻底，袋口虽然紧缩，但袋底处的炎症仍然存在，并得不到引流。

（5）牙根纵裂、牙髓治疗时根管或髓室底侧穿等牙体疾病，有时也可引起牙周脓肿。

（6）机体抵抗力下降或有严重的全身疾病，如糖尿病。

二、病理

镜下可见牙周脓肿形成于牙周袋壁，上皮水肿并有白细胞移出，结缔组织中有局限的生活或坏死的中性粒细胞浸润。坏死的白细胞释放各种酶，使周围的细胞和组织坏死、溶解，形成脓液，位于脓肿中心，周围有急性炎症反应。脓肿组织内的细菌主要为革兰阴性球菌、梭杆菌和螺旋体等。

三、临床表现

急性牙周脓肿发病突然，在患牙的唇颊侧或舌腭侧牙龈形成椭圆形或半球状的肿胀突起。牙龈发红、水肿，表面光亮。脓肿的早期，炎症浸润广泛，使组织张力较大，疼痛较剧烈，可有搏动性疼痛。因牙周膜水肿而使患牙有"浮起感"，叩痛，松动明显。

脓肿的后期，脓液局限，脓肿表面较软，扪诊可有波动感，疼痛稍减轻，此时轻压牙龈可有脓液从牙周袋内流出，或脓肿自行从表面破溃，肿胀消退。急性牙周脓肿患者一般无明显的全身症状，可有局部淋巴结肿大，或白细胞轻度增多。

脓肿可以发生在单个牙齿，磨牙的根分叉处较为多见，也可以同时发生于多个牙齿，或此起彼伏。这种多发性牙周脓肿的患者十分痛苦，也常伴有较明显的全身不适。牙周脓肿由于位置较浅（与根尖脓肿和牙槽脓肿相比），多数能自行破溃引流，但在有全身疾病背景，或存在其他不利因素时，也可有炎症范围扩散。

牙周脓肿一般为急性过程，并且可自行破溃排脓和消退，但急性期过后若未及时治疗，或反复急性发作，可成为慢性牙周脓肿。一般无明显症状，可见牙龈表面有窦道开口，开口处可以平坦，须仔细检查；也可呈肉芽组织增生的开口，按压时有少许脓液流出。叩痛不明显，有时可有咬合不适感。

四、诊断与鉴别诊断

牙周脓肿的诊断应结合病史、临床表现和 X 线片表现，主要应与牙龈脓肿及牙槽脓肿相鉴别。

1. 与牙龈脓肿的鉴别

牙龈脓肿仅局限于龈乳头，呈局限性肿胀，探诊为龈袋，有时可探及刺入牙龈的异物，X 线片示无牙槽骨吸收和破坏，仅需局部排脓引流，治疗效果较好。牙周脓肿是牙周支持组织的局限性化脓性炎症，有较深的牙周袋，X 线片可显示牙槽骨吸收，在慢性牙周脓肿，还可见到牙周和根尖周围弥散的骨质破坏。

2. 与牙槽脓肿的鉴别

二者的感染来源和炎症扩散途径不同，因此临床上表现的区别如下（表6-2）。

表 6-2　牙周脓肿与牙槽脓肿的鉴别

症状与体征	牙周脓肿	牙槽脓肿
感染来源	深牙周袋	牙髓炎或根尖周炎
牙周袋	有	一般无
牙体情况	一般无龋坏	有龋齿或非龋疾病，或修复体
牙髓活力	有	无
脓肿部位	局限于牙周袋壁，较近龈缘	范围较弥散，中心位于龈颊沟附近
疼痛程度	相对较轻	较重
牙松动度	松动明显，消肿后仍松动	松动可轻可重，治愈后可恢复稳固
叩痛	相对较轻	很重
X 线表现	牙槽骨嵴有破坏，可有骨下袋	根尖周围可有骨质破坏，也可无
病程	相对较短，一般 3~4 天可自溃	相对较长，脓液从根尖周围向黏膜排出需 5~6 天

表 6-2 所列只是一般情况下的鉴别原则，有时二者容易混淆。如牙周—牙髓联合病变时，根尖周围的炎症可向牙龈沟内排脓；长期存在的深牙周袋中的感染可逆行性引起牙髓坏死；牙周炎症兼有殆创伤时，既可形成窄而深的牙周袋，又可影响根尖孔区的血运而致牙髓坏死；有的牙周脓肿可以范围较大，波及龈颊移行沟处，或因脓肿张力较大，探诊时疼痛严重，使牙周袋不易被发现和探入，易被误诊为牙槽脓肿；有些慢性牙槽脓肿形成的瘘口位于靠近龈缘处，易误诊为牙周脓肿。总之，二者的鉴别诊断应依靠仔细地询问病史，对牙体、牙髓和牙周组织的检查以及 X 线片综合分析。

五、治疗

急性牙周脓肿的治疗原则是消炎止痛、防止感染扩散以及使脓液引流。

（吴彦伟）

第七章

口腔黏膜病

第一节　复发性阿弗他溃疡

一、概述

复发性阿弗他溃疡（RAU）是最常见的口腔黏膜病，患病率高达 20% 左右。本病表现为周期性复发且有自限性，孤立、圆形或椭圆形的浅表性溃疡，分为轻型、重型和疱疹样溃疡 3 种。

（一）病因

病因不清楚，存在明显的个体差异，应该是多因素综合作用的结果。

1. 免疫因素

研究表明机体免疫力过高、过低，均可引发复发性阿弗他溃疡。

2. 遗传因素

流行病学研究显示，父母患有复发性阿弗他溃疡，其子女患病的概率较同地域同环境对照者明显增高。

3. 精神因素

有研究表明，部分患者有明显的精神因素，表现为工作劳累、情绪激动、生活环境改变时易发病，或发病频率明显增高。

4. 内分泌因素

部分女性患者的口腔溃疡与月经周期有一定关系，也有女性患者口腔溃疡的发生率在绝经期前后变化显著。此与体内雌激素的变化相关。

5. 感染因素

RAU 是否属于感染性疾病目前还有争议。但是，微生物因素必然参与溃疡形成后的某些阶段，应作为一个因素考虑。

（二）病理

复发性阿弗他溃疡的病理变化为非特异性炎症。早期表现为上皮细胞内或细胞间水肿，继而上皮破坏脱落形成溃疡。表面有纤维素渗出物与坏死细胞、炎症细胞共同形成的假膜。固有层内胶原纤维水肿变性、均质化或弯曲断裂。黏膜下层有炎细胞浸润，以淋巴细胞为主，其次是浆细胞。深层毛细血管扩张充血，血管内皮细胞肿胀，管腔狭窄、闭塞，局限性坏死。

腺周口疮侵及黏膜下层，腺泡被炎症破坏，腺管上皮增生或扩张。

二、诊断

（一）临床表现

1. 轻型阿弗他溃疡

本型为最常见型，约占 RAU 的 80%，溃疡直径一般在 2~4 mm，圆形或椭圆形，周界清晰，孤立散在，数目不多，每次 1~5 个不等。好发于角化较差的部位，如唇内侧、舌尖和颊黏膜。

2. 重型阿弗他溃疡

本型又称腺周口疮，发作时溃疡大而深，直径可达 1~3 cm，深及黏膜下层甚至肌层。溃疡四周红肿，边缘略隆起，触诊较硬，愈合需 1 个月甚至数月，愈合后会留有瘢痕。

3. 疱疹样溃疡

溃疡数目多，可达十几个至数十个，溃疡面小，一般直径 1~2 mm，可分布在口腔黏膜的任何部位，一般不融合，时间长者可见融合的溃疡面。溃疡表浅，愈合后不留瘢痕。

（二）诊断依据

（1）反复发作病史。

（2）溃疡特征：表面覆以黄白色假膜，表面向内凹陷，疼痛明显。

（3）病因不明，可自愈。

三、治疗

由于 RAU 病因不清，因而缺乏特效药或特效方法，疗效不够理想。

（一）局部治疗

以消炎、止痛、防止继发感染、促进愈合为治疗原则。

1. 外用糊剂或药膏

2.5% 金霉素甘油或口腔溃疡软膏，其主要成分金霉素、丁卡因、肾上腺皮质激素、维生素 A 等。

2. 药膜贴敷

口腔溃疡软膏药膜，利福平药膜或蜂胶药膜。

3. 漱口水使用

0.02% 呋喃西林液、3% 复方硼酸液等。

4. 理疗

用激光、微波等仪器或口内紫外线灯照射溃疡，有减轻渗出、促进愈合的功效。

（二）全身治疗

以对因治疗、促进愈合、减少复发为治疗原则。

1. 应用免疫增强剂

转移生长因子，在上臂或大腿腹股沟皮下注射1单位，每周1~2次，10次一疗程；胸腺素，肌内注射，每次5~10 mg，每周2次，10次为一疗程。

2. 应用肾上腺皮质激素

泼尼松开始每日10~30 mg，每日3次，溃疡控制后，逐渐减量。

3. 应用复合维生素片

可给予患者口服复合维生素片。

4. 应用含锌制剂

硫酸锌片每次0.1 g，每天3次，7~10天为一疗程。

临床医生应结合每位患者的具体症状，采用以上几种或全部治疗方法，给予患者不同的治疗方案。

四、预后

复发性阿弗他溃疡具有自愈性，绝大多数愈合良好，但有些患者反复发作频繁，严重影响患者的生活质量，甚至引起患者轻生的想法，应引起医生的足够重视。

（袁靖靖）

第二节 口腔单纯性疱疹

一、概述

口腔单纯性疱疹又名疱疹性口炎，是由单纯疱疹病毒Ⅰ型所引起。本病早期表现为痒、刺痛或烧灼感，继之黏膜充血、水肿，出现成簇的小水疱，水疱极易破溃形成浅层溃疡，彼此融合，表面有黄白假膜覆盖。

（一）病因

单纯疱疹病毒是该病的致病病毒，口腔单纯疱疹病毒感染的患者和病毒携带者为传染源，主要通过飞沫、唾液、疱疹液接触而感染。

（二）病理

因为单纯疱疹病毒会侵入上皮细胞，所以会有特殊的细胞学改变，包括产生核的包涵体、多核巨细胞及细胞的破坏。上皮细胞产生气球变性和网状液化上皮内形成疱，即上皮内疱；而由于疱底的上皮细胞常被破坏，故也可形成上皮下疱。

二、诊断

（一）临床表现

1. 原发性疱疹性口炎

本病多发生于6岁以下儿童，6个月至2岁尤为多见。多数临床症状不显著，临床可分为4期。

（1）前驱期：发病前常有与患疱疹病损者的接触史。潜伏期4~7天，以后出现发热、头痛、疲乏、肌肉酸痛等急性症状，颌下淋巴结肿大、触痛。患儿口水增多，烦躁啼哭。经过 1~2 天后，口腔黏膜广泛充血、水肿，牙龈出现急性炎症。

（2）水疱期：口腔黏膜任何部位均可出现成簇的小水疱，针头大小，上腭跟龈缘处更明显。水疱壁薄、透明，不久溃破形成溃疡。

（3）糜烂期：水疱破溃后引起大面积的糜烂，易继发感染。

（4）愈合期：糜烂面逐渐缩小、愈合，整个过程经历 7~10 天。

2. 复发性疱疹性口炎

原发性疱疹性口炎有 30%~50% 的复发概率。复发部位多位于口唇或接近口唇处，故又名复发性唇疱疹。其特征如下。

（1）病损以起疱开始，常为多个成簇的疱。

（2）复发位置总位于原发部位或附近。

复发影响因素包括局部机械刺激、轻度发热、精神紧张等。复发前，患者可觉有疲乏不适，继而在原发部位有刺激、灼痛、痒等异样感觉，大约于 10 小时内出现水疱，周围轻度红斑。一般疱疹于 24 小时左右溃破形成糜烂，然后结痂、愈合。

（二）诊断依据

1. 原发性疱疹性口炎

（1）婴幼儿多见，以 6 个月~2 岁尤为多见。

（2）急性病程，全身反应重。

（3）口腔及口唇周围皮肤出现典型的小水疱，破后形成溃疡。

2. 复发性疱疹性口炎

（1）多见于成人。

（2）急性发作，全身反应轻。

（3）发病前多有感冒、劳累等诱发因素。

（4）损伤部位相对固定，多位于唇红、口角，为成簇状小水疱。

（三）鉴别诊断

1. 疱疹样口疮

损害为散在分布的单个小溃疡，病程反复，不经过发疱期，溃疡数量较多，主要分布于口腔内角化程度较差的黏膜处，不造成牙龈炎，儿童少见，无皮肤损害。

2. 三叉神经带状疱疹

是由水痘—带状疱疹病毒引起的颜面皮肤和口腔黏膜的病损。水疱较大，疱疹聚集成簇，沿三叉神经的分支排列成带状，但不超过中线。疼痛剧烈。本病可发生于任何年龄，愈合后不再复发。

3. 手足口病

为柯萨奇病毒 A16 所引起的皮肤黏膜传染性疾病，可散发或呈小范围内流行，好发于 3 岁左右的儿童。口腔损害比皮肤损害重。前驱症状有发热、困倦、局部淋巴结肿大；然后在口腔黏膜、手掌、足底出现散在水疱、丘疹与斑疹，数量不等。斑疹周围有红晕，无明显压痛，其中央为小水疱，皮肤的水疱数日后干燥结痂；口腔损害遍布唇、颊、舌、腭等处，为很多小水疱，迅速成为溃疡，经 5~10 天愈合。

4. 疱疹性咽峡炎

由柯萨奇病毒 A4 所引起的口腔疱疹损害。临床表现较类似急性疱疹性龈口炎，但前驱期和全身反应都较轻，病损的分布只限于口腔后份，如软腭、悬雍垂、扁桃体处，为丛集成簇的小水疱，不久溃破成溃疡，损害很少发于口腔前部，牙龈不受损害，病程大约 7 天。

5. 多形性红斑

为广泛损及皮肤和黏膜的急性疾病。诱发因素包括感染、药物使用，但有的无诱因。口腔黏膜突发广泛的糜烂，特别涉及唇部，引起糜烂、结痂、出血，而弥散性牙龈炎非常少见，皮肤损害有靶形红斑或虹膜状红斑。

三、治疗

1. 局部治疗

阿昔洛韦软膏，继发感染时使用抗生素制剂。

2. 全身用药

（1）抗病毒治疗：阿昔洛韦（ACV）、利巴韦林、干扰素和聚肌胞、疫苗和免疫球蛋白。

（2）免疫调节剂及其他：胸腺素、转移因子、左旋咪唑、环氧化酶抑制剂。

（3）疼痛处理：使用止痛药。

3. 其他

中医中药治疗，对症支持治疗。

四、预防

单纯疱疹病毒可经口—呼吸道传播，也可通过皮肤、黏膜、眼角膜等接触疱疹病灶传染，故本病患者应避免接触其他儿童和幼婴。复发性单纯疱疹感染的发生是由于体内潜伏的单纯疱疹病毒被激活以后引起的，目前尚无理想的预防复发方法，主要应消除诱因。

（徐　冉）

第三节　口腔念珠菌病

一、概述

口腔念珠菌病是由念珠菌属感染所引起的口腔黏膜疾病，是人类最常见的口腔真菌感染。近年来，随着抗生素和免疫抑制剂的广泛使用，造成菌群失调或免疫力降低，使口腔念珠菌病的发病率相应增高。

引起人类念珠菌病的主要是白色念珠菌、热带念珠菌和高里念珠菌，其中白色念珠菌和热带念珠菌的致病力最强。白色念珠菌为单细胞酵母样真菌，常寄生在正常人的口腔、肠道、阴道和皮肤等处，与体内其他微生物保持共生平衡状态，并不发病；当宿主防御功能降低时，这种非致病性念珠菌转化为致病性，故为条件致病菌。如长期使用广谱抗生素致使菌群失调、长期使用免疫抑制剂或放疗使免疫机制受抑制、患先天性免疫功能低下等全身严重疾病时，宿主的防御功能降低，该菌就会大量繁殖而致病。其他局部刺激如义齿、口干、皮肤潮湿等也是导致白色念珠菌感染的因素。

二、诊断

（一）临床表现

口腔念珠菌病按其主要病变部位可分为：念珠菌性口炎、念珠菌性唇炎与念珠菌性口角炎。

1. 念珠菌性口炎

（1）急性假膜型念珠菌性口炎：多见于长期使用激素、HIV 感染者、免疫缺陷者、婴幼儿及衰弱者，尤以新生儿最多见，故又称新生儿鹅口疮或雪口病。多在出生后 2～8 天内发生，好发部位为颊、舌、软腭及唇，损害区黏膜充血，随即出现许多散在的色白如雪的小斑点，略高起，状似凝乳，逐渐增大，不久即相互融合为白色丝绒状斑片，严重者蔓延至扁桃体、咽部、牙龈。早期黏膜充血较明显，斑片附着不十分紧密，稍用力可擦掉，露出红的黏膜糜烂面及轻度出血。患儿烦躁不安、哭闹、拒食，有时伴有轻度发热，少数病例还可蔓延到食管、支气管或肺部，或并发皮肤念珠菌病。

（2）急性红斑型念珠菌性口炎：又称抗生素口炎、抗生素舌炎，多见于长期应用抗生素、激素后及 HIV 感染者，并且大多数患者有消耗性疾病，如白血病、营养不良、内分泌紊乱、肿瘤化疗后等。某些皮肤病在大量应用青霉素、链霉素的过程中，也可发生念珠菌口炎。主要表现为黏膜充血、糜烂，舌背乳头呈团块萎缩，周围舌苔增厚。自觉症状为味觉异常或味觉丧失，口腔干燥，黏膜灼痛。

（3）慢性红斑型（萎缩型）念珠菌病：又称义齿性口炎，义齿上附着的真菌是主要致病原因。损害部位常在上颌义齿腭侧面接触的腭、龈黏膜，女性患者多见。黏膜呈亮红色水肿，或有黄白色的条索状或斑点状假膜。

（4）慢性增殖性念珠菌病：又称慢性肥厚型念珠菌性口炎、念珠菌性白斑，可见于颊黏膜、舌背及腭部。本型的颊黏膜病损，常对称地位于口角内侧三角区，表现为固着紧密的白色角质斑块，类似一般黏膜白斑，严重时呈结节状或颗粒状增生。腭部损害可由义齿性口炎发展而来，黏膜呈乳头状增生。

2. 念珠菌性唇炎

多发生于 50 岁以上患者。一般发生于下唇，可同时有念珠菌性口炎或口角炎。分糜烂型和颗粒型。

糜烂型者在下唇红唇中份长期存在鲜红色的糜烂面，周围有过角化现象，表面脱屑；颗粒型者表现为下唇肿胀，唇红皮肤交接处常有散在突出的小颗粒。刮取念珠菌性唇炎糜烂部位边缘的鳞屑和小颗粒状组织镜检，可发现芽生孢子和假菌丝。

3. 念珠菌性口角炎

多发生于儿童、身体衰弱患者和血液病患者。双侧口角区的皮肤与黏膜发生皲裂，邻近的皮肤与黏膜充血，皲裂处常有糜烂和渗出物，或有结痂，张口时疼痛、出血。

年长患者的口角炎多与咬合垂直距离缩短有关，也与义齿的局部刺激、义齿性溃疡的感染有密切关系。儿童在冬季，因口唇干裂继发的念珠菌感染的口角炎也较常见，其特点为唇周皮肤呈干燥状并附有细的鳞屑，伴有不同程度的瘙痒感。

（二）诊断依据

根据病史、临床表现和实验室检查一般可以明确诊断，包括涂片检查病原菌、分离培养、免疫学和生化检验、组织病理学检查和基因诊断等。

三、治疗

首先应去除可能的诱发因素，如停用抗生素等。治疗以局部治疗为主，辅以全身治疗。

1. 局部药物治疗

（1）2%~4%碳酸氢钠（小苏打）溶液：是治疗婴幼儿鹅口疮的常用药物，用于清洗婴幼儿口腔。轻症患儿病变在2~3天内即可消失，但仍需继续用药数天，以预防复发。也可用于清洗母亲乳头及浸泡义齿。

（2）氯己定：选用0.2%溶液或1%凝胶局部涂布、冲洗或含漱。可与制霉菌素配伍成软膏或霜剂，加入少量曲安奈德（去炎舒松），以治疗口角炎、义齿性口炎等。以氯己定液与碳酸氢钠液交替漱洗，可消除白色念珠菌的某些协同致病菌。

（3）西地碘（商品名华素片）：每次1片含化后吞服，每日3~4次。碘过敏者禁用。

（4）制霉菌素：局部可用（5~10）万 U/mL 的水混悬液涂布，每2~3小时1次，涂布后可咽下。疗程为7~10天。

（5）咪康唑：散剂用于口腔黏膜，霜剂适用于舌炎及口角炎治疗。

2. 全身抗真菌药物治疗

（1）氟康唑：是目前临床应用最广的抗真菌药物，也是治疗白色念珠菌的首选药物。首次一日200 mg，以后每日1次，每次100 mg，口服，连续7~14天。

（2）伊曲康唑：每日口服100 mg。

3. 增强机体免疫力

注射胸腺素、转移因子等。

4. 手术治疗

对于癌前损害，在治疗期间应严格观察，若疗效不明显，应考虑手术切除。

（徐 冉）

第四节 口腔白斑

一、概述

口腔白斑是指口腔黏膜上以白色为主的损害，不具有其他任何可定义的损害特征，一部分口腔白斑可转化为癌。是一种比较常见的非传染性慢性疾病。

（一）病因

本病的发生与局部的慢性刺激如长期的烟、酒、辣、烫、咀嚼槟榔、不良修复体、残根、残冠等的刺激有关，也与全身因素如白色念珠菌的慢性感染，缺铁性贫血，维生素、微量元素的失衡，梅毒以及放射线的刺激，口干症等有密切关系。

（二）病理

白斑的主要病理改变是上皮增生，伴有过度角化或过度不全角化；上皮粒层明显，棘层增生；上皮钉突伸长变粗，固有层和黏膜下层中有炎细胞浸润。

口腔白斑病的病理学诊断常规应写明是否伴有上皮异常增生，并判断其程度（轻、中、重度）。白斑伴有上皮异常增生时，其恶变潜能随上皮异常增生程度的增加而增大。

二、诊断

（一）临床表现

中年以上的男性多见，可发生在口腔黏膜各处，但发生在 3 个危险区（口底舌腹，口角区颊黏膜，软腭复合体，包括软腭、咽前柱及舌侧磨牙后垫）的应尤为警惕。

患者的主观症状有粗糙感、木涩感、味觉减退，局部发硬、伴有溃烂时可出现自发痛及刺激痛。

口腔白斑可分为均质型和非均质型两大类，前者包括斑块状、皱纹纸状等，而颗粒状、疣状及溃疡状属于后者。

1. 斑块状

白色或者灰白色角化斑块，质地紧密，斑块表面可有皲裂，平或稍高出黏膜表面，边界清楚，触之柔软，不粗糙或略粗糙，周围黏膜多正常。患者多无症状或有粗糙感。

2. 颗粒状

又称颗粒—结节状白斑，颊黏膜口角区多见。外形似三角形，损害红白间杂，即在红色萎缩黏膜的基底上点缀着结节—颗粒状白斑、颗粒状赤斑、非均质型赤斑等，具有白斑和赤斑的双重癌前病变。本型常发现白色念珠菌感染。

3. 皱纹纸状

多发生于口底及舌腹。病损呈灰白色或垩白色，边界清楚，表面粗糙，但触之柔软，周围黏膜正常。患者除粗糙不适感外，也可有刺激痛等症状。

4. 疣状

损害隆起，表面高低不平，伴有乳头状或毛刺状突起，触诊微硬。除位于牙龈和上腭外，基底无明显硬结，损害区粗糙感明显，多可找到明显的局部刺激因素，如义齿基板、残根冠等。

5. 溃疡状

在增厚的白色斑块上，有糜烂或溃疡，可有或无局部刺激因素，可有反复发作史，疼痛。以上各型在发生溃疡时均可冠以"溃疡型"。溃疡实质上是癌前损害已有了进一步发展的标志。

（二）诊断依据

（1）口腔黏膜任何部位的白色斑块，以颊黏膜最为常见。

（2）斑块界限清楚，不能擦去。

（3）患者自觉症状轻，未继发感染时多仅有粗糙感。

（4）发病多见于中年以上男性。

（5）组织病理表现为上皮增生，表层过度角化或过度不全角化。

（三）鉴别诊断

1. 白色角化症

为长期的机械或化学刺激而造成的口腔黏膜局部白色角化斑或斑片。除去刺激后，病损逐渐变薄，最后可完全消退。组织病理为上皮过度角化，上皮层轻度增厚或不增厚，固有层无炎细胞或轻度炎细胞浸润。

2. 白色水肿

白色边界不清的斑块，颇似白斑，但较白斑为软，有时会出现褶皱。组织病理表现为上皮增厚，上皮细胞内水肿，胞核固缩或消失，出现空泡性变，上皮下结缔组织变化不明显。

3. 白色海绵状斑痣

又称白皱褶病，为一种原因不明的遗传性或家族性疾病。损害部位以颊黏膜和牙龈较为多见，为灰白色或乳白色高起的粗厚软性组织。表面为皱襞状、海绵状、鳞片状或叠瓦状，黏膜的柔性和弹性存在。病损呈珍珠样白色，有褶皱，触诊质软似海绵。

4. 斑块型扁平苔藓

在白斑的周界常伴有不规则的白色线状花纹；病损变化较快，常有充血、糜烂；而白斑变化慢，黏膜不充血。扁平苔藓有时有皮肤病变，而白斑没有。

5. 白色念珠菌病

慢性念珠菌感染时可出现白色斑块，称为念珠菌性白斑。病损部位取材涂片检查可见有菌丝。多见于老年有义齿修复患者。

三、治疗

1. 去除局部刺激因素

如戒烟、酒，少吃烫、辣食物，去除残根残冠、不良修复体，磨改锐利牙尖及牙边缘嵴等。

2. 药物治疗

对于去除刺激因素后损害仍不消退的患者应该采用药物治疗，如口服维生素 A 及维生素 A 酸，或病损部位维 A 酸或鱼肝油涂擦。

3. 手术治疗

经久不愈、治疗后白斑不消退，白斑区发现皲裂、溃疡或基底变硬、表面增厚显著，或已证明具有癌前改变的损害，应及早予以手术切除。

4. 中医中药治疗

中医辨证认为口腔白斑可因气滞血瘀、痰湿凝聚或正气虚弱而引起，故可分别采用理气、活血化瘀、健脾化湿及补益气血的疗法。

（岳红霞）

第五节　口腔红斑

一、概述

口腔红斑又称为增殖性红斑、红色增殖性病变等，是指口腔黏膜上边界清晰的天鹅绒样鲜红色斑块，在临床和病理上不能诊断为其他疾病，属于癌前病变。本病病因不明。

二、诊断

（一）临床表现

多见于 41～50 岁年龄者，男性略多。好发于口腔黏膜的危险区域，即口底—舌腹（缘）区、口角区颊黏膜与软腭复合体。分为以下 3 型。

1. 均质型

病变较软，天鹅绒样鲜红色表面，光滑、发亮，似"无皮状"，边界清晰，平伏或微隆起，无明显疼痛或不适。

2. 间杂型

红斑病损区域内有散在的白色斑点，红白相间。

3. 颗粒型

在红斑病损区内有颗粒样微小的结节，似桑葚状或颗粒肉芽状，稍高于黏膜表面，微小结节为红色或白色。有时其外周可见散在的点状或斑块状白色角化区，此型往往是原位癌或早期鳞癌。

（二）病理

上皮不全角化或混合角化（即角化与不全角化共存）。上皮萎缩，角化层极薄甚至缺乏，棘细胞通常只有 2～3 层。除上皮萎缩外，尚有上皮增生，钉突增大伸长，钉突之间的上皮萎缩变薄，使乳头层非常接近上皮表面，而结缔组织乳头内的毛细血管明显扩张，故使病损表现为鲜红色。上皮异常增生，固有层内炎细胞浸润明显。

（三）鉴别诊断

1. 扁平苔藓

病损常左右对称，在充血糜烂区周围有白色线条状损害，病理检查为上皮细胞不全角化，基底细胞液化变性，固有层内有淋巴细胞带状浸润。

2. 非均质型白斑

颗粒状病损往往需要与红斑鉴别。病理检查为上皮增生，粒层明显，棘层增厚，上皮钉突增大，有时可见上皮异常增生。

三、治疗

一旦确诊后应及早手术切除，并定期随访数年。

（岳红霞）

第六节　口腔扁平苔藓

一、概述

扁平苔藓（LP）是一种伴有慢性浅表性炎症的皮肤—黏膜角化异常性疾病。皮肤及黏膜可单独或同时发病。口腔病损称为口腔扁平苔藓（OLP），是口腔黏膜的常见病之一，有统计显示是口腔黏膜病的第二大常见病，仅次于复发性阿弗他溃疡，好发于中年人，女性多于男性。本病好发于 40~50 岁的女性，患病率在 0.5% 左右，发病部位多见于颊部、舌、唇及牙龈等处黏膜，病变多呈对称性。

（一）病因

1. 精神因素

流行病学显示，近一半的患者有精神创伤史，例如亲属亡故、婚姻纠纷等。

2. 内分泌因素

本病女性患者多见，而且似乎与妊娠、更年期有关。

3. 免疫因素

现在认为扁平苔藓患者存在细胞免疫功能和体液免疫功能紊乱。

4. 感染因素

病毒可能参与到该病的某些过程，但有待进一步证明。

5. 代谢紊乱

有些患者的物质代谢水平发生异常，如过氧化物上歧化酶低于正常值，使体内自由基过多堆积，造成疾病。

6. 局部刺激因素

有些患者在病损处能找到局部刺激因素，如锐利的残冠、残根或不良修复体，将其去除以后，病损会痊愈或好转。

（二）病理

上皮不全角化，基底层液化变性以及固有层有密集的淋巴细胞带浸润为 OLP 的典型病理表现。上皮过度角化或不全角化，上皮角化层增厚或变薄，粒层明显，棘层肥厚或变薄，上皮钉突呈现锯齿样或变平，基底细胞液化变性，基底下方可见大量的淋巴细胞，固有层可见均匀嗜酸性染色的胶样小体。

二、诊断

（一）临床表现

1. 口腔黏膜病损

口腔黏膜病损表现为由小丘斑疹连成的线状白色、灰白色的花纹。病损区黏膜可能正常或发生充血、糜烂、溃疡、萎缩和水疱等表现。口内黏膜可同时出现多样病损，并可相互重叠、转变。

患者多无自觉症状，常偶然发现。有些患者遇辛辣、热刺激时，局部敏感灼痛，有些患者自感黏膜有粗糙、烧灼感。

根据病损形态可分为以下 6 型。

（1）网状型：灰白色花纹稍高起黏膜表面，交织成网状。多见于颊部、前庭沟。

（2）丘疹型：黏膜出现灰白色针头大小的丘疹，散在或密集分布。多见于颊黏膜、前庭沟、下唇黏膜。此型多于其他类型同时出现，特别是与网状型病损同时出现。

（3）斑块型：表现为白色角化丘疹融合在一起，形成斑块，常伴有网状白色角化条纹。

多见于舌背黏膜两侧。

（4）糜烂型：常在充血基础上形成糜烂，糜烂周围有白色花纹或丘疹，疼痛明显。常见于颊、唇、前庭沟、磨牙后区、舌腹部。

（5）水疱型：黏膜上出现大小不一的水疱，直径一般在 1～5 mm，破溃后形成糜烂面。多见于颊、唇、前庭沟。

（6）萎缩型：呈略显淡蓝色的白色斑块，微凹下，舌乳头萎缩至病损表面光滑。多见于牙龈、舌背。

2. 皮肤病损

扁平苔藓皮肤病损多发生于四肢、颈部，也可发生于腰部、腹部和生殖器。呈现紫红色或黯红色的多角形扁平丘疹，表面具有蜡样光泽。四周可有色素沉着，小丘疹周围可见白色小斑点或白色条纹，即 Wickham 纹。

3. 趾（指）甲病损

部分患者可出现甲床萎缩变薄或增厚，可出现纵裂，一般无自觉症状。

（二）诊断依据

（1）典型的病损特征：口腔黏膜的白色条纹或丘疹样病损，多呈对称性发病。

（2）口腔黏膜病损若伴有皮肤病损可作为诊断依据之一。

（3）可靠的诊断要借助于病理学检查。

三、治疗

本病目前尚无特效疗法，应根据患者的局部与全身情况予以酌情处理。首先应询问病情，了解患者的精神、生理状况。

1. 全身治疗

（1）精神—心理因素调治：有学者认为，患者的精神因素不消除，单纯通过药物治疗将无效，甚至加重病情，所以精神心理治疗是前提。

（2）口服肾上腺皮质激素治疗：常用泼尼松 15～30 mg/d，服用 1～3 周，该法对糜烂型效果佳。

（3）免疫调理治疗：常用药物是雷公藤和昆明山海棠。对于长期糜烂者，也可给予氯化奎宁治疗。

（4）维生素和微量元素的补充：对于怀疑有维生素缺乏者，应给予补充。可给予维生素 A 2.5 单位，每天 3 次。

2. 局部治疗

（1）去除各种局部刺激，如拆除不良修复体，行牙齿洁治术。

（2）保持口腔卫生清洁，如给予漱口水含漱。

（3）肾上腺皮质激素，如选用醋酸泼尼松龙、曲安奈德等加入 2% 利多卡因做黏膜下注射，7～10 天一疗程。

（4）维 A 酸糊剂，选用浓度 0.1%～0.3% 予以局部涂擦，每天 1 次。

四、预后

扁平苔藓预后一般良好，但部分患者病程漫长、病情反复，且有癌变的潜在危险，所以对于长期不愈合者应定期追踪观察，必要时进行活检。

（李双如）

第七节 盘状红斑狼疮

一、概述

盘状红斑狼疮（DLE）又称慢性局限性红斑狼疮，是一种反复发作的皮肤、黏膜的慢性结缔组织疾病，病损主要局限于皮肤和口腔黏膜，女性患者约为男性的2倍。

多认为是一种自身免疫性疾病，可能与以下因素有关。

（1）遗传因素。

（2）免疫功能紊乱。机体免疫机制失常时可产生一系列自身抗体，对患者自身的某些细胞成分发生抗原抗体反应，造成损害。

（3）外界刺激。如强烈日光、紫外线照射、寒冷刺激等。

二、诊断

（一）临床表现

1. 口腔黏膜损害

病损可发生于口腔黏膜的任何部位，主要在唇黏膜，其次为颊、舌、腭部黏膜，最常见为唇红部，下唇红尤为常见。病损表现为椭圆形或圆形片状糜烂，边界清楚，病损区凹下似盘状，周围有较短的呈放射状的白色条纹。

（1）下唇唇红部是口腔黏膜中最多发生DLE的部位，初起时为黯红色丘疹或斑块，随后形成红斑样病损，片状糜烂，直径0.5 cm左右，中心凹下呈盘状，周边有红晕或可见毛细血管扩张，红晕外围是呈放射状排列的白色短条纹。病损可相互融合形成较大创面。病变区也可超出唇红缘而累及皮肤，唇红与皮肤界限消失，此为DLE病损的特征性表现。慢性病损边缘有黑色素沉着。由于损害易发生糜烂，出现渗出、化脓、出血、水肿、结痂等，从而掩盖了病损的特征。

（2）口腔内损害以颊黏膜为多见，也可发生与舌背、舌腹（缘）、牙龈及软硬腭，其典型病损四周有白色放射状短条纹。颊部黏膜病损表现为圆形红斑，中央轻度萎缩，周围绕以放射状角化条纹，血管扩张；其他部位常表现为网状、条索状或斑块状白色角化病损，也可伴有溃疡糜烂。

2. 皮肤损害

好发于头面部皮肤，常见者为两颧部对称损害，越过鼻梁，连接成"蝶状"，损害由丘疹与红斑构成。整个损害中央微凹，角化的边缘微隆，故呈盘状。损害面积大小不定，表面粗糙，覆有带黏着性角质栓的鳞屑，角质栓深入扩张的皮脂腺导管中。陈旧性损害为苍白色的瘢痕组织。

DLE患者通常无明显自觉症状，可伴有瘙痒、刺痛、灼热等。部分患者伴有全身症状，如胃肠道症状、不规则发热、关节酸痛或关节炎、淋巴结肿大、心脏病变、肾病变、肝脾肿大等。

（二）诊断依据

（1）单发于下唇唇红黏膜的盘形病损。

（2）面部皮肤的盘形红斑，特别是蝶形红斑。

（3）病理示角质栓、基底细胞液化变性、血管周淋巴细胞浸润和胶原纤维变性是本病特点。

（三）鉴别诊断

1. 慢性唇炎

有时有白色纹，但不呈放射状排列，无 DLE 特征性的组织病理学改变。

2. 口腔扁平苔藓

皮肤病损为对称性，发生于四肢伸侧或躯干，为浅紫色多角形扁平丘疹，患者自觉瘙痒。口腔内黏膜病损为白色条纹不规则形状，唇红部病损不会超过唇红缘。组织病理学检查可区别两者。

3. 良性淋巴增生性唇炎

好发于下唇部的局限性损害，其典型症状为阵发性剧烈瘙痒。组织病理学表现为黏膜固有层淋巴细胞浸润，并形成淋巴滤泡样结构。

三、治疗

（1）去除局部刺激因素。如戒烟，少吃辛辣烫食物；拔出残根残冠，取出不良修复体。

（2）避免强烈日光照射。

（3）局部治疗。0.1% 依沙吖啶液湿敷；肾上腺皮质激素局部封闭或软膏涂擦；0.1% ~0.3% 的维 A 酸软膏局部涂擦。

（4）全身治疗。使用磷酸氯喹及羟基氯喹、氨苯砜、反应停、环磷酰胺、肾上腺皮质激素等。

（5）中医中药治疗。

四、预后

盘状红斑狼疮属于良性病变，大多数患者经过治疗可以痊愈。但约有 5% 的病例可转化为系统性红斑狼疮。值得注意的是，极少数病例反反复复，久治不愈，可转化为鳞癌。

（李双如）

第八章

口腔颌面部创伤

口腔颌面部创伤是口腔颌面外科的常见病和多发病。在创伤发生人群中的男女比例约为 3∶1，20～40 岁为高发年龄段。伤因排序中，道路交通事故居首位，达 50% 以上；专科伤约占全身伤的 20%；多发伤以颅脑创伤最为多见。窒息和出血性休克是颌面部创伤的主要致死原因。预防窒息、有效止血和抗休克是创伤急救的首要任务。目前，国际上普遍采用简明损伤评分法和损伤严重度记分法对创伤严重度进行评分和定级。

口腔颌面部创伤的伤情特点是致死率低，但对面容和功能的破坏性大。颌面部血运丰富，开放伤出血较多，但组织修复能力和抗感染能力较强。恢复牙齿的伤前咬合关系是颌骨骨折复位的临床标准。口腔是消化道的入口和呼吸道的上端，口腔损伤可以造成张口、咀嚼和吞咽困难。严重的口腔颌面部创伤容易继发永久性功能障碍和面部畸形，并给伤员的心理健康造成损害。

口腔颌面部创伤治疗大致可以分 4 个阶段：①急诊急救，重点是紧急处理呼吸道梗阻、控制出血和治疗休克，同时要及时处理颅脑、颈椎和胸腹损伤；②早期处理，在生命体征平稳的前提下进行软组织清创和骨折简单制动，预防感染，予以支持和对症治疗；③骨折整复，进行必要的影像学检查，实施骨折复位和固定；④处理并发症，如面部畸形、张口受限、咬合紊乱、骨缺损、骨折感染和骨不连等。

第一节　口腔颌面部创伤早期伤情判断与急救处理

迅速而及时地判断伤者的伤情并抢救患者的生命，是创伤早期处理时最重要的目的。外伤所致的死亡，大约出现在 3 个阶段：第一个死亡高峰是伤后几分钟内，死亡原因与脑、脑干、高位脊髓、心脏、主动脉或其他大动脉的损伤有关；第二个死亡高峰在伤后几分钟至几小时内，引起死亡的原因常为硬膜下及硬膜外血肿、血气胸、脾破裂、肝破裂、多发性损伤伴有大量失血等，这一时期非常重要，迅速而准确的伤情判断和及时抢救，可以大大降低死亡率；第三个死亡高峰在伤后数天或数周，原因与脓毒血症及器官功能衰竭有关。

对伤情的判断，分两步进行：第一步是检查有无危及生命的情况并同时予以妥善处理，包括呼吸道通畅与否（处理时应注意控制颈椎，勿使其变位）、肺的情况如何、失血量的估计及心脏情况；扼要的神经学检查，以判断意识清醒的程度、瞳孔的大小和对光反射等；第二步检查在危及生命的情况已经处理并稳定后进行，做全身详细体检。病史的采集也在此时进行。以下进行重点阐述。

一、通气道及颈椎

在初期的快速检查中，必须判断呼吸道是否通畅，有无阻塞症状。应观察有无呼吸，其频率及强度如何。如有喘息等现象，应查明原因。观察胸壁，呼吸时运动是否对称，是否有反常的运动，吸气和呼气的情况及间歇。如发现有呼吸道阻塞，必须立即处理。上呼吸道阻塞可能因舌后坠（常见）、异物（包括出血及血块、呕吐物、义齿脱落等）、声门区水肿、喉部外伤等引起。

有意识丧失的患者，支持舌的肌肉松弛，在仰卧位时，可产生舌后坠而阻塞呼吸道。使下颌前移因而舌亦随之前移，可解除阻塞。患者平卧，术者一手之手指置颏（下颌正中）下方，拇指轻压下唇以使口张开，然后置下前牙之后，拉下颌向前。此法的优点在于不致影响可能存在的颈椎骨折。另一方法为双手握持于下颌角处，推下颌骨向前。

舌前移后，使用口咽或鼻咽通气道维持，必要时做气管内插管。插管时应注意勿过度使颈部伸张，特别在疑有或已有颈椎骨折时。在处理锁骨以上的外伤时，对颈椎骨折的可能性应高度重视，故头部应保持于正中位，插管时避免加重创伤。

如插管失败或声门区有水肿，喉部有创伤或口咽部有严重出血而阻塞呼吸道视野，应进行气管切开术或环甲软骨切开术。急救时，或在小于 12 岁儿童的急救时，以针头（直径较大者）插入环甲软骨之间至气管内（即环甲膜穿刺），是一种简便而可行的方法。

同时有通气道阻塞及颈椎骨折存在时，必须确定应先处理何种情况。呼吸道阻塞总是应首先处理的。如患者已无生命威胁，则应做 X 线摄影，以排除颈椎骨折。

二、肺部情况

呼吸道问题解决后，即应检查通气情况。进行胸部的视诊、扪诊及听诊。如无呼吸，应立即进行人工呼吸，通过面罩或气管内插管进行。

胸壁和肺的创伤可大致分为立即影响生命的和可能影响生命的两类。开放性气胸、活瓣性气胸、严重的血胸、心脏压塞（心包有积液压迫心脏）等，属于前一类，需立即治疗；属于后一类的有：气管支气管破裂、肺挫伤、横膈膜破裂、食管穿孔、心肌挫伤、大血管损伤等。

三、血液循环

血液循环对休克程度的判断是极为重要的。如伤后 15 分钟内即发生深度休克，多因大量失血而致。如休克程度较轻，受伤在数小时以前，应视出血情况补充血液。

通常用以在急诊时判断休克程度的指征为血压、脉搏、皮肤情况（颜色、温度、湿润度）、尿量、意识状态、中心静脉压等。虽然血压用作指征历时已久，但脉搏、皮肤情况（实际为皮肤灌注情况）及尿量是更为准确的指征。因为有代偿功能，失血量在 15% ~ 20% 时，血压可不发生变化（健康青年成人）；失血量超过 20% 后，血压开始下降。老年人的代偿功能不强，失血量在 10% ~ 15% 时，血压即开始下降。

脉搏是较好的指征，但缺乏特异性，因情绪波动、疼痛、兴奋等均可使脉搏变快。脉搏超过每分钟 120 次，应被认为是血量不足，直至被确认为是其他原因时为止。

皮肤灌注情况是较准确的判断血液循环指征。因为失血的第一步代偿为皮肤和肌肉的血管收缩，表现为皮肤苍白并发冷，躯干及四肢皮肤冷而湿润。

对严重外伤患者，应插入并留置导尿管，每 15 分钟记录尿量。由于代偿的第二步为内脏血管的收缩，包括肝、肾、胃肠道等，故尿量减少能直接反映肾血流量减少。正常最低尿量为每千克体重每小时 0.5 mL。补充血及液体时，达此标准即可，但应快速。尿量超过 1 mL/（kg·h)时，输入速度即应控制。

与外伤有关的休克，其本质为血量不足。急救时除输血、输液外，必要时应给氧。急救的效果如何，应根据脉搏、血压、血气分析、尿量、呼吸情况等判断。

四、全身检查

在上述危及生命的情况得到处理且患者情况稳定后，应进行彻底的详细检查，并应按下述顺序进行。

1. 头部

在早期伤情判断的第二步中，首先应检查头部，发现并判断各种外伤。其次检查眼的情况，如瞳孔大小、各种性质的外伤、眼底、结膜等。以视力表做快速检查并查明障碍原因是有价值的方法。

头部的钝性及穿通伤，可引起脑组织创伤，必须注意。

2. 面部

无呼吸道阻塞的颌面部伤应在患者情况完全稳定后处理。面中部骨折可伴发筛板骨折，产生脑脊液漏。乳突区瘀血提示可能有颞骨骨折。界限清楚的眼睑周瘀血可能是前颅底骨折的体征。

3. 颈椎及颈部

颌面部有钝性外伤者，应警惕有无颈椎骨折。无神经学方面的症状不能除外颈椎骨折，必须以 X 线片证实。颈部的穿入伤如已超过颈阔肌，检查时必须注意，因可能有大血管损伤而发生大出血。需仔细检查时，应做好一切准备后在手术室探查。

4. 胸部

仔细观察胸部的呼吸运动，除外引起气胸的损伤。应触诊锁骨及每一肋骨，除外肋骨骨折。压迫胸骨时如有肋骨骨折，则有痛感。

听诊可查明内部情况，气胸时肺尖呼吸音有改变；血胸及肺挫伤时，肺底之呼吸音异常。如心音遥远并有颈静脉怒张，可能为心脏压塞引起。脉压缩小可能是心脏压塞的更可靠的体征。

5. 腹部

腹部损伤潜在危险性甚大，应积极进行诊断及治疗。伤后初步检查结果不一定可靠，必须密切观察发展情况，特别在腹部遭受钝性创伤后。

勿忘进行直肠检查，注意肠腔有无血液，有无骨盆损伤，直肠壁有无损伤，括约肌的张力如何，等等。

6. 四肢

注意四肢有无挫伤及畸形。触诊四肢骨骼，观察有无压痛、碎裂音、异常运动等，以判断有无骨折。向下压迫髂骨前上棘及耻骨联合部可判断有无骨盆骨折。此外，应触诊四肢脉搏情况是否存在。

7. 神经学系统

除四肢的感觉及运动检查外，还应检查意识情况及瞳孔（大小、形状、对光反射等）。意识状态（昏迷程度）的判断。

应检查脑神经及脊髓神经的感觉和运动功能，如有异常并需转送患者时，应对颈椎及脊柱做暂时固定。

详细病史的采集应在完成全身检查后进行。询问时注意了解受伤时的情况，如致伤力的方向、速度、大小等。

如患者清醒，检查者应了解主要症状所在的部位并仔细检查。胸部和腹部的内部创伤常无可靠的体征。四肢、脊柱及胸壁的创伤有明显体征，如患者能清楚地陈述这些部位无论在静止或运动时皆无疼痛或压痛，常能除外创伤发生。病史应包括过敏史、既往史等。初期处理时，应包括对破伤风的预防。

急诊处理中的主要诊断步骤应包括 X 线诊断，最常用的是胸部 X 线片，可提供胸内创伤、气胸、血胸、肋骨骨折、纵隔状态等方面的情况。

（马英君）

第二节　口腔颌面部软组织创伤的清创处理

口腔颌面部软组织创伤的处理，必须严格遵循外科原则，争取使伤口能获得一期愈合。

一、伤口的准备

一切创伤的伤口都必须被看作是污染伤口，伤后 6 小时即发生感染，因此伤口的处理越早越好。由于面部血运丰富，伤口在伤后的缝合时间限制通常为伤后 12~24 小时。

伤口应彻底清洁。在有毛发的部位，可用无菌敷料盖住伤口，剃去毛发，用肥皂及水冲洗。伤口本身用盐水反复清洁。

伤口边缘如有已失去活力或坏死的组织，应切除。受创伤的脂肪组织及筋膜应除去，但皮肤的切除必须保守。无活力的肌肉（不出血，切除时也无收缩，已变色）应除去。

任何使伤口污染的物质，如砂粒、污泥等，必须细心地彻底清除。此类物质如遗留于伤口内，将形成文身样的瘢痕，并将长期存在。在伤口准备阶段，清除此类物质是耗时的工作，但必须彻底除去。

如眉部有创伤，伤口准备时不可将眉毛剃去，因其可影响对位的准确性，且眉毛的生长非常慢，影响面容。

通常选用局部麻醉进行伤口的缝合。唇内或唇弓附近最好用不含肾上腺素的麻醉药，避免因血管收缩而使唇弓的"白线"不清楚，影响准确对位。如用含肾上腺素的麻醉药，最好在注射后等 5~15 分钟，以待血管收缩高峰消退后再缝合。

二、撕伤的缝合

清创必须保守。皮肤边缘在切除时应尽量垂直。移位的组织应准确复位，在唇红缘、眉部、眼睑、鼻孔区尤应注意。

选择较细缝线，最好用 5-0 尼龙线。用较小的缝针及持针钳。可用带细齿的组织镊，夹持皮肤时动作应较轻柔；或可用皮肤钩牵引皮肤，以减轻对皮肤的创伤。

皮肤边缘应准确对位缝合。缝合时使两侧皮肤边缘稍外翻，应避免内翻。

要使瘢痕不明显，还必须预防感染。应消除无效腔；止血应彻底，避免血肿形成；夹持皮肤边缘时动作应轻柔，以免发生组织坏死。这些步骤都有助于预防感染。

在早期处理伤口时，应避免使用复杂的成形外科方法修复，因可能感染而使皮肤丧失，使以后的修复更困难。有张力时，可潜行剥离皮下，再行缝合。

深部缝合应使用可吸收的细线，缝合时注意勿使皮肤移位。结扎线头应在深部。

缝线拆除宜早，以免产生缝线瘢痕。拆除时应拉线结向创口方向，防止伤口裂开。面部缝线一般可在术后第 4 或第 5 天拆除。

小的皮瓣撕脱应将其切成椭圆形，在皮下潜行剥离后缝合。较大的皮肤缺损不能直接缝合时，可用邻近皮瓣推进缝合，或以皮肤移植修复。

三、面神经损伤处理

眼外眦旁垂线后的面神经损伤应修复，在此线内侧的损伤因分支细小，不易发现，修复困难。

将神经两端以锐利刀片切除少许，此时，如神经较粗，将两端对齐，做神经束缝合即可，缝合应采用显微外科技术；如神经较细，则作神经外膜缝合。神经缝合时，张力应力求最小。如两端不能拉拢行端对端缝合，或缺损较大，最好用耳大神经移植修复。移植神经的直径应与面神经两端之直径相近，做神经外膜缝合。

四、腮腺导管损伤处理

任何撕裂伤如发生于腮腺导管区，皆应仔细检查有无腮腺导管损伤。如有导管损伤，应将一聚乙烯导管自腮腺口插入，并直接插至腺体端，然后缝合两端导管。插入之导管可缝合固定于颊黏膜，7～10 天后除去。

通常，可将腮腺导管断裂分为 2 种情况处理。①近心端（近腺体）的损伤修复困难，因壁薄，有时有一层腮腺组织包绕。修复困难时，可将断裂的两端分别结扎，使腮腺萎缩。结扎后，如腺体长期肿胀及疼痛，可辅以放疗，此种情况少见。②咬肌远端（近口腔端）部位导管断裂时，直接缝合困难，可将远心端结扎，近心端斜行向下，穿过颊肌，引入口腔，在颊黏膜上做一开口并缝合于其上，插入聚乙烯导管并固定于颊黏膜。

（王雅敬）

第三节 下颌骨骨折

下颌骨面积较大，位置突出，易受创伤。下颌骨骨折的发生率高于面中 1/3 骨折。

一、应用解剖

下颌骨呈 U 形，力量打击于一侧，除受力部位发生直接骨折外，对侧之薄弱处也可发生间接骨折。如致伤力加于右侧颏孔区，除可发生该处骨折外，左侧下颌角或髁突颈部，还可发生间接骨折；又如，致伤力加于正中部，除正中骨折外，还可发生双侧（或单侧）髁突颈骨折。

下颌骨有数处薄弱区，为骨折的易发部位。如切牙凹，使正中旁区成为一薄弱部位；颏孔，使下颌体的该部易发生折断；下颌角及下颌髁突颈部，也为易发生骨折的部位。

未萌出的牙及埋伏（或阻生）牙，也使下颌骨产生弱点，特别是下颌阻生第三磨牙，使下颌角易折断。

下颌骨骨折的发生，除上述解剖上的薄弱环节之外，致伤力的方向及速度也有影响。如低速的致伤力加于下颌体部，可发生该部的直接骨折，骨折片移位不大或无移位，此外，可引起对侧髁突颈部骨折；如致伤力为高速，则该部可发生粉碎性骨折并有骨折片移位，但多不发生对侧的骨折。

下颌骨骨折后，骨折片的移位情况，在很大程度上取决于肌肉的牵引和骨折线的方向。

前组肌肉由二腹肌、颏舌肌、颏舌骨肌及下颌舌骨肌组成，牵引下颌向下（开口），可使前部骨折片向后下移位。此外，下颌舌骨肌可牵拉下颌体骨折片向内、向下及向后移位。

后组肌肉有咬肌、颞肌、翼内肌及翼外肌。咬肌及翼内肌强而有力，牵下颌向上向前；后者亦拉升支向内。颞肌的前组纤维拉下颌向上，后组肌纤维则拉下颌后退。翼外肌牵引下颌向前，如髁突骨折，则拉髁突向内向前。

骨折线可分为有利型及不利型两种，它们对移位的影响如图8-1所示。

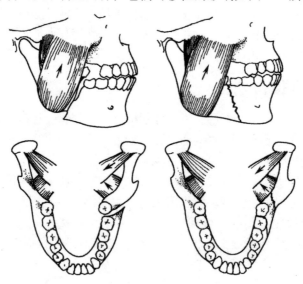

图8-1　有利型和不利型下颌骨骨折线

二、分类

根据骨折发生的部位，下颌骨骨折可分类如下。

（1）正中（及正中旁）骨折。

（2）体部骨折。

（3）角部骨折。

（4）升支骨折。

（5）髁突骨折。

（6）喙突骨折。

（7）牙槽突骨折。

按骨折线的情况及其对骨折片移位的影响，下颌骨骨折可分为无或有水平向移位的骨折、无或有垂直向移位的骨折。

也有人根据骨折片上有无可利用的牙齿将下颌骨骨折分为以下 3 类。

（1）骨折线两侧的骨折片上均有牙齿存在。

（2）仅一侧有牙齿存在。

（3）两骨折片均无牙齿存在。

此种分类对设计治疗有用，故对牙齿的情况必须详加检查及记录，评价其在夹板固定或复位时的利用价值。

当然，下颌骨骨折也可按一般骨折分类，分为单纯性骨折、开放性骨折、粉碎性骨折等。

三、检查及诊断

详细了解受伤时的各种情况对判断骨折类型和移位程度很有帮助。

观察患者的面部及颈部有无挫伤及不对称畸形，可大致了解致伤力的性质及引起的骨折。有水肿及瘀血的部位多为骨折发生的部位。面部的不对称畸形可能为一侧髁突骨折，下颌向该侧移位。后牙有接触而前牙开𬌗可能为双侧髁突骨折。有流涎增加并有臭味，臭味的形成是由于下颌运动障碍、血块堆积，加上细菌作用所产生。如下牙槽神经有损伤，则下唇有感觉异常，骨折部位有压痛。如有髁突骨折，则耳前部有压痛，如骨折后移位，则在外耳道及耳前部扪诊时髁突活动消失或减弱。

口内检查常能准确诊断骨折部位及移位情况。软组织创伤，包括瘀血、黏膜破裂、口底血肿等，能指示骨折部位。软组织创伤的严重程度常与其下方骨组织损伤的程度相应。

下颌骨骨折的存在及性质的最准确指示是咬合情况。即使移位很小，也有骨折片的下沉或上升。大多数患者都能感觉出咬合有无改变。

用双手相对挤压下颌骨弓，骨折部位出现疼痛。用手错动骨折线两侧骨段，可以发现骨折处的异常活动。使两骨折段活动，骨折线处有骨轧音或破碎音存在。但这种试验使患者极为痛苦，故不应进行。

临床诊断应以曲面体层片检查再证实，骨折片的移位应从三维方向判断。冠状 CT 对确诊髁突矢状骨折及其移位很有帮助。CT 三维重建可以帮助医师很好地理解骨折移位情况。

四、治疗

现代治疗观点主张解剖复位、稳定固定、微创外科和早期功能锻炼。下颌骨骨折均需固定，固定时必须恢复骨折前𬌗关系。骨折前即有错𬌗者，勿在骨折复位同期纠正骨折前错𬌗。

复位方法有闭合法，即以手法或弹力牵引（如颌间牵引）复位；有开放法，即以手术暴露骨折后直接复位；对骨折错位愈合者，可通过截骨进行复位。

颌间固定是最常使用的固定方法，它的突出优点是能有效地恢复骨折前𬌗关系。固定期的长短应根据骨折类型、受伤程度、患者年龄等因素决定，一般为 4～6 周。坚强内固定的好处是可以建立功能性稳定固定，允许早期无痛性功能运动，并避免颌间固定。

下颌正中骨折和下颌角骨折很容易造成骨折片移位，一般需做解剖复位和坚强内固定。下颌多处骨折、粉碎性骨折及有移位的不利型骨折也需要做坚强内固定。在有多数牙齿缺失，或牙齿松动不能利用时，也可用开放复位固定法。

骨折后，如患者情况良好，则治疗时间越早，效果越好。如需待患者情况稳定，能耐受治疗时，则应做暂时性固定。

整个治疗过程中，均应注意保持口腔卫生。

1. 髁突骨折

髁突骨折的恢复重在功能性改建。多数骨折通过非手术疗法，即颌间固定和功能锻炼，即可得到满意的临床效果。

开放整复主要用于髁突骨折后移位并成为功能活动的障碍，或牙齿不能利用作颌间固定，或髁突骨折移位进入颅中窝，或骨折保守治疗后持续关节疼痛、张口受限时。对于髁颈和髁颈下骨折发生脱位性移位（即骨折块移出关节窝）及双侧髁颈或髁颈下骨折移位造成升支垂直距离变短，出现前牙开𬌗，也积极主张开放整复和内固定。固定方法主要采用 2.0 mm 小型接骨板或拉力螺钉固定。

关节囊内髁突骨折，即高位髁突骨折，颌间固定应在 10～14 天拆除，白天进行功能锻炼，夜间可再加以弹力牵引。拆除颌间固定 2～3 个月后，切牙间的开口度应达 40 mm，下颌的侧方运动应大于 7 mm。

髁突矢状骨折，即骨折线斜行贯穿于关节囊内和关节囊外，髁头内 1/2 或 1/3 通常劈裂，被翼外肌拉向内侧，关节盘也随之移位。这种骨折容易引起张口受限，少数可能继发关节强直。骨折早期宜采用保守治疗，如持续数月不能张口，应考虑手术摘除移位的骨折片，并进行关节盘复位。如果矢状骨折发生在外 1/3，且髁突残端外脱位，则应早期手术。

儿童髁突改建能力很强，骨折早期几乎不存在手术指征。保守治疗也采用下颌制动，固定时间宜在 7～10 天。如加强功能练习，愈合较快。骨折可能影响生长发育及功能。

2. 升支及喙突骨折

下颌骨升支部的骨折少见。由于两侧有强有力的肌肉附着，骨折后通常没有移位。由侧方而来的强力直接打击，偶尔可引起粉碎性骨折，但多不发生移位。故此类骨折通常皆以颌间固定使下颌制动而待骨折愈合，不需采用手术治疗。也可发生低位的髁突颈下方的骨折，此时，后骨折片的移位使升支的垂直高度无法保持，需采用开放复位固定。做下颌角下切口常可满意地暴露骨折，复位后用接骨板和螺钉做坚强内固定。

3. 下颌角骨折

下颌角骨折常见，并多与阻生第三磨牙有关。此部位骨折多需做开放整复及内固定。

根据下颌角部位的应力分布，一般沿外斜线做张力带固定。手术由口内入路，取拔除水平阻生齿时切口，并适当向两头延长。暴露骨折线，做解剖复位。如果骨折线上的牙齿影响复位，可以在复位同期拔除阻生齿。骨折固定通常选用小型接骨板沿外斜线固定，骨折线两侧至少各固定两颗螺钉。

有研究对一组下颌角骨折张力带固定和另一组下颌下缘固定做了临床对照观察，发现单纯沿外斜线做张力带固定时，在骨折线的下颌下缘区常有明显的骨痂形成，而且愈合较下颌下缘固定组慢，说明张力带固定稳定性不足，下缘区存在微动。另外，张力带固定组较下颌下缘固定组感染率高，可能与口内入路和复位同期拔牙有关。

小型接骨板张力带固定主要适用于单发于下颌角轻度移位和有利型骨折，对于多发、严重移位和不利型骨折必须在下颌下缘补偿固定。术后应要求患者用健侧咀嚼，以增加张力带动力稳定效果。

4. 下颌体部骨折

下颌体部骨折常因有牙存在而使骨折与口腔相通，成为开放性骨折。下颌体部骨折可以采用闭合复位后颌间固定法治疗。如骨折线使骨折片利于移位，则可在骨折线两侧分别做带挂钩的分段夹板，以弹力牵引移位的骨折片复位，然后固定。

下颌体部骨折也可直接采用坚强内固定，这样可以避免颌间固定，有利于早期功能和骨折恢复。

5. 下颌正中部骨折

单纯的下颌正中部骨折多用闭合复位颌间固定法治疗。但施加于下颌正中部的肌肉力量颇大，带挂钩的弓杠有时对抗力量不足，特别在同时有髁突骨折时，要求早期活动，所以最好是采用接骨板坚强内固定。具体方法可以选用动力加压固定（目前已较少使用），也可以选用小型接骨板平衡固定，对此应视骨折线和骨折断面形状而定，但后者有时显得稳定性不够，常常要求辅助固定。

6. 复杂的下颌骨折

如为多发性骨折，处理较复杂，一般需行开放复位，做内固定，使骨段有足够的稳定性。

应特别注意的复杂骨折是下颌正中部骨折伴双侧髁突骨折。如果髁突为矢状或发生在髁颈下应予以手术复位，脱位至关节窝外侧的髁突残端必须退回到关节窝内。下颌正中部骨折常常发生舌侧张裂，不仅要开放复位，而且需要用较大接骨板实施下颌宽度控制性固定。处理此类骨折时，应注意有无呼吸道阻塞问题，因下颌的前部及后部支持皆失去，软组织可后陷而阻塞下咽部。正中骨折复位固定可解决此问题。

对无牙颌双侧下颌体骨折应注意，因为可引致呼吸道阻塞。多需做双侧开放整复并行内固定。

7. 儿童下颌骨骨折

儿童期下颌骨由于无厚的皮质骨，骨折多为不完全骨折或青枝骨折，处理时最好用闭合法。由于处于乳牙和恒牙交替时期，处理时要获得稳定的关系是困难的，但患儿可以配合和牙齿条件允许的情况下可以使用牙弓夹板。9~12岁，缺失牙或松动牙较多，可能需采用下颌骨环绕结扎固定法。牙弓夹板及颌间固定能解决多数病例的处理问题。固定时间宜短，一般不超过两周。儿童的髁突骨折可能继发关节强直，故应早期拆除固定，进行功能锻炼。

8. 术后护理

下颌骨骨折的术后注意事项包括：对呼吸道阻塞的预防、对分泌物的处理、良好的营养支持、各种支持性方法的应用。初期，对进行颌间固定的患者，必须注意呼吸道问题。外伤后的6小时以内，应认为患者的胃中是充满食物的，故最好置一经鼻的胃管。一般在术前置入，一直维持至术后，以预防呕吐时发生误吸。如因麻醉需要而有气管内插管，应在患者完全清醒后拔除。床旁应准备保持呼吸道通畅的器械，如吸引器、鼻咽通气管、环甲膜切开术需用的器械等。紧急时，做环甲膜切开比做紧急气管切开更好。前者简单易行，所需器械不多，并发症也较后者少。

床旁吸引器非常重要。因外伤时或手术时，不可避免出血及将血液咽下，故有引起恶心和呕吐的可能，吸去吐出之胃内容物可预防误吸入肺的危险。

当然，床旁也需置剪，以备必要时剪断颌间的牵引或固定。

由于颌间固定，进食困难，故如何维持营养以利于骨折愈合也很重要，不可忽视。

应注意保持口腔卫生，注意刷牙和常漱口。

应尽早开始抗生素应用，最好在急诊阶段即开始，维持至术后3天，必要时再继续。常用的有效药物以广谱抗生素为主。

9. 并发症

（1）感染：感染是下颌骨骨折中最常见的并发症。引起的原因很多，包括伤口污染、骨或软组织的坏死、由死髓牙（骨折线上的）而来的感染等。创伤处理延迟也是原因之一。及时而正确地处理创伤及尽早开始应用抗生素可有效预防感染。如因患者情况不允许而必须推迟处理创伤时，应冲洗局部创口，做必要的清创，暂时的骨折固定及保持口腔卫生。手术时，去除明显的坏死组织。如在创伤治疗后发生了感染，应按感染常规处理，即做脓液的细菌培养及药物敏感试验，按其结果给予抗生素，有脓肿时切开引流，去除坏死的软组织及骨组织等。

（2）骨折不愈合：除了有相当大量骨缺损的枪击伤或严重车祸外，下颌骨骨折不愈合的发生，多由于治疗不当所致。其发生率在国内无报道，国外的报道占下颌骨骨折的2%～4%，在无牙下颌骨骨折中，发生率高达50%。

引起的原因：①固定不充分；②复位不准确；③感染；④抗生素使用不当；⑤治疗技术不适当。除此之外，局部因素如慢性感染的存在、血液供应不良等；全身因素如贫血、维生素C及维生素D缺乏、因使用激素引起的代谢改变、糖尿病、梅毒、结核等，还有先天性或后天性疾病如骨形成不良、石骨症、肿瘤等，也起一定作用。

在诊断上，必须与愈合延迟鉴别。愈合延迟时，在骨断端之间有不同程度的铰链运动；而在不愈合时，骨断端可毫无困难地向各个方向活动。当然还应考虑治疗时间及解除固定后的时间长短。X线检查，在愈合延迟病例，可见骨断端有不规则的吸收，骨断端之间为内有钙化斑点的透射区；在不愈合病例，骨断端呈圆形并可见薄层皮质骨影像，断端之间为X线透射区。

治疗：如有感染，应做细菌培养及药物敏感试验。厌氧菌感染时，甲硝唑有相当好的疗效。牙根在骨折线上的牙齿应拔除。在去除硬化骨质后牙根可能暴露的牙也应拔除，伤口应缝合。异物、结扎丝或金属夹板常需取出。最少在1个月后，从口外切口进入，去除骨断端间的一切纤维化组织，去除骨断端的硬化骨质，直至有出血处为止。如骨缺损不多，且在下颌角处，可使两断端直接接触；更理想的是将骨纵行劈开，连同附着肌肉滑动，与前骨断端相接，正中部的骨不愈合更适用此法；或可用自体骨松质移植。在缺损较大者，应以骨松质移植或植骨。

（3）骨折错位愈合：下颌骨骨折后如发生错位愈合，其严重后果为咬合错乱及因咬合错乱而引起的一系列问题。

下颌骨骨折后错位愈合均为处理失误所引起，具体的原因如下。

1）不完全的复位固定：骨折必须准确复位，准确复位的标准是恢复骨折前的咬合情况。应注意，是恢复骨折前的咬合，如骨折前已有错𬌗，不可试图在治疗骨折时矫正。复位后，骨折处的固定必须充分，以避免因剪力（最常出现的情况）而引起骨折段的移位，发生错位而愈合。

2）不充分的下颌制动：骨折处复位后，下颌骨必须有充分的制动，而且要维持一定时间。如采用带挂钩的金属牙弓夹板及颌间固定治疗，此夹板应牢固地固定于牙弓上，颌间固定也应有足够力量。在无牙颌骨折片的垂直向移位，在有牙颌骨折片的向舌侧旋转移位，是造成错位愈合的最常见原因，应在治疗过程中细心观察并矫正。在有条件的情况下，最好采用重建接骨板固定。

3）直接有害因素：最重要的是感染。在整个治疗过程中皆应重视并预防，如早期应用抗生素、保持口腔卫生等。

以上 3 种因素，可单独作用，也可综合作用而产生不利结果。

预防错位愈合极为重要。在整个治疗过程中都应避免处理上的失误。例如，开始检查时，即应注意骨折片的移位情况，如骨折片的动度、骨折线对移位是有利的或不利的、有无足够数目的坚固牙齿用于固定、口腔卫生状况等，以正确地选择复位固定方法。如骨折片移位用弹力牵引复位，在复位后应加强力量以固定之，或换用钢丝结扎固定。如仍用橡皮圈固定时，需注意观察因弹力关系是否引起牙齿松动或使牙弓上的夹板移位。需要时，应取印模，研究骨折前的咬合情况。在整个疗程中，对复位、固定、下颌制动、咬合情况等必须仔细观察，及时矫正出现的问题。

小的咬合错乱，用调𬌗或小型修复体可以矫正。严重的咬合错乱，可用正畸方法调整，或用外科方法治疗，包括正颌外科方法、矫正骨折不愈合的方法等。

（于　洁）

第四节　上颌骨骨折

上颌骨骨折可单独发生，但多数为与相邻组织同时遭受损伤。

一、概述

1. 应用解剖

上颌骨附着于颅底，严重的上颌骨创伤常伴有颅脑损伤或颅底骨折。上颌骨为面中部的主要骨骼，并参与鼻、眶、腭等部的构成。上颌骨与颅底所构成的拱形结构对垂直方向的创伤力量有较强的抗力，但对通常引起上颌骨骨折的水平方向力量，抗力较弱。

儿童的上颌窦小，尚未完全形成。生长发育过程中，上颌骨向其各方生长，上颌窦位置逐渐下降。故儿童期间，上颌骨中空的结构尚未形成，与成人比较，更接近于实体结构，对侧方的打击力量有较强的抗力，这是儿童上颌骨骨折较少发生的原因之一。

上颌骨上附着的肌肉虽多，但弱小无力，且多止于皮肤，对骨折片移位的作用不大。仅翼内、翼外肌较强，能牵引上颌骨向后向外，但上颌骨这种类型的移位，可能是最初的打击力量加于骨上所致，而不是由肌肉牵引的作用引起。曾有报道认为，腭帆张肌能牵引两侧咽鼓管彼此靠近，引起浆液性中耳炎。

上颌骨的血液主要来自上颌动脉，血运丰富，故创伤后的骨坏死少见，但出血较多。

由于泪沟之一部分为上颌骨，故可伴发鼻泪管系统的损伤。上颌骨骨折累及筛板、额窦、筛窦、蝶窦时，可发生脑脊液漏。

面中 1/3 骨折常为面部遭受钝性打击力量而致。骨折片移位的程度及方向主要受打击力量的程度、方向和受力点的影响。组织的抗力和受力区横断面的情况也起一定作用。上颌骨前壁是较薄弱的部位，如打击力量为前后方向，则上颌骨骨折的移位为向后向下，形成上颌后退及开殆。肌肉牵引在这种移位中的作用很小。力量作用点的高低直接影响骨折发生部位的高低。锐物的打击多引起单独的局部骨折。如力量由上方而来，主要承受处为鼻梁部位，由于上颌骨与颅底间的结合，为由上向下及后方，约成 45°角，上颌骨将向下及向后方移位，形成与颅底分离的骨折。由下方而来的力量，如经由下颌传导，可引起上颌骨的锥形骨折（Le Fort Ⅱ型骨折）及腭部骨折，同时有下颌骨正中部及髁突骨折。侧方的打击能引起很多种类型的骨折，可发生侧方移位及反畸形，而颧骨也常受累。

2. 分类

最常使用的上颌骨骨折分类是 Le Fort 分类。1900 年，Rene Le Fort 在尸体标本上进行实验，研究上颌骨骨折。从不同方向以重物击于头部。在部分颅骨的后方置一板支持头部，头部其他部位则悬空，无任何支持。Le Fort 发现，受打击的区域与骨折的性质有密切关系。由于这些骨折可以在实验中重复制出，Le Fort 在 1901 年发表了上颌骨折的骨折线，即现在常用的 Le Fort 上颌骨骨折的分类。

Le Fort Ⅰ型骨折的骨折线经过鼻底、上颌骨的下 1/3、腭及翼板，为低位水平骨折。

Le Fort Ⅱ型骨折即锥形骨折，骨折线通过额突的较薄处，向侧方延伸，经过泪骨、眶底、颧上颌缝、眶下孔、上颌骨侧壁、翼板，进入翼上颌凹。此型骨折最常见。

Le Fort Ⅲ型骨折即颅面分离，或称高位水平骨折，骨折线通过鼻额缝，横越眶底，经颧额缝及颧弓，使面中 1/3 部与颅底完全分离。

上颌骨正中或正中旁垂直骨折的发生率大约占上颌骨骨折的 15%。它多与 Le Fort Ⅱ型或Ⅲ型骨折同时发生，并向后通过腭骨。

3. 检查及诊断

经过急救处理后，应着手颌面部的检查。注意有无鼻出血、瘀斑、肿胀、明显的移位或面骨的偏斜，使患者的正常形象改变。上颌骨向后移位产生面中部扁平外形或面中部后缩，称为"盘状面"。如有向下移位（常见），则面中部变长，磨牙有早接触而前牙开殆。Le Fort Ⅱ型及Ⅲ型骨折时，眶周有肿胀及瘀斑，也可有明显的结膜下出血。由于打击力常为钝性，故广泛的面部撕裂伤较少发生。

必须触诊面部，以检查有无活动性、骨擦音、阶梯状骨畸形及软组织感觉异常。助手固定头部，以拇指及其他手指紧握牙弓以摇动上颌骨，可试出上颌骨是否活动。但如打击力量为向后向上，上颌可向上向后"嵌入"，此时，上颌骨无活动性。

由于上颌骨骨折常累及鼻骨及其支持组织，故应由外部及内部仔细检查鼻的损伤情况。在 Le Fort Ⅱ型骨折中，鼻骨常有活动性并易被移位。鼻黏膜有无损伤也应查明。注意有无鼻中隔的偏移或撕裂伤。

检查口内有无黏膜撕裂、黏膜下瘀斑、牙齿情况和上牙槽骨及腭的完整性。腭骨如断裂并分离，则牙槽部也有撕裂及分离。检查有无磨牙的早接触及前牙开殆。如上颌骨有侧方移位，则有反𬌗或腭部骨折。

注意有无脑脊液鼻漏或耳漏。

检查初步结束并建立初步诊断后，应拍摄 X 线片进一步加以证实。

二、上颌骨低位骨折

上颌骨骨折因致伤力量的大小、方向和承受部位不同，加上面中部的结构复杂，故骨折的类型也多种多样，典型的 Le Fort 骨折线少见。

上颌骨下部骨折可以是横行的、垂直的或为某一段的，可以是单发的，也可与其他部位的面骨骨折同时发生。此部骨折的类型大致如下。

（1）水平骨折。①Le Fort Ⅰ型。②Le Fort Ⅰ型的变异型。

（2）垂直骨折。

（3）腭部骨折。

（4）段性骨折。

（5）牙槽骨骨折。

（6）综合性骨折。①与 Le Fort 其他类型相伴。②复杂的、全面骨或粉碎性的骨折。

1. Le Fort Ⅰ型骨折

在 Le Fort 的研究中，以此型的骨折线最为恒定，只有翼板处的折断水平有时变异。双侧的Ⅰ型骨折多为从正前方而来的致伤力加于上唇部相当前鼻棘或其稍下处引起。骨折线开始于梨状孔的下缘，在致密的鼻棘骨的上方，向后水平进行，经尖牙凹，在第一磨牙处为此骨折线的最低部位。在颧突之下，然后稍向上越过上颌结节，到达翼板上 2/3 与下 1/3 交界处，即翼上颌裂的基底处。上颌窦的内侧壁也在相应水平折断，再向后通过翼内板。多数情况下，鼻中隔软骨脱位，犁骨或与软骨分离，或沿鼻底折断。有时，由于致伤力、骨重力及翼肌的牵引，骨折片有一定程度的向后向下移位。

详细询问病史，细心检查，结合 X 线片观察，本型骨折的诊断不难。

致伤力的大小及性质、速度、作用时间、方向及角度、受力部位等，可为诊断提供重要线索。

可能出现的症状有：鼻腔或口腔出血、牙齿咬合异常、咀嚼时疼痛、吞咽时上颌有活动、牙关紧闭、鼻塞、吞咽困难、上呼吸道阻塞症状。

可查出的体征有：上唇撕裂伤、上前牙松动或折断、上颌下部不对称、错𬌗、上颌下部活动、龈颊沟瘀斑及压痛、可触知的骨折线、鼻中隔撕脱或脱位、面部轻度变长、口咽部水肿及血肿等。

如患者情况许可，治疗最好在伤后数小时内进行，否则，作暂时颌间固定。4～5 天后，水肿消退再治疗。

颌间固定（复位及建立伤前咬合关系）是常用方法。如骨折片嵌入，可以颌间弹力牵引复位后再固定。颌间固定后，应再加头颌辅助固定。如上颌骨向侧方偏斜，颌间牵引复位有困难，应尽早采用开放复位和坚强内固定。

2. 腭正中或正中旁骨折

骨折线通常位于正中旁，距中线 1 cm 的范围之内。因犁骨使正中部位加强，外侧则有牙槽骨加强，故正中骨折少见，骨折大多在正中旁。由于伤时腭部裂开及致伤力的打击，表面黏膜有线形瘀斑，骨折线可触知。腭部两半可单独活动，用手指触诊腭部，可感知腭部裂缝或骨台阶。如裂隙较宽，可造成腭黏膜和鼻底黏膜裂开，形成"创伤性腭裂"。

治疗时常采用手法复位后颌间固定。此类骨折如果是从颅底延续下来，常常出现重叠嵌顿，单纯用颌间牵引有时很难复位，可以借助正畸矫治器复位，或直接开放复位。

3. 节段性上颌骨骨折

指上颌骨某一部分的骨折或牙槽骨骨折。查出此类局部的损伤并将其固定有利于恢复功能。视诊及触诊检查常可正确诊断本类骨折。治疗时应先将折断移位的牙槽骨复位并固定。此类骨折可单独发生。在 Le Fort 型骨折中，约有 1/5 病例伴有此型骨折。

4. 儿童期的上颌下部骨折

典型的儿童期上颌下部骨折少见，其原因前已述及。较多见者为局部骨折及青枝骨折。诊断较困难，因迅速发生肿胀，不易检查。未萌出的牙齿也使 X 线片上的骨折线不易查出。仔细询问病史及检查有助于诊断。

发生于幼儿的无移位骨折，以绷带或头颌（头帽及颏托）固定即可。

混合牙列期的骨折，如有移位，应在复位后牙弓夹板栓结于牙弓或用正畸方法，如儿童能合作并耐受，做颌间固定。否则，可在梨状孔两侧钻孔，以钢丝通过上颌弓形夹板悬吊固定。

近年来，越来越多的医师对明显移位的儿童骨折选择手术治疗，并植入生物类可吸收板进行内固定手术。

三、上颌骨中部及高位骨折

Le Fort 虽将骨折分为 3 型，但典型的骨折线在临床甚为罕见，而较常见者为各型的结合，例如：一侧为 Le Fort II 型，另一侧为 Le Fort I 型，等等。

病史、临床表现及 X 线检查多能确定诊断。患者常有前牙开𬌗，后牙向下移位。严重者因咽部水肿及血肿以及腭部向后下移位，可发生呼吸道阻塞。

临床检查可发现明显错𬌗、上颌后退、前牙开𬌗，患者有特征性的面部变长。唇颊沟触诊可探出骨折的锐利边缘。表面黏膜有瘀斑、水肿，甚至有撕裂。受累软组织有肿胀或有气肿，表明有腔窦处骨折。移位明显者骨折片活动。

Le Fort III 型骨折时，颧骨有移位。Le Fort II 型骨折时，眶下缘处可触知骨折部呈阶梯样，并可有眶下神经分布区感觉异常。

应常规投照 CT 片。由于中高位上颌骨骨折常波及颧骨和眼眶，且结构重叠，采用通常的 X 线片很难明确骨折移位方向、移位程度以及眶底和眶尖的破损情况，所以最好做 CT 检查和 CT 三维重建以便准确指导治疗。

大多上颌骨中高位骨折很难通过闭合方法得到有效复位，而且固定也不稳定。以往的做法是在颌间固定的基础上，增加骨间结扎或钢丝悬吊。实际上，中高位上颌骨骨折或多或少伴有颅脑损伤，开放固定也要求在全身麻醉下进行，无论伤后或术后都不允许颌间固定。目前做法是更多地采用解剖复位和坚强内固定。复位的同时，应同时复位鼻骨、鼻中隔，并积极探查眶底，及时纠正复视和眼球内陷问题。

对于上颌骨同时伴发下颌骨和颧骨骨折并有移位时，主张从两头向中间复位，即先下，复位下颌骨，拼对𬌗关系，通过颌间固定复位上颌骨，使上下颌骨形成一个整体；再上，通过颅骨连接颧额缝，复位颧骨；最后是中，将颧骨和上颌骨自然合拢，在颧牙槽脊、梨状孔处用小型接骨板连接固定。

四、并发症及后遗畸形

面中部骨折愈合不良将带来功能及美观问题，需进一步治疗。再矫正畸形及恢复功能是相当困难的，而这些问题，绝大部分是处理失误所致，故在处理过程中应力求正确，并时时检查纠正。由于血运丰富，上颌骨骨折不愈合仅偶尔发生。发生的问题多是复位不准确、固定不稳，因而产生错位愈合。治疗延迟也是原因之一，由于外伤严重，需等待患者情况稳定而使治疗延迟是主要原因。当然，诊断不准确而未及时治疗也是原因之一。

治疗中，建立上下颌的咬合关系至关重要，忽视此点将产生咬合紊乱，矫正甚不易。在治疗原则上，应先恢复伤前的咬合关系，再将其悬吊固定（恢复垂直距离关系后）。此原则必须遵循并在治疗过程中定期检查，以纠正发生的问题。

后遗畸形主要来自错位愈合，常见者有错𬌗、鼻部扁平或偏斜、颧部塌陷等，可单独发生，也可混合存在。最严重的是"盘状面"畸形，由于面中部后退引起，由侧面看，面中部凹陷，垂直距离加长，并有Ⅲ类错𬌗畸形。

面中1/3骨的后移多由致伤力量引起。面骨与颅底构成角度约为45°，致伤力使面中1/3骨沿颅底平面向后向下，致使面部变长，上颌等后退而面中1/3扁平，咬合紊乱。治疗时，必须将此种关系恢复正常。

错𬌗畸形可能为牙源性，即因牙有脱位而未复位，或牙缺失而邻牙移位等引起，矫正较易；或为骨源性，由骨错位愈合而产生。

骨源性错𬌗畸形的诊断应依靠上下颌解剖关系的检查、咬合模型研究、牙及面部X线片检查、头影测量分析等。

应做面形分析，以决定面中部有无因骨错位愈合而产生的畸形。上唇后退、鼻棘突后陷及鼻小柱退缩，提示上颌下部后缩（当然有错𬌗畸形）。Le FortⅡ型及Le FortⅢ型骨折后遗畸形为面中部扁平等。

错位愈合的矫正必须依靠准确诊断。矫正的主要目的是恢复伤前咬合关系，常需采用正颌外科方法做骨切开术，使上颌骨前移，同时也矫正了面中部的凹陷扁平畸形。

（李江波）

第九章

口腔颌面部感染

口腔颌面部感染是因致病微生物侵入颌面部软、硬组织并繁殖，而引起机体的一系列炎症反应。口腔颌面部的生理解剖结构特点，感染的发生、发展和预后有其特殊性。

口腔颌面部位于消化系统与呼吸系统的起始部，有丰富的淋巴和血液循环；口腔及其周围各腔隙以及口腔组织固有的特殊解剖结构和温湿度环境，均有利于细菌的滋生与繁殖。牙齿发生龋病、牙髓病、根尖病及牙周病时，如未得到及时、有效的控制，病变继续发展，会引起与之相连的牙槽骨、颌骨及颌周软组织发生炎性改变。另外，面部皮肤大量的毛囊、皮脂腺、汗腺也有利于细菌的寄居和繁殖，口腔颌面部还存在许多潜在、相连、富含疏松结缔组织的筋膜间隙，其上达颅底，下至纵隔。此外，面颈部有丰富的淋巴结，当机体受到内、外因素的影响，导致全身抵抗力下降时，容易造成颌面部感染、颌面部蜂窝织炎以及区域性淋巴结炎的发生，严重的可经血液循环引起颅内感染（颌面部的静脉缺少瓣膜，感染可与颅内海绵窦相通）。特别是儿童淋巴结发育尚未完善，感染易穿破淋巴结被膜，形成结外蜂窝织炎。口腔颌面部感染的途径主要有以下5个方面。

1. 牙源性

病原菌通过牙体和牙周组织病变，进入颌骨及颌骨周围组织而引起感染。其中以牙体病、牙周病、智齿冠周炎引起的较常见。因此，临床上牙源性感染是引起口腔颌面部感染的主要因素。

2. 腺源性

病原菌通过口腔、呼吸道的感染，引起面颈部淋巴结的炎症改变，淋巴结与涎腺的感染向周围组织扩散，可引起颌周组织感染和筋膜间隙的蜂窝织炎。

3. 损伤性

口腔颌面部的炎症或损伤使病原菌侵入，从而引起感染。

4. 血源性

机体其他部位的化脓性病灶，通过血液循环引起口腔颌面部感染。

5. 医源性

口腔医务人员在临床操作过程中，因消毒不严或违反临床操作规程而引起的继发感染。

第一节 智齿冠周炎

智齿冠周炎是指智齿萌出不全或阻生时，牙冠周围软组织发生的炎症。临床上以下颌智齿冠周炎最常见，上颌第三磨牙也可发生。本病多发生于 18～25 岁的青年。初期表现为磨牙后区胀痛不适，咀嚼、吞咽、开口活动时加重，继续发展疼痛可放射至颞部神经分布区，甚至炎症可直接蔓延或由淋巴管扩散，引起邻近组织器官或筋膜间隙的感染，严重时形成骨膜下脓肿、下颌第一磨牙区黏膜瘘、面颊瘘以及骨坏死。

本病相当于中医的"牙齿交痈""合架风""尽牙痈""角架风"。

一、病因病理

1. 西医病因病理

（1）智齿冠周炎的发生与人类神经系统在发育与演进过程中的退化有关，伴随咀嚼食物的力和生活习惯的变化，逐渐出现下颌骨退化，导致牙量大于骨量，以致智齿萌出位置不足，引起牙列中最后萌出的下颌第三磨牙位置异常。

（2）智齿萌出不全时，牙冠部分外露，部分为牙龈所覆盖，牙冠与龈瓣之间形成一个狭窄的袋形间隙——盲袋。盲袋成为滞留食物残渣、渗出物及细菌的天然场所，且很难通过漱口及刷牙将其清除（图9-1）。

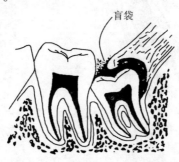

盲袋

图9-1 智齿阻生引起的盲袋

（3）智齿牙冠部覆盖牙龈在咀嚼食物时易损伤，咀嚼食物时对殆牙对牙龈组织的创伤，局部防御屏障被破坏，引起冠周感染。此外，上呼吸道感染、睡眠不足、过度疲劳、妇女月经期及其他原因使机体抵抗力下降时，均易引起冠周炎急性发作。致病菌多为葡萄球菌和链球菌及其他口腔细菌，特别是厌氧菌。

2. 中医病因病机

中医学认为，智齿冠周炎系内有胃火，加之外有毒热，外热引动内火，循经集聚于牙咬处，气血壅塞，热盛化腐成痈而致本病。

（1）风热外袭：牙龈分属于足阳明胃经和手阳明大肠经，阳明经风火凝结，加之内热灼津，风热之邪循经上行，集聚牙咬处而致本病发生。

（2）胃肠蕴热：平素饮食不节，过食辛辣炙煿厚味，胃肠蕴热，循经上炎，气血壅滞，热灼血腐，化脓成痈而致本病发生。

二、临床表现

1. 早期

在急性炎症早期一般没有全身症状，局部龈瓣充血，轻度肿胀，患者自觉局部疼痛，咀嚼时刺激冠周肿胀的牙龈可引起疼痛，因而不敢用患侧咀嚼。

2. 炎症肿胀期

炎症迅速发展，患者可以出现发热寒战、食欲不振、便秘等全身反应。智齿冠周牙龈和软组织红肿、疼痛明显，疼痛剧烈时可反射到耳颞部。由于咀嚼肌受到炎症刺激可引起反射性疼痛而致开口受限，并见颌下淋巴结肿大，活动并有压痛。患侧面部肿胀明显，冠周牙龈和软组织形成脓肿，龈袋溢脓。

3. 炎症扩散期

如果炎症继续发展，当形成骨膜下脓肿后，炎症可直接向邻近软组织及颌周间隙扩散，一般多侵及翼颌间隙、咽旁间隙、嚼肌下间隙。有时会形成颊部皮下脓肿，穿透皮肤形成经久不愈的慢性瘘管（图9-2）。

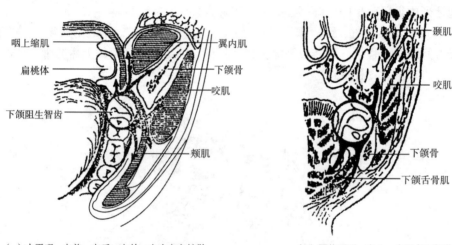

（a）水平观：向前、向后、向外、向内方向扩散　　　　（b）冠状面观：向上、向下方向扩散

图9-2　智齿冠周炎感染扩散途径

4. 慢性期

急性智齿冠周炎未彻底治愈可转变为慢性过程，临床表现为冠周软组织轻度水肿，龈袋内可有少量脓性分泌物。如果发生在面颊部可有慢性瘘管形成，瘘管口会有红色的肉芽组织，全身可伴有低热。

三、实验室及其他检查

1. 血常规检查

一般实验室检查无明显异常，有时会出现白细胞计数略有升高以及中性粒细胞比值升高。

2. X线检查

X线检查可见智齿未完全萌出或位置异常，有些慢性智齿冠周炎的X线片可见骨质透射区，为病理性骨袋影像。

四、诊断与鉴别诊断

1. 诊断要点

（1）患者有局部疼痛并向耳颞部放射、张口受限、咀嚼困难等病史和临床体征。

（2）局部检查或结合 X 线检查有阻生智齿或智齿未完全萌出的情况。

（3）检查牙冠周围软组织有红肿，牙龈有溃烂、出血，盲袋压之溢脓，患侧淋巴结肿大、压痛等。

2. 鉴别诊断

（1）智齿冠周炎与邻近牙的牙髓炎疼痛的鉴别：牙髓炎有自发痛、冷热刺激痛，夜间疼痛加重，其疼痛经对症治疗后可减轻。

（2）智齿冠周炎与第一、第二磨牙急、慢性根尖炎及牙周组织病变形成的牙龈肿胀与瘘的鉴别：第一、第二磨牙的急、慢性根尖炎及牙周组织病变引起的肿胀或瘘，病灶牙叩诊疼痛或牙齿有松动，X 线片可见病灶牙根尖部局限阴影。智齿冠周炎导致的脓肿或瘘，X 线片可见智齿冠周至下颌第一、第二磨牙区骨质透射区或病理性骨袋的存在。

（3）智齿冠周炎与下颌第三磨牙区软组织及骨组织的良、恶性肿瘤的鉴别：良、恶性肿瘤为实性肿块，并且经全身及局部抗感染治疗后，肿胀不见消退。智齿冠周炎经对症治疗后，肿胀可消退。

五、治疗

1. 治疗原则

智齿冠周炎急性期以消炎、镇痛、建立引流及对症处理为主。慢性期以去除病因为主，切除盲袋或拔除患牙。采取局部与全身治疗相结合、内治与外治相结合的原则，特别要重视局部治疗。

2. 西医治疗

（1）冠周盲袋冲洗涂药：局部用生理盐水、1%～3%过氧化氢溶液、0.1%氯己定液冲洗盲袋。拭干后，以探针蘸2%碘酒、碘甘油上入盲袋内，每日1～3次；或使用盐酸米诺环素（派丽奥软膏）均匀涂布在盲袋内壁。也可给予复方氯己定、朵贝尔液等口腔含漱剂漱口。

（2）对症治疗：局部炎症及全身反应较重者，给予足量有效的抗生素口服或静脉滴注治疗，疼痛较剧烈的给予镇痛药物。

（3）脓肿切开引流：对已形成的脓肿，波动感明显或穿刺抽出脓液的需切开引流，脓腔较大的，切开后放置引流条引流。

（4）切除龈瓣：智齿位置正常或能够正常萌出，并且有对𬌗牙者，炎症消退后，可以采用牙龈切除术或调磨对𬌗牙等处理办法。

（5）拔除智齿：智齿位置不正，并且不能正常萌出的阻生智齿，需拔除。伴有面颊瘘者，在拔除病灶牙的同时，需对瘘管进行切除，皮肤瘘口进行修整缝合。

3. 中医治疗

（1）辨证论治。

1）风热外袭证：多见于病发初期，全身及局部症状均较轻。智齿周围软组织轻微红肿，探痛，盲袋内可有少许溢脓或有咀嚼疼痛，头痛，低热，全身不适，口渴。舌质微红，舌苔黄，脉数。

治法：疏风清热，消肿止痛。

方药：银翘散合清胃散加减。口渴者，加天花粉、芦根；疼痛严重者，加川芎、白芷。

2）胃肠蕴热证：牙龈肿痛剧烈，牵涉耳颞部及腮颊，盲袋内溢脓，舌根及咽部肿痛，甚至吞咽困难，张口受限，颌下淋巴结肿大，压痛，口渴，便秘。舌红，苔黄腻，脉滑数。

治法：清泻胃火，凉血消肿。

方药：清胃散合仙方活命饮加减。大便秘结者，加大黄、芒硝；肿痛甚者，加蒲公英、紫花地丁、夏枯草、栀子；脓流不畅者，加皂角刺。

（2）外治法。①外敷药物：取金黄散加芒硝和匀，水调适量敷患处。有清热解毒、消肿止痛之功效。②含漱药物：菊花、金银花、玄参、紫花地丁、川椒、冰片、白芷等，或白矾、食盐、风化硝等水煎，取汁漱口。有清热解毒、消肿止痛之功效。③局部吹药：患处吹入冰硼散或六神丸（研末）以消肿止痛。

（3）针刺治疗。

1）体针：选取合谷、颊车、地仓、大迎、下关、翳风、内庭、听会等穴位。每次选两穴，泻法，留针 20 分钟。

2）耳针：选取神门、下颌等穴位。强刺激，留针 20 分钟。

六、预防与调护

（1）注意口腔卫生，饭后要漱口，睡前要刷牙。

（2）智齿萌出时要进软食或流质食物，并用淡盐水漱口，避免辛辣食物与硬质食物对病灶部位的不良刺激。

（3）阻生智齿消炎后及时拔除。

七、预后

智齿冠周炎如能及时治疗，一般 5～7 天可痊愈。如果治疗不及时或采取措施不当，炎症扩散，可造成严重后果。阻生智齿在急性炎症控制后如不能尽早拔除，可使炎症反复发作，迁延不愈。

（张莹莹）

第二节　口腔颌面部间隙感染

口腔颌面部间隙感染是指颌面部、颈部、口咽部各筋膜间隙内所发生的化脓性炎症的总称。这些感染均为继发性，局限于某一局部的称为脓肿，弥散于某一间隙中的称为蜂窝织炎。口腔颌面部间隙临床意义较大的有颞间隙、颞下间隙、眶下间隙、嚼肌间隙、颊间隙、下颌下间隙、翼下颌间隙、咽旁间隙、舌下间隙、颏下间隙和口底多间隙，共 11 大间隙。这些被筋膜包裹、富含疏松结缔组织和脂肪组织的潜在间隙相互连通，致病菌引起感染后，很容易在其间发展，造成炎性浸润，致软组织肿胀隆起。当间隙内的脂肪组织发生变性后，可形成脓肿或蜂窝织炎。蜂窝织炎或脓肿常波及数个间隙，导致多间隙感染，引起张口受限、吞咽及呼吸困难等临床症状。严重时，炎症会沿组织内的血管、神经束扩散，引起海绵窦血栓性静脉炎、败血症、脓毒血症、脑脓肿等并发症，并可危及患者的生命。口腔颌面部间隙感染常为混合性感染，多为溶血性链球菌、金黄色葡萄球菌引起的化脓性感染，或为厌氧菌引起的腐败坏死性感染。

本病属于中医"痈""疽"等范畴。

一、病因病理

1. 西医病因病理

（1）口腔颌面部间隙感染多为继发性混合感染，临床上最常见的是牙源性感染（牙体病、根尖周病、牙周病、智齿冠周炎、牙槽脓肿、颌骨骨髓炎等）；其次为腺源性感染（面颈部淋巴结炎、扁桃体炎、腮腺炎、舌下腺炎、下颌下腺炎等），婴幼儿较多见。牙源性感染的临床症状表现较为剧烈，多继发于牙槽脓肿或骨髓炎之后，早期即有脓液形成；腺源性感染炎症表现较缓，早期为浆液性炎症，然后进入化脓阶段，称为腺性蜂窝织炎。损伤性、血源性、医源性感染则少见。

（2）口腔颌面部间隙感染的致病菌以溶血性链球菌为主，其次为金黄色葡萄球菌，厌氧菌所致的感染少见。感染的性质可以是化脓性或腐败坏死性。

（3）口腔颌面部各间隙内为疏松结缔组织和脂肪组织，内含血管、神经，外被致密筋膜包裹，各间隙之间互相连通，感染易于发生和扩散。

（4）机体免疫功能低下是此病发生、发展的重要因素。

2. 中医病因病机

（1）风热外袭：外感风、火、暑、燥等阳邪，热毒蓄积于局部，留于经脉，邪正相搏，郁久化毒而成。

（2）脾胃积热：多食膏粱厚味、醇酒辛辣，久必化生积热，脏腑蕴热，积热循经上行，凝聚局部，气血失和，血败肉腐而致本病。

值得注意的是，头为诸阳之会，面部血管丰富，妄加挤压或过早切开挑刺，均可助火炽盛，邪毒入于营血，而引起走黄危证。

二、临床表现

1. 局部症状

（1）化脓性炎症的急性期，局部表现为红、肿、热、痛和功能障碍，以及区域淋巴结肿痛等典型症状。炎症累及咀嚼肌可导致不同程度的张口受限；如病变位于口底、咽旁可有进食、吞咽、语言障碍，甚至呼吸困难。

（2）腐败坏死性蜂窝织炎的局部皮肤呈弥漫性水肿、紫红色或灰白色、无弹性，有明显凹陷性水肿，由于有气体存在于组织间隙可触及捻发音。

（3）感染的慢性期，由于正常组织破坏后被增生的纤维组织所代替，因此局部可形成较硬的炎性浸润块，并出现不同程度的功能障碍。有的脓肿形成未及时治疗而自行溃破，则形成脓瘘。

2. 全身症状

（1）全身症状因细菌毒力及机体抵抗力的不同而有差异，局部反应的轻重不同，全身症状的表现也不同。全身症状包括发热、头痛、全身不适、乏力、食欲减退、尿量减少、舌质红等。

（2）病情较重而时间长者，由于代谢紊乱，可导致水与电解质平衡紊乱、酸中毒，甚至伴肝、肾功能障碍。

（3）严重感染者，伴有败血症或脓毒血症，可发生中毒性休克。

由于间隙和解剖部位各异，其临床表现也各具特征，颌面部各间隙感染的临床表现见表9-1。

表9-1 颌面部各间隙感染的临床表现

间隙名称	肿胀部位	症状表现
眶下间隙	上至眼睑，下至上唇，内至鼻翼，外至颧颊部	犬齿凹部凸出，剧烈疼痛，鼻唇沟消失，下睑水肿，眼裂变窄
颊间隙	上至颧弓，下至下颌骨下缘，前至口唇部，后至嚼肌前缘	张口受限，颊黏膜肿胀明显，向口内凸出，常有牙齿咬痕
嚼肌间隙	前至颊部，后至耳垂，上至颧弓，下至下颌骨下缘	下颌角上部肿胀最突出，严重者牙关紧闭，不易扪及波动感，常需借助穿刺诊断脓肿形成
翼下颌间隙	翼下颌皱襞处明显，下颌角后下轻度肿胀	局部跳痛及牙关紧闭
颞下间隙	上至颞部，下至下颌骨升支上段，前至颧颊部，后至耳前	深在跳痛，牙关紧闭，可发生错殆，肿胀严重时，可有眼裂变窄。表面不易扪及波动感，常需穿刺诊断脓肿形成
颞间隙	上至颅顶，下至颧弓，前至额骨侧方，后至耳郭上方	颞部肿胀凸出，开口困难，咀嚼疼痛
咽旁间隙	咽侧壁区，上至软腭，向前可至臼后区	吞咽疼痛，张口受限，悬雍垂向健侧推移，软腭有时下垂
下颌下间隙	上至下颌骨下缘，下至颈上部，后至胸锁乳突肌，前至颈中线	颌下三角区肿胀凸出，下颌骨下缘消失，有时张口受限
舌下间隙	舌下口底区	口底肿胀凸出，舌向上抬高、活动受限、语言障碍，严重者可影响呼吸与吞咽
颏下间隙	上至下颌骨颏部，下至舌骨，两侧与颌下区相连	颏下三角区肿胀明显，可有吞咽困难，严重者可伴呼吸困难
口底多间隙	颏下、舌下间隙甚至两侧颌下部位，并向下扩散至会厌及颈下部	颈前上部肿胀，常有呼吸困难，吞咽困难，张口受限，全身症状严重，如为厌氧菌或产气菌感染可扪及木板样硬或捻发音

三、实验室及其他检查

1. 血常规检查

可见白细胞计数升高，中性粒细胞比值升高，核左移，淋巴细胞比值升高。

2. 细菌学检查

通过脓液涂片和细菌培养，可见金黄色葡萄球菌、溶血性链球菌、产气荚膜杆菌、厌氧菌、产气梭形芽孢杆菌、溶解梭形芽孢杆菌等致病菌。

3. 超声检查

可见脓腔形成的无回声区或低回声区。

4. 穿刺检查

通过穿刺抽取脓液可帮助临床明确诊断。

5. X 线、CT 检查

可发现局部病灶及骨破坏情况。

四、诊断与鉴别诊断

1. 诊断要点

口腔颌面部间隙感染都具有一定的感染源和致病菌，大多表现为受累及部位的红、肿、热、痛，淋巴结肿大、压痛，以及脓肿形成后的疼痛、凹陷性水肿、功能受限等症状。因受累部位、受累程度、累及范围和全身情况不同，所表现的临床症状各不相同。根据病史、临床症状和体征，结合局部解剖、白细胞总数及分类计数检查，配合穿刺抽脓等方法，可以做出正确诊断。一般化脓性感染，抽出的脓液呈黄色且稠脓；腐败坏死性感染，脓液稀薄呈黯灰色，常有腐败坏死性恶臭。各间隙感染的诊断要点见表 9-1。

2. 鉴别诊断

（1）与一些生长迅速的颜面部恶性肿瘤，如恶性淋巴瘤、未分化癌的鉴别：这些恶性肿瘤有类似炎症的表现，但其肿胀不固定在某一解剖间隙内，不形成脓肿，且对消炎治疗无效。

（2）与涎腺内淋巴结炎、涎腺导管阻塞引起的潴留性下颌下腺炎鉴别：涎腺内淋巴结炎，超声检查可见腺体内单个或多个肿大的淋巴结影像；涎腺导管阻塞时，X 线造影可见导管内结石，下颌下腺炎无涎石阻塞症状。

五、治疗

1. 治疗原则

根据感染病因的不同、感染的不同时期，采取全身治疗与局部治疗相结合，主要以中西医结合、内外兼治为治疗原则。其中，西医重在提高机体免疫力和针对病原菌采取抗生素治疗；中医以中药外敷配合中药内服进行治疗。

2. 西医治疗

早期采用抗生素治疗，以达到控制感染发展和扩散的目的。脓肿形成后，及时切开引流，保持引流通畅。炎症痊愈后，尽早去除感染源。

（1）全身治疗。

1）抗生素的选择：根据细菌培养和药敏试验选择抗生素，常选择青霉素和链霉素联合应用。大环内酯类、头孢霉素类和喹诺酮类也是常选的药物。并发厌氧菌感染时可加用甲硝唑类药物。

2）其他治疗：对于重症患者，应纠正水和电解质失衡，必要时给予氧气吸入或静脉输入全血或血浆。

（2）局部治疗：注意保持局部清洁，减少局部活动度，避免不良刺激，特别对面部的疖、痈，严禁挤压，以防感染扩散。急性期局部可外敷中草药。

（3）切开引流：口腔颌面部间隙感染脓肿形成后，需及时切开引流，以达到迅速排脓和建立通畅引流的目的。口底多间隙感染病情发展迅速，会出现全身中毒及窒息症状，需早期切开引流，必要时行气管切开，以确保呼吸道通畅，控制病情继续发展。

1）引流指征。局部疼痛加重，并呈搏动样跳痛；炎症肿胀明显，皮肤表面紧张、发红、光亮；局部有明显压痛点、波动感，呈凹陷性水肿；或深部脓肿经穿刺有脓液抽出。口腔颌面部急性化脓性炎症，经抗生素控制感染无效，同时出现明显全身中毒症状。儿童蜂窝织炎（包括腐败坏死性），如炎症累及多间隙，出现呼吸困难及吞咽困难者，可以早期切开减压，以迅速缓解呼吸困难，防止炎症继续扩散。结核性淋巴结炎经局部及全身抗结核治疗无效，皮肤发红已近自溃的寒性脓肿，必要时也可行切开引流术。

2）引流要点。切开时需注意按体位形成自然引流，以使引流道短、通畅。切口尽量位于口腔内部或瘢痕隐蔽处，如切口必须位于颜面部时，需沿皮纹方向切开。切口范围不应过大，以引流通畅为度。切口深度以切开黏膜下和皮下为最佳，以避免损伤血管、神经或涎腺导管。口腔内切开时，需同时吸引脓液，以免发生误吸。引流过程中，切忌手法粗暴，以免引起炎症扩散。

3）引流的放置。一般的感染引流放置碘仿纱条、橡皮条引流，引流条24～48小时更换1次。对多间隙感染或腐败坏死性感染，用多孔橡皮管或负压引流。每日更换敷料1～2次，同时使用3%过氧化氢、生理盐水、1：5 000高锰酸钾液或抗生素液冲洗脓腔和创口。

4）各间隙感染引流切口的设计。

颞间隙感染：在发际内颞部皮肤处切开或沿颞肌束分布方向切开。

颞下间隙感染：切口在口腔内，上颌结节外侧黏膜转折处。

眶下间隙感染：切口在口腔前庭，上颌龈颊沟近尖牙和双尖牙区。

嚼肌间隙感染：切口在下颌角下2 cm处，平行下颌下缘皮肤处。

颊间隙感染：切口在口腔前庭，下颌龈颊沟脓肿位置较低处；或皮肤表面脓肿波动处，沿皮纹切开。

下颌下间隙感染：在下颌下缘下2 cm处，近下颌下腺区，沿皮肤平行切开。

翼下颌间隙感染：切口在口腔内，翼下颌皱襞稍外处；或沿下颌下缘2 cm近下颌角皮肤处。

咽旁间隙感染：在翼下颌皱襞稍内侧，近脓肿波动处纵向切开。

舌下间隙感染：在口腔内，口底黏膜肿胀明显处，沿下颌骨体平行切开。

颏下间隙感染：在下颌骨颏下肿胀明显的皮肤处切开。

口底多间隙感染：在舌骨上、下颌骨颌下区至下颌骨颏下区皮肤处，做倒T形广泛切口。

3. 中医治疗

（1）辨证论治。

1）风热外袭证：局部红肿、坚硬、麻木、疼痛，全身伴恶寒发热，头痛，口渴。舌红，舌苔薄白而干或薄黄，脉数。

治法：疏风清热，消肿止痛。

方药：五味消毒饮加味。肿硬者，加夏枯草、防风；口渴者，加麦冬、天花粉、生石膏；痛甚者，加元胡、川楝子。

2）脾胃积热证：局部见红肿、溃烂，黄白腐物增多，脓液增多，局部灼热或口臭，畏寒高热，食欲不振，大便秘结。舌质红，苔黄腻，脉洪数。

治法：清热凉血，泻火排毒。

方药：仙方活命饮加味。高热不退，加生石膏、山羊角；便秘者，加大黄、栀子；疮口不敛、流脓清稀者，加黄芪、茯苓、白术。

（2）外治法。

1）中药含漱：金银花、黄芩、薄荷、细辛等煎水含漱。

2）中药外敷：红肿热痛者，外敷金黄散。脓肿破溃久不收口者，可外用生肌玉红膏。

（3）针刺治疗。

1）体针：选取合谷、内庭、足三里、手三里、颊车、外关、曲池等穴。每次选两穴，泻法，留针 20 分钟。

2）耳针：选取上颌、下颌、屏尖、胃、肾上腺等穴。强刺激，留针 20 分钟。

（4）单方、验方：野菊花适量，水煎服；或取鲜品捣烂外敷患处；或鱼腥草适量，水煎服或取鲜品捣烂外敷患处。

六、预防与调护

（1）保持口腔卫生，增强口腔的保健意识，尽早治疗病源牙，避免挤压、触碰口腔颜面部的疖肿或痈。

（2）避免过食辛辣、油腻等刺激性食物，食物以清淡为主。

（3）加强锻炼，以增强机体的抵抗力。

七、预后

口腔颌面部间隙感染，通过早期的明确诊断，及时、正确而有效的治疗，一般预后良好。如延误治疗会引起颌骨骨髓炎、全身中毒症状，甚至窒息、肺脓肿和颅内感染等严重并发症，可危及患者生命。

（张莹莹）

第十章

口腔颌面部肿瘤

第一节　口腔颌面部囊肿

一、软组织囊肿

（一）皮脂腺囊肿

皮脂腺囊肿中医称为"粉瘤"。主要是由皮脂腺排泄管阻塞，皮脂腺囊状上皮被逐渐增多的内容物膨胀而形成的潴留性囊肿。囊内为白色凝乳状皮脂腺分泌物。

1. 临床表现

常见于面部，小的如豆，大则可为小柑橘样。囊肿位于皮内，并向皮肤表面突出。囊壁与皮肤紧密粘连，中央可有一小色素点。临床上可以根据这个主要特征与表皮样囊肿相鉴别。

2. 治疗

在局部麻醉下手术切除。沿颜面部皮纹方向做梭形切口，应切除包括与囊壁粘连的皮肤。

（二）皮样或表皮样囊肿

皮样囊肿或表皮样囊肿是由胚胎发育时期遗留于组织中的上皮细胞发展而形成的囊肿，后者也可以由于损伤、手术使上皮细胞植入而形成。

1. 临床表现

皮样或表皮样囊肿多见于儿童及青年。皮样囊肿好发于口底和颏下区，表皮样囊肿好发于眼睑、额、鼻、眶外侧、耳下等部位。生长缓慢，呈圆形。囊肿表面的黏膜或皮肤光滑，囊肿与周围组织、皮肤或黏膜均无粘连，触诊时囊肿坚韧而有弹性，似面团样。

穿刺检查可抽出乳白色豆渣样分泌物，有时大体标本可见毛发。

2. 治疗

手术摘除。

颜面部表皮样囊肿，应沿皮纹在囊肿皮肤上做切口，切开皮肤及皮下组织，显露囊壁，然后将囊肿与周围组织分离，完整摘除，分层缝合。

（三）甲状舌管囊肿

胚胎发育至第 6 周时，甲状舌管自行消失，在起始点处仅留一浅凹即舌盲孔。如甲状舌管不消失，则残存上皮分泌物聚积，形成先天性甲状舌管囊肿。

1. 临床表现

甲状舌管囊肿多见于 1～10 岁的儿童，也可见于成年人。囊肿可发生于颈正中线，自舌盲孔至胸骨切迹间的任何部位，但以舌骨上下部为最常见。囊肿生长缓慢，呈圆形，临床上常见者如胡桃大，位于颈正中部，有时微偏一侧。质软，边界清楚，与表面皮肤及周围组织无粘连。位于舌骨以下的囊肿，舌骨体与囊肿之间可能扪及坚韧的索条与舌骨体粘连，故可随吞咽及伸舌等动作而移动。

甲状舌管囊肿可根据其部位和随吞咽动作移动等而作出诊断，有时穿刺检查可抽出透明、微浑浊的黄色稀薄或黏稠液体。对甲状舌管瘘，还可行碘油造影以明确其瘘管行径。

2. 治疗

应手术切除囊肿或瘘管，而且应彻底，否则容易复发。手术的关键是，除囊肿或瘘管外，一般应将舌骨中份一并切除。

（四）鳃裂囊肿

鳃裂囊肿多数认为是由胚胎鳃裂残余组织所形成。囊壁厚薄不等，含有淋巴样组织，通常覆有复层鳞状上皮，少数则被以柱状上皮。

1. 临床表现

鳃裂囊肿常位于颈上部，大多在舌骨水平，胸锁乳突肌上 1/3 前缘附近。有时附着于颈动脉鞘的后部，或自颈内、外动脉分叉之间突向咽侧壁。囊肿表面光滑，但有时呈分叶状。肿块大小不定，生长缓慢。患者无自觉症状，如发生上呼吸道感染后可以骤然增大，则感觉不适。鳃裂囊肿穿破后，可以长期不愈，形成鳃裂瘘。

2. 治疗

根治的方法是手术彻底切除，如遗留残存组织，可导致复发。

二、颌骨囊肿

（一）牙源性颌骨囊肿

牙源性颌骨囊肿发生于颌骨但与成牙组织或牙有关。根据其来源不同，分为以下 4 种。

1. 根尖周囊肿

是由于根尖周肉芽肿、慢性炎症的刺激，引起牙周膜内的上皮残余增生。增生的上皮团中央发生变性与液化，周围组织液不断渗出，逐渐形成囊肿，故称为根尖周囊肿。

2. 始基囊肿

始基囊肿发生于成釉器发育的早期阶段，釉质和牙本质形成之前，在炎症或损伤刺激后，成釉器的星网状层发生变性，并有液体渗出，蓄积其中而形成囊肿。

3. 含牙囊肿

含牙囊肿又称滤泡囊肿，发生于牙冠或牙根形成之后，在缩余釉上皮与牙冠面之间出现液体渗出而形成含牙囊肿。可来自 1 个牙胚（含 1 个牙），也有来自多个牙胚（含多个牙）者。含牙囊肿是最常见的牙源性颌骨囊肿之一，占 18%，仅次于根尖周囊肿。

4. 牙源性角化囊肿

牙源性角化囊肿是来源于原始的牙胚或牙板残余，有人认为即始基囊肿。角化囊肿有典型的病理表现，囊壁的上皮及纤维包膜均较薄，在囊壁的纤维包膜内有时含有子囊（或称卫星囊腔）或上皮岛。囊内为白色或黄色的角化物或油脂样物质。占牙源性颌骨囊肿的9.2%。

（二）非牙源性囊肿

非牙源性囊肿是由胚胎发育过程中残留的上皮发展而来，故又称非牙源性外胚叶上皮囊肿。

1. 分类

（1）球上颌囊肿：发生于上颌侧切牙与尖牙之间，牙常被排挤而移位。X线片上显示囊肿阴影在牙根之间，而不在根尖部位。牙无龋坏变色，牙髓有活力。

（2）鼻腭囊肿：位于切牙管内或附近（来自切牙管残余上皮）。X线片上可见到切牙管扩大的囊肿阴影。

（3）正中囊肿：位于切牙孔之后，腭中缝的任何部位。X线片上可见缝间有圆形囊肿阴影。也可发生于下颌正中线处。

（4）鼻唇囊肿：位于上唇底和鼻前庭内，可能来自鼻泪管上皮残余。囊肿在骨质的表面。X线片上骨质无破坏现象。在口腔前庭外侧可扪及囊肿的存在。

2. 临床表现

囊肿多见于青少年。初期无自觉症状。若继续生长，骨质逐渐向周围膨胀，则形成面部畸形，根据不同部位可出现相应的局部症状。

3. 诊断

可根据病史及临床表现，X线检查对诊断有很大帮助。囊肿在X线片上显示为一清晰圆形或卵圆形的透明阴影，边缘整齐，周围常呈现一明显白色骨质反应线，但角化囊肿有时边缘可不整齐。

4. 治疗

一旦确诊后，应及时进行手术治疗，以免引起邻近牙的继续移位和造成咬合紊乱。一般从口内进行手术，如伴有感染须先用抗生素或其他抗菌药物控制炎症后再做手术治疗。术前应摄X线片，以明确囊肿的范围与邻近组织关系。

（洪丽娜）

第二节 口腔颌面部良性肿瘤和瘤样病变

一、瘤样病变

（一）色素痣

1. 分类

（1）皮内痣：为大痣细胞分化而来，是更成熟的小痣细胞，并进入真皮及其周围结缔组织中。

（2）交界痣：痣细胞在表皮和真皮交界处，呈多个巢团状，边界清楚，分布距离均匀；每一巢团的上一半在表皮的底层内，下一半则在真皮浅层内。这些痣细胞为大痣细胞，色素较深。

（3）复合痣：在痣细胞进入真皮的过程中，常同时有皮内痣和残留的交界痣，为上述两型痣的混合形式。

2. 临床表现

交界痣为淡棕色或深棕色斑疹、丘疹或结节，一般较小，表面光滑、无毛，平坦或稍高于皮表。一般不出现自觉症状。突起于皮肤表面的交界痣容易受到洗脸、刮须、摩擦与损伤的刺激，并由此可能发生恶性变症状：如局部轻微痒、灼热或疼痛；痣的体积迅速增大；色泽加深；表面出现感染、破溃、出血，或痣周围皮肤出现卫星小点、放射黑线、黑色素环；以及痣所在部位的引流区淋巴结肿大等。恶性黑色素瘤多来自交界痣。

一般认为，毛痣、雀斑样色素痣均为皮内痣或复合痣。这类痣极少恶变，如有恶变也来自交界痣部分。

3. 治疗

面部较大的痣无恶变证据者，可考虑分期部分切除，容貌、功能保存均较好，但不适用于有恶变倾向者。也可采用全部切除，邻近皮瓣转移或游离皮肤移植。如怀疑有恶变，应采用外科手术一次全部切除送病理活检；手术应在痣的边界以外，正常皮肤上做切口。比较小的痣切除后，可以潜行剥离皮肤创缘后直接拉拢缝合。

（二）牙龈瘤

牙龈瘤是来源于牙周膜及颌骨牙槽突结缔组织的非真性肿瘤。

1. 临床表现

牙龈瘤女性较多，以青年及中年人为常见。多发生于牙龈乳头部。位于唇、颊侧者较舌、腭侧者多。最常见的部位是前磨牙区。肿块较局限，呈圆形或椭圆形，有时呈分叶状。大小不一，直径由几毫米至数厘米。肿块有的有蒂如息肉状；有的无蒂，基底宽广。一般生长较慢，但在女性妊娠期可能迅速增大，较大的肿块可以遮盖一部分牙及牙槽突，表面可见牙压痕，易被咬伤而发生溃疡、伴发感染。随着肿块的增长，可以破坏牙槽骨壁；X线片可见骨质吸收、牙周膜增宽的阴影。牙可能松动、移位。

2. 治疗

可在局部麻醉下手术切除。切除必须彻底，否则易复发。一般应将病变所涉及的牙同时拔除。

二、良性肿瘤

（一）成釉细胞瘤

成釉细胞瘤为颌骨中心性上皮肿瘤，在牙源性肿瘤中较为常见。

1. 临床表现

成釉细胞瘤多发生于青中年，以下颌骨体及下颌骨角部为常见。生长缓慢，初期无自觉症状；逐渐发展可使颌骨膨大，造成畸形，左右面部不对称。如肿瘤侵犯牙槽突时，可使牙松动、移位或脱落；肿瘤继续增大时，使颌骨外板变薄，或甚至吸收，这时肿瘤可以侵入软组织内。由于肿瘤的侵犯，可以影响下颌骨的运动度，甚至可能发生吞咽、咀嚼和呼吸障碍。肿瘤表面常见有对牙造成的压痕，如果咀嚼时发生溃疡，还可能造成继发性感染而化脓、溃烂、疼痛。当肿瘤压迫下牙槽神经时，患侧下唇及颊部可能感觉麻木不适。如肿瘤发展很大，骨质破坏较多，还可能发生病理性骨折。

2. 诊断

根据病史、临床表现、X 线特点，可作出初步诊断。典型成釉细胞瘤的 X 线表现：早期呈蜂房状，以后形成多房性囊肿样阴影，单房比较少。成釉细胞瘤因为多房性及有一定程度的局部浸润性，故囊壁边缘常不整齐，呈半月形切迹。在囊内的牙根尖可有不规则吸收现象。

3. 治疗

主要为手术治疗。因成釉细胞瘤有局部浸润周围骨质的特点，需将肿瘤周围的骨质至少切除 0.5 cm 处，否则治疗不彻底将导致复发，而多次复发后又可能变为恶性。

（二）血管瘤

血管瘤多见于婴儿出生时或出生后不久（1 个月之内）。它起源于残余的胚胎成血管细胞。其组织病理学特点是瘤内富含增生活跃的血管内皮细胞，并有成血管现象和肥大细胞的聚集。

发生于口腔颌面部的血管瘤约占全身血管瘤的 60%，其中大多数发生于面颈部皮肤、皮下组织，极少数见于口腔黏膜。深部及颌骨内的血管瘤目前认为应属于血管畸形。

血管瘤的生物学行为是可以自发性消退。其病程可分为增生期、消退期及消退完成期 3 期。

增生期最初表现为毛细血管扩张，四周围以晕状白色区域；迅即变为红斑并高出皮肤，高低不平似杨梅（草莓）状。随婴儿第一生长发育期，约在 4 周以后快速生长，此时常是家长最迫切求治的时期。如生长在面部，不但可导致畸形，还可影响运动功能，诸如闭眼、张口运动等；有的病例还可在瘤体并发继发感染。快速增生还可伴发于婴儿的第二生长发育期，即 4~5 个月时。一般在 1 年以后进入静止消退期。消退是缓慢的，病损由鲜红变为黯紫色、棕色，皮肤可呈花斑状。据统计，50%~60% 的患者在 5 年内完全消退；75% 的患者在 7 年内消退完毕；10%~30% 的患者可持续消退至 10 岁左右，但可为不完全消退。因此，所谓消退完成期一般在 10~12 岁。大面积的血管瘤完全消退后可有局部色素沉着、浅瘢痕、皮肤萎缩下垂等体征。

（三）脉管畸形

1. 分类

（1）静脉畸形：旧分类称为海绵状血管瘤，是由衬有内皮细胞的无数血窦所组成。血窦的大小、形状不一，如海绵结构。窦腔内血液凝固而成血栓，并可钙化为静脉石。好发于颊、颈、眼睑、唇、舌或口底部。位置深浅不一，如果位置较深，则皮肤或黏膜颜色正常；表浅病损则呈现蓝色或紫色。边界不太清楚，扪之柔软，可以被压缩，有时可扪到静脉石。当头低位时，病损区则充血膨大；恢复正常位置后，肿胀也随之缩小，恢复原状，此称为体位移动试验阳性。

静脉畸形病损体积不大时，一般无自觉症状。如继续发展、增大时，可引起颜面、唇、舌等畸形及功能障碍。若发生感染，则可引起疼痛、肿胀、表面皮肤或黏膜溃疡，并有出血的危险。

（2）微静脉畸形：即常见的葡萄酒色斑。多发生于颜面部皮肤，常沿三叉神经分布区分布。口腔黏膜较少见。呈鲜红色或紫红色，与皮肤表面平，边界清楚。其外形不规则，大小不一，从小的斑点到数厘米，大的可以扩展到一侧面部或越中线至对侧。以手指压迫病损，表面颜色退去；解除压力后，血液立即又充满病损区，恢复原有大小和色泽。

所谓中线型微静脉畸形，主要是病损位于中线部位，项部最常见，其次可发生在额间、眉间，以及上唇人中等部位。与葡萄酒色斑不同的是，它可以自行消退。

（3）动静脉畸形：旧分类称为蔓状血管瘤或葡萄状血管瘤，是一种迂回弯曲、极不规则而有搏动性的血管畸形。主要是由血管壁显著扩张的动脉与静脉直接吻合而成，故也有人称为先天性动静脉畸形。

动静脉畸形多见于成年人，幼儿少见。常发生于颞浅动脉所在的颞部或头皮下组织中。病损高起呈念珠状，表面温度较正常皮肤为高。患者可能自己感觉到搏动；扪诊有震颤感，听诊有吹风样杂音。若将供血的动脉全部压闭，则病损区的搏动和杂音消失。肿瘤可侵蚀基底的骨质，也可突入皮肤，使其变薄，甚至坏死出血。

动静脉畸形可与其他脉管畸形并存。

（4）淋巴管畸形：由淋巴管发育异常所形成，常见于儿童及青少年。好发于舌、唇、颊及颈部。按其临床特征及组织结构，可分为微囊型与大囊型两类。

1）微囊型：旧分类称为毛细管型及海绵型淋巴管瘤，由衬有内皮细胞的淋巴管扩张而成。淋巴管极度扩张弯曲，构成多房性囊腔，则颇似海绵状。淋巴管内充满淋巴液。在皮肤或黏膜上呈现孤立或多发性散在的小圆形囊性结节状或点状病损，无色、柔软，一般无压缩性，病损边界不清楚。口腔黏膜的淋巴管畸形有时与微静脉畸形同时存在，出现黄、红色小疱状突起，称为淋巴管—微静脉畸形。

发生于唇、下颌下及颊部者，有时可使患处显著肥大畸形。发生于舌部者常呈巨舌症，引起颌骨畸形、开𬌗、反𬌗、牙移位、咬合紊乱等。舌黏膜表面粗糙，呈结节状或叶脉状，有黄色小疱突起。在长期发生慢性炎症的基础上，舌体可以变硬。

2）大囊型：旧分类称为囊肿型或囊性水瘤。主要发生于颈部锁骨上区，也可发生于下颌下区及上颈部。一般为多房性囊腔，彼此间隔，内有透明、淡黄色水样液体。病损大小不一，表面皮肤色泽正常，呈充盈状态，扪诊柔软，有波动感。与深部静脉畸形不同的是体位移动试验阴性，但有时透光试验为阳性。

（5）混合型脉管畸形：存在一种类型以上的脉管畸形时可称为混合型脉管畸形。如前述的微静脉畸形与微囊型淋巴管畸形并存，动静脉畸形伴发局限性微静脉畸形，静脉畸形与大囊型淋巴管畸形同时存在。

2. 诊断

表浅血管瘤或脉管畸形的诊断并不困难，位置较深的血管瘤或脉管畸形应行体位移动试验和穿刺来确定。对动静脉畸形以及深层组织内的静脉畸形、大囊型淋巴管畸形等，为了确定其部位、大小、范围及其吻合支的情况，可以采用超声、动脉造影、瘤腔造影或磁共振血管成像（MRA）来协助诊断，并为治疗提供参考。

3. 治疗

血管瘤或脉管畸形的治疗应根据病损类型、位置及患者的年龄等因素来决定。目前的治疗方法有外科切除、放射治疗、激素治疗、低温治疗、激光治疗、硬化剂注射等，一般采用综合疗法。对婴幼儿的血管瘤应行观察，如发展迅速时，也应及时给予一定的干预治疗。

（四）神经纤维瘤

神经纤维瘤是由神经鞘细胞及成纤维细胞两种主要成分组成的良性肿瘤。分为单发与多发两种，多发性神经纤维瘤又称为神经纤维瘤病。

1. 临床表现

神经纤维瘤多见于青年人，生长缓慢。口腔内较少见。颜面部神经纤维瘤的临床表现主要是表面皮肤呈大小不一的棕色斑，或呈灰黑色小点状或片状病损。扪诊时，皮肤内有多发性瘤结节，质较硬。多发性瘤结节可沿皮下神经分布，呈念珠状，也可呈丛状，如来自感觉神经，可有明显触痛。沿着神经分布的区域内，有时有结缔组织呈异位增生，皮肤松弛或折叠下垂，遮盖眼部，发生功能障碍，面部畸形。肿瘤质地柔软，虽瘤内血运丰富，但一般不能压缩。邻近的骨受侵犯时，可引起畸形。头面部多发性神经纤维瘤还可伴先天性枕骨缺损。

神经纤维瘤病有遗传倾向，为常染色体显性遗传。因此，对患者的家庭，特别是直系家属最好进行全身检查，才能确定是否有家族史。

2. 治疗

手术切除。对小而局限性的神经纤维瘤可以一次完全切除；但对巨大肿瘤只能做部分切除，以纠正畸形及减轻功能障碍。

（五）骨化性纤维瘤

骨化性纤维瘤为颌面骨比较常见的良性肿瘤。

1. 临床表现

骨化性纤维瘤常见于青年人，多为单发性，可发生于上、下颌骨，但以下颌骨较为多见。女性多于男性。此瘤生长缓慢，早期无自觉症状，不易被发现，肿瘤逐渐增大后，可造成颌骨膨胀肿大，引起面部畸形及牙移位。发生于上颌骨，常波及颧骨，并可能波及上颌窦及腭部，使眼眶畸形，眼球突出或移位，甚或产生复视。下颌骨骨化性纤维瘤除引起面部畸形外，可导致咬合紊乱，有时可继发感染，伴发骨髓炎。

2. 诊断

在 X 线片上表现为颌骨局限性膨胀，病变向四周发展，界限清楚，圆形或卵圆形，密度减低，病变内可见不等量的和不规则的钙化阴影。

3. 治疗

由于骨化性纤维瘤属真性肿瘤，故原则上应行手术切除。

（王　茵）

第三节　口腔颌面部恶性肿瘤

一、舌癌

舌癌是最常见的口腔癌，居口腔癌的首位。舌癌85%以上发生在舌体，且多数发生在舌中 1/3 侧缘部,大多数为鳞状细胞癌(简称鳞癌);少数为腺癌、淋巴上皮癌或未分化癌等。

(一)临床表现

舌癌早期可表现为溃疡、外生与浸润 3 种类型。有的病例的第一症状仅为舌痛,有时可反射至颞部或耳部。外生型可来自乳头状瘤恶变。浸润型表面可无突起或溃疡,最易延误病情,患者常不能早期发现。舌癌常表现为溃疡及浸润同时存在,伴有自发性疼痛和程度不同的舌运动障碍。

舌癌晚期可直接超越中线或侵犯口底,以及浸润下颌骨舌侧骨膜、骨板或骨质。向后则可延及舌根或咽前柱和咽侧壁,此时舌运动可严重受限、固定,涎液增多外溢,而不能自控,进食、吞咽、言语均感困难。疼痛剧烈,可反射至半侧头部。

舌癌的淋巴结转移率较高,通常为 40% 左右。转移部位以颈深上淋巴结群最多见。舌癌至晚期,可发生肺部转移或其他部位的远处转移。

(二)诊断

舌癌的诊断一般比较容易,但对早期舌癌,特别是浸润型要提高警惕。触诊对舌癌的诊断比望诊尤为重要。为了明确诊断应送病理活检。

(三)治疗

1. 原发灶的处理

早期高分化的舌癌可考虑放疗、单纯手术切除或冷冻治疗。晚期舌癌应采用综合治疗,根据不同条件采用放疗加手术或三联(化疗、手术、放疗)或四联(三联加中医中药或免疫治疗)疗法。

(1)放疗:可以用作对晚期舌癌病例术前、术后的辅助治疗。

(2)手术治疗:是治疗舌癌的主要手段。T_1 的病例可行距病灶外 1 cm 以上的楔状切除,直接缝合;$T_2 \sim T_4$ 病例应行半舌切除直至全舌切除。

舌为咀嚼和言语的重要器官,舌缺损 1/2 以上时应行同期再造术。

(3)化疗:对晚期病例可做术前诱导化疗,化疗对舌癌的疗效较好,可望提高患者的生存率。

(4)冷冻治疗:对 T_1、T_2 的舌癌可以考虑采用冷冻治疗。

2. 转移灶的处理

由于舌癌的转移率较高,故除 T_1 病例外,其他均应考虑同期行选择性颈淋巴结清扫术;对临床淋巴结阳性的患者,应同期行治疗性颈淋巴结清扫术。

(四)预后

舌癌治疗以手术治疗为主,5 年生存率一般在 60% 以上,T_1 病例可达 90% 以上。

二、牙龈癌

牙龈癌在口腔癌中仅次于舌癌而居第 2 位,但近年来有逐年下降趋势。

(一)临床表现

牙龈癌在临床上可表现为溃疡型或外生型,其中以溃疡型为多见。起始多源于牙间乳头及龈缘区。溃疡呈表浅、淡红色，以后可出现增生。由于黏骨膜与牙槽突附丽甚紧，较易早期侵犯牙槽突骨膜及骨质，进而出现牙松动，并可发生脱落。X线片可出现恶性肿瘤的破坏特征——虫蚀状不规则吸收。

牙龈癌常发生继发感染，肿瘤伴以坏死组织，触之易出血。体积过大时可出现面部肿胀，浸润皮肤。

牙龈癌侵犯骨质后，常出现下颌下淋巴结转移，后期则颈深上群淋巴结受累。

（二）诊断

牙龈癌的诊断并不困难，送病理活检确诊也很方便。

（三）治疗

1. 原发灶的处理

即使是早期的牙龈癌，原则上均应行牙槽突切除，而不仅仅是牙龈切除术。较晚期的应做下颌骨或上颌骨次全切除术。牙龈癌已侵入上颌窦者，应行全上颌骨切除术。

2. 转移灶的处理

下牙龈癌的颈淋巴结转移率在35%左右。临床上早期的上颌牙龈癌淋巴结属 N_0 者可以严密观察，一旦发生转移，即应行治疗性颈淋巴结清扫术。

（四）预后

牙龈癌的5年生存率较高，一般为50%～70%。

三、颊癌

原发于颊黏膜的癌称为颊癌。上海交通大学医学院附属第九人民医院统计1 751例口腔癌中，颊癌365例，占20.85%。

（一）临床表现

颊黏膜鳞癌通常有溃疡形成，伴深部浸润，仅有少部分表现为疣状或乳突状的外突型。腺源性颊癌则少有出现溃疡者，主要表现为外突或浸润硬结型肿块。由白斑发展而来的颊癌，常可在患区查见白斑。

颊癌早期一般无明显疼痛，因此患者往往延误就医，当癌肿浸润肌层等深层组织或合并感染时，出现明显疼痛，伴不同程度的开口受限，直至牙关紧闭。牙周组织受累后，可出现牙痛或牙松动。由于癌瘤浸润、溃疡形成，特别是伴发感染时，可引起局部继发性出血，疼痛加重。患者常有下颌下淋巴结肿大，也可累及颈深上淋巴结群。

（二）诊断

颊癌的诊断主要根据病史、临床表现及病理检查。

（三）治疗

由于颊癌呈浸润性生长，局部复发率高，主张采用以手术为主的综合治疗。

1. 术前或术后放疗

一般采用在4周内照射40～50 Gy剂量。如术前放疗，放疗结束后，通常需休息4～6周，如无特殊情况即可进行癌瘤的手术切除。

2. 术前化疗

术前化疗又称诱导化疗，是目前颊癌综合治疗方案中最常用而效果肯定的重要措施。术前可单一用药，也可联合用药，给药途径可采用静脉注射全身用药，也可经颈外动脉分支行动脉灌注给药。

3. 手术治疗

颊癌手术治疗的原则与要点如下。

（1）足够的深度：即使早期病例，也必须使切除一定深度，包括黏膜下脂肪、筋膜层。

（2）足够的边界：应在癌瘤可判断的临床边界以外 2 cm 的正常组织处做切除。

（3）颈淋巴结清扫术：凡临床出现颈淋巴结（含下颌下淋巴结）肿大，或原发灶在 T_3 以上，鳞癌 Ⅱ 级以上；或颊癌生长快，位于颊后份者，应常规做同侧颈淋巴结清扫术。

（四）预后

因病例组合不同，文献报道的颊癌 5 年生存率差别较大。早期颊癌经积极治疗，5 年生存率约为 90%，如果是中晚期颊癌，5 年生存率约为 60%。

四、腭癌

腭癌不多见。在上海交通大学医学院附属第九人民医院统计的 1 751 例口腔癌中，腭癌排列第 4 位，计 186 例，占 10.2%。

（一）临床表现

腭癌常先起自一侧，并迅速向牙龈侧及对侧蔓延。多呈外生型，边缘外翻，被以渗出和血痂，触之易出血，有时也呈溃疡型。腭癌周围的黏膜有时可见烟草性口炎或白斑存在。由于腭黏骨膜与腭骨紧贴，故易早期侵犯骨质。

腭癌的淋巴结转移主要侵及下颌下淋巴结及颈深上淋巴结；咽后淋巴结转移在临床上很难判断，多在手术中才发现。

（二）诊断

腭癌的诊断并不困难，也可直接取材送病理获得证实。

（三）治疗

1. 原发灶的处理

腭癌的治疗以手术为主。腭癌手术，一般应行连同腭骨在内的病灶切除术。对较大的病损应行上颌骨次全切除术。上颌窦已受侵时，应做上颌骨全切除术。

2. 转移灶的处理

腭癌的颈淋巴结转移率在 40% 左右；晚期病例常发生双侧颈部转移，可考虑行双侧选择性颈淋巴结清扫术，术式可采用一侧改良根治性或双侧改良根治性颈淋巴结清扫术。

（四）预后

腭鳞癌的预后较腭唾液腺癌为差，5 年生存率为 66%。晚期及有淋巴结转移者预后较差，5 年生存率仅为 25% 左右。

五、口底癌

口底癌指发生于口底黏膜的鳞癌。

（一）临床表现

口底癌以发生在舌系带两侧的前口底为常见，局部可出现溃疡或肿块。由于口底区域不大，极易侵犯舌系带而至对侧，并很快向前侵及牙龈和下颌骨舌侧骨板；进一步侵入骨松质后，可使下前牙发生松动，甚至脱落。向后侵犯，除波及后口底外，还可深入舌腹肌层。晚期向深层侵犯口底诸肌群。

口底癌，特别是前口底癌极易发生双侧颈淋巴结转移，最易侵及的是颏下及下颌下淋巴结，后期则多转移至颈深上淋巴结群。

（二）诊断

与舌癌一样，口底癌的触诊，特别是双手合诊十分重要，可通过触诊了解肿瘤的性质和实际浸润部位。若需明确有无骨质破坏，可拍 X 线片以协助诊断（早期以咬合片为宜，晚期则可选用曲面体层片）。

（三）治疗

1. 原发灶的处理

鉴于口底癌易早期侵及下颌舌侧牙龈及骨板，故在切除口底原发灶时，常需一起行下颌骨牙槽突或方块切除术。

2. 转移灶的处理

口底癌的颈淋巴结转移率与舌癌相似，在 40% 左右，国外报道高达 70%。一般应考虑选择性颈淋巴清扫术。

（四）预后

早期口底癌的预后较好，晚期较差，5 年生存率为 61% 左右。

六、上颌窦癌

上颌窦癌因发病部位及临床表现不同而常就诊于耳鼻喉科及口腔科，以鳞癌常见。

（一）临床表现

早期，由于癌瘤局限于上颌窦内，患者可以毫无症状而不被发觉。当肿瘤发展到一定程度后，才出现明显症状而引起患者注意。

临床上可根据肿瘤不同的原发部位而出现不同的症状，当肿瘤发生自上颌窦下壁时，先引起牙松动、疼痛，颊沟肿胀，如将牙痛误认为牙周炎等而将牙拔除时，肿瘤突出于牙槽部、创口不愈合而形成溃烂面。当肿瘤发生自上颌窦内壁时，常先出现鼻阻塞、鼻出血，一侧鼻腔分泌物增多，鼻泪管阻塞，有流泪现象。肿瘤发生自上壁时，常先使眼球突出，向上移位，可能引起复视。肿瘤发生自外壁时，则表现为面部及颊沟肿胀，以后皮肤溃破，肿瘤外露，眶下神经受累可发生面颊部感觉迟钝或麻木。肿瘤发生自后壁时，可侵入翼腭窝而引起开口受限。

上颌窦癌常转移至下颌下及颈部淋巴结，有时可转移至耳前及咽后淋巴结。远处转移少见。

（二）诊断

常规摄 X 线片，华特位、颅底位虽有一定参考价值，但在判断有无原发肿瘤及定位上远不及 CT，因此，对上颌窦癌的影像学检查，CT 应作为首选。

（三）治疗

上颌窦癌的治疗应是以手术为主的综合治疗，特别是结合放疗的综合疗法。

1. 放疗

已确诊为上颌窦癌的病例可以先行术前放疗，放疗结束 3～4 周后手术。

2. 手术治疗

是上颌窦癌的主要治疗方法。原则上应行上颌骨全切除术。如病变波及眶下板时，需行全上颌骨并包括眶内容物切除；如病变累及其他部位，应施行上颌骨扩大根治性切除术，甚至于施行颅颌面联合切除术。

3. 化疗

主要采用经动脉插管区域性化疗的方法。药物可选用氨甲蝶呤、平阳霉素或氟尿嘧啶持续灌注，化疗结束后即行手术治疗。

（四）预后

上颌窦癌的预后迄今仍不能令人满意，据文献报道，5 年生存率大多在50%以内。其失败原因主要是治疗后局部复发，很少死于转移病灶。

七、唇癌

唇癌指发生于唇红黏膜的癌，主要为鳞状细胞癌。发生于唇内侧黏膜应属颊黏膜癌，发生于唇部皮肤者，应归于皮肤癌。

（一）临床表现

唇癌常发生于唇中外1/3 间的唇红缘部黏膜。早期为疱疹状、结痂的肿块，随后出现火山口状溃疡或菜花状肿块。以后肿瘤向周围皮肤及黏膜扩散，同时向深部肌组织浸润；晚期可波及口腔前庭及颌骨。

下唇癌常向颏下及下颌下淋巴结转移；上唇癌则向耳前、下颌下及颈深淋巴结转移。

（二）诊断

依据病史及临床表现不难作出诊断，有必要时做活组织病理检查以明确肿瘤性质。

（三）治疗

早期病例无论采用外科手术、放疗、激光或低温治疗，均有良好的疗效。但对晚期病例及有淋巴结转移者，则应用外科治疗为主的综合治疗。

（四）预后

唇癌预后较好，5 年生存率为80%～90%。

八、口咽癌

口咽部恶性肿瘤是指原发于软腭与舌骨水平之间，包括舌根、软腭、扁桃体、咽侧、咽后壁及会厌周围等部位的恶性肿瘤。

（一）临床表现

口咽癌根据发病部位不同，可分为舌根癌，舌、咽腭弓（咽柱）癌，扁桃体癌及软腭癌。不同部位的口咽癌在临床表现上存在着某些不同的部位特征，但其主要临床表现基本相似。口咽癌有溃疡型、外生型及浸润型 3 种。口咽癌初期症状不明显，可有咽部不适、异物感。肿瘤破溃感染后出现咽痛，固定于病变侧，也可有舌咽神经反射的耳内痛。如肿瘤在扁桃体咽侧壁，向上侵及鼻咽部，可造成一侧耳闷、听力减退。如肿瘤侵及咽侧，侵犯翼内肌，可出现张口受限。舌根部肿瘤向深部浸润后，可出现伸舌偏斜和发声障碍，且常有唾液带血、口臭、呼吸不畅等。肿瘤长大，因阻塞可产生呼吸及吞咽困难。

（二）诊断

局部详细检查口咽部，即可见肿瘤。活体组织病理检查是确诊的必要手段。

（三）治疗

采用以手术治疗为主的综合治疗。

（四）预后

由于口咽部解剖隐蔽，毗邻关系复杂，故远期疗效较差。

九、颜面部皮肤癌

颜面部皮肤癌根据恶性程度和病理学类型，一般分为黑色素瘤及非黑色素瘤两大类。可来自皮肤表皮，也可来自皮肤附件，例如汗腺癌。在我国，颜面部基底细胞癌的比例高于鳞状细胞癌。

（一）临床表现

颜面部皮肤癌多发于鼻部、鼻唇皱褶、眼睑、唇皮肤、颊及耳颞部。可表现为中央凹陷，边缘呈卷状；也可因创伤、溃疡引起出血，形成破溃；还可表现为溃疡和瘢痕组成巢状斑块。

（二）诊断

皮肤癌的诊断比较容易，一旦临床怀疑，可做病理检查确诊。

（三）治疗

首选治疗方法是手术。此外，对切除困难区域和多原发性皮肤癌的原发灶，可用低温或激光治疗。

（四）预后

皮肤癌的治疗效果一般较好，尤其是基底细胞癌，5 年生存率达 95% 以上。鳞状细胞癌的 5 年生存率也在 90% 以上。汗腺癌的预后较前两者差，5 年生存率仅 50% 左右。因此，皮肤癌治疗后必须注意随访。

十、纤维肉瘤

纤维肉瘤是来源于口腔颌面部成纤维细胞（纤维母细胞）的恶性肿瘤。

（一）临床表现

以青壮年多见，肿瘤呈球形或分叶状，发生于口内者，生长较快，多见于牙龈、颌骨；发生于皮肤者可呈结节状。晚期导致颌面部畸形和功能障碍，还可经血液循环转移至肺部。

（二）诊断

主要依据活组织病理检查以明确诊断。

（三）治疗

以手术治疗为主，应采用局部彻底广泛切除。如有淋巴结转移，也应行颈淋巴结清扫术。手术前后采用化疗。如环磷酰胺 $600 \sim 800~mg/m^2$，生理盐水 40 mL，静脉推注，每周 1 次。

（四）预后

纤维肉瘤通常预后较癌差。

十一、骨肉瘤

由肿瘤性成骨细胞、骨样组织所组成，为起源于成骨组织的恶性肿瘤。

（一）临床表现

临床上常发生于青少年，下颌骨较上颌骨多见，并有损伤史。早期症状是患部发生间歇性麻木和疼痛，进而转变为持续性剧烈疼痛伴有反射性疼痛；肿瘤迅速生长，破坏牙槽突及颌骨，发生牙松动、移位，面部畸形，还可发生病理性骨折。在 X 线片上显示为不规则破坏，由内向外扩展者为溶骨型；骨皮质破坏，代以增生的骨质，呈日光放射排列者为成骨型。临床上也可见兼有上述两型表现的混合型。晚期患者血清钙、碱性磷酸酶可升高，肿瘤易沿血液循环转移至肺。

（二）诊断

除根据临床表现外，主要靠 X 线、CT 作出初步诊断，最后还要依靠病理检查才能确定。

（三）治疗

采用以手术为主的综合治疗。手术需行大块根治性切除，特别要强调器官切除的概念，以避免因管道或腔隙传播而导致局部复发。

（四）预后

据文献报道，骨肉瘤的 5 年生存率为 30% ~ 50%。

十二、恶性淋巴瘤

恶性淋巴瘤是原发于淋巴网状系统的恶性肿瘤，病理上分为霍奇金淋巴瘤（HL）与非霍奇金淋巴瘤（NHL）两大类。发病率 NHL 与 HL 的比例约为 5∶1，上海交通大学医学院附属第九人民医院口腔病理科口腔颌面部及颈部 127 例恶性淋巴瘤中，NHL 占 86.6%（110例），比 HL 高出 6.5 倍。

（一）临床表现

恶性淋巴瘤可发生于任何年龄，但以青、中年为多。起源于淋巴结内者称结内型，以颈部淋巴结最为常见；起源于淋巴结外者称结外型，可发生于牙龈、腭、颊、口咽、颌骨等部位。结内型早期表现颈部、腋下、腹股沟等处的淋巴结肿大，质地坚实而具有弹性，无压痛，大小不等，可移动，以后互相融合成块，失去动度；结外型临床表现多样性，有炎症、坏死、肿块等各型。晚期多为全身性，如发热、肝肿大、脾肿大、全身消瘦、贫血等。

（二）诊断

疑为恶性淋巴瘤时，及时病理活检非常重要。对结内型可以采用细胞学穿吸活检，也可摘除整个淋巴结做病检；对结外型，则钳取或切取活检都可考虑。采用免疫组化特殊染色可以提高诊断正确率。

恶性淋巴瘤由于是全身性疾病，除了口腔颌面部、颈部病损外，要排除纵隔、胸部、肝、脾、后腹膜等部位淋巴结受侵，为此除常规行 X 线片检查外，CT 或 MRI 都是必须采用的检查手段。

（三）治疗

恶性淋巴瘤对放疗及化疗都比较敏感，因此是以放疗或化疗为主的综合治疗。

对经过放疗后不消退的结外型口腔颌面部恶性淋巴瘤，特别是已侵犯骨组织者，也可考虑局部扩大根治性切除术，术后再考虑进行化疗。

（四）预后

恶性淋巴瘤中 HL 的预后较 NHL 好，但总的来说，预后不够理想。

（王　茵）

参考文献

[1]中华口腔医学会．临床诊疗指南·口腔医学分册[M]．北京：人民卫生出版社,2016.

[2]姚江武,麻健丰．口腔修复学[M]．北京：人民军医出版社,2015.

[3]凌均棨．口腔内科学高级教程[M]．北京：人民军医出版社,2015.

[4]白丁,赵志河．口腔正畸策略、控制与技巧[M]．北京：人民卫生出版社,2015.

[5]冯希平．中国龋病防治指南[M]．北京：人民卫生出版社,2016.

[6]宿玉成．口腔种植学[M]．2版．北京：人民卫生出版社,2016.

[7]樊明文．2015口腔医学新进展[M]．北京：人民卫生出版社,2015.

[8]马莉,原双斌．口腔解剖生理学[M]．3版．北京：人民军医出版社,2015.

[9]文玲英,吴礼安．实用儿童口腔医学[M]．北京：人民军医出版社,2016.

[10]李巧影,陈晶,刘攀．口腔科疾病临床诊疗技术[M]．北京：中国医药科技出版社,2017.

[11]王立霞．牙周炎采用综合临床治疗的疗效观察[J]．临床合理用药杂志,2015,8(6):116.

[12]赵佛容．口腔护理学[M]．3版．上海：复旦大学出版社,2017.

[13]罗汉萍．眼耳鼻喉口腔科护理学[M]．北京：科学出版社,2017.

[14]高玉琴．口腔护理临床操作流程[M]．沈阳：辽宁科学技术出版社,2018.

[15]赵吉宏．现代牙槽外科新技术[M]．北京：人民卫生出版社,2015.

[16]刘洋．口腔内科学：医师进阶[M]．北京：中国协和医科大学出版社,2018.

[17]梁景平．临床根管治疗学[M]．2版．北京：世界图书出版公司,2018.

[18]张志勇．口腔颌面种植修复学[M]．北京：世界图书出版公司,2018.

[19]彭彬．牙髓病学[M]．2版．北京：人民卫生出版社,2015.

[20]周海静．口腔健康教育与促进[M]．北京：科学出版社,2015.